第2版

患者さんの情報収集ガイドブック

メヂカルフレンド社

監修

古橋　洋子（ふるはし　ようこ）　　前青森中央学院大学看護学部教授

執筆(執筆順)

古橋　洋子（ふるはし　ようこ）　　前青森中央学院大学看護学部教授
今野　葉月（こんの　はづき）　　埼玉医科大学短期大学看護学科教授
里光やよい（さとみつ　やよい）　　女子栄養大学栄養学部教授

この本を活用される皆さんへ

　看護基礎教育の学問体系においては，医療技術の急速な発展に伴い，これまで以上に専門的知識が重要視されています．そして，看護の独自性を発揮するために，思考をより科学的に分析して看護を行う必要性が出てきているのです．しかし，時代は変化しても，学校で学ぶ看護過程が看護学の基本であることに変わりはありません．

　実際に患者さんを受け持ち，看護過程を展開していく力は，看護のどの場面（病院，在宅，ホスピスなど）でも必要なことであり，そのなかで最も大切なのは，第1段階の「情報収集」です．客観的な情報を適切に収集する方法を身につけていなければ，努力して学んだ看護技術を患者さんのケアに生かすことができません．そのために，普段から観察に必要な感性をとぎ澄ましておく必要があるのです．

　観察は，看護理論家の視点を活用することにより効果的に行うことができます．本書では，ヴァージニア・ヘンダーソンのニード論を基盤として，看護学生である皆さんが情報収集を系統的に学習できるように，イラストを交えてやさしく解説しています．電子カルテ化が進むなか，用語の統一の基準としてNANDA-I看護診断が全世界で使用されていることを踏まえ，枠組みは，NANDA-Iインターナショナルの会議で決定されたマージョリー・ゴードンの「機能的健康パターン」の11領域を採用しています．

　看護過程の第1段階である情報収集をどのように行うか――その方法論は普遍的なものといえるでしょう．本書を活用して早い段階から情報収集のしかたをきちんと身につけておけば，臨地実習の場だけでなく，将来の看護の様々な場面で生かすことができるのです．

　各章は次のように構成されています．

1　この項目では何をみるのか
　　それぞれの項目について，情報収集をする意義・目的をまとめています．

2　情報収集の内容
　　情報収集すべき内容を，質問項目としてリストアップしています．

3　観察のしかた
　　質問に対する患者さんの答えを聞きながら，皆さんが，どのような知識を使い，どのような方法で，何を把握すればよいのかを示しています．

4　Review
　　学習のまとめとして作成しました．各章での学習の整理に活用してください．

　看護は，情報収集をどのように行えたかによって大きく変わってきます．この本を参考にしていただくことにより，皆さんの臨地実習がより充実したものになれば幸いです．

2009年12月

古橋洋子

CONTENTS

この本を活用される皆さんへ　　1
おさえておきたい！情報収集の基礎知識　　4

A　健康認識・健康管理　　古橋洋子

情報収集の内容　　11
観察のしかた
　主訴 …………………………… 13
　入院目的 ……………………… 13
　入院までの経過 ……………… 15
　病気の説明と理解 …………… 18
　既往歴 ………………………… 19
　薬剤の使用 …………………… 19
　健康管理の方法 ……………… 20
　嗜好品 ………………………… 20
　特異体質の有無 ……………… 22
　アレルギーの有無 …………… 23
　感染症の有無 ………………… 24
　一般的外観 …………………… 25

B　栄養・代謝　　今野葉月

情報収集の内容　　27
観察のしかた
　栄養の摂取状況 ……………… 29
　体重 …………………………… 34
　体格 …………………………… 36
　血液検査データ ……………… 38
　水分の摂取状況 ……………… 39
　嚥下機能 ……………………… 40
　口腔の状態 …………………… 42
　皮膚の状態 …………………… 44
　爪，頭髪の状態 ……………… 46
　体温 …………………………… 47

C　排泄　　今野葉月

情報収集の内容　　51
観察のしかた
　排尿 …………………………… 52
　排便 …………………………… 58
　発汗 …………………………… 64
　呼吸 …………………………… 66
　ドレーンからの排液 ………… 68

D　活動・運動　　里光やよい

情報収集の内容　　77
観察のしかた
　活動・運動を成り立たせるもの
　　一般的外観 ………………… 80
　　痛み・感覚器の働き ……… 81
　　運動器の障害 ……………… 81
　日常生活動作の状態
　　姿勢の保持 ………………… 86
　　移乗・歩行 ………………… 88
　　身体の保清など …………… 90
　生活のなかでの活動・運動
　　現在と入院前の生活 ……… 91
　　仕事・家事 ………………… 91
　　趣味・娯楽・遊び ………… 92
　　活動に対する意欲・意思 … 93
　バイタルサイン
　　体温 ………………………… 94
　　脈拍・心拍 ………………… 96
　　呼吸 ………………………… 100
　　呼吸に伴う症状 …………… 102
　　呼吸器・その他 …………… 103
　　血圧 ………………………… 105
　　検査値 ……………………… 110

★ illust　寺平京子　　★ design　小森じゅん子，タクトシステム㈱

E 睡眠・休息　　里光やよい

情報収集の内容　　113
観察のしかた
　睡眠 ……………………………… 114
　休息 ……………………………… 117

F 認知・知覚　　古橋洋子

情報収集の内容　　119
観察のしかた
　意識レベル ……………………… 122
　見当識障害 ……………………… 123
　疼痛 ……………………………… 124
　めまい …………………………… 125
　しびれ …………………………… 126
　聴覚・発語 ……………………… 127
　視覚 ……………………………… 130
　触覚・知覚 ……………………… 131
　味覚 ……………………………… 132
　嗅覚 ……………………………… 133
　認知・記憶 ……………………… 134

G 自己知覚・自己概念　　古橋洋子

情報収集の内容　　137
観察のしかた
　性格 ……………………………… 138
　不安 ……………………………… 140
　悩み ……………………………… 141
　情緒の状態 ……………………… 142
　倦怠感・無力感・恐怖感 ……… 143
　ボディイメージ ………………… 143

H 役割・関係　　今野葉月

情報収集の内容　　147
観察のしかた
　家族構成 ………………………… 148
　社会との関係 …………………… 150
　コミュニケーションの障害 …… 153
　抱えている問題 ………………… 157
　支援者 …………………………… 158
　医療に要する費用 ……………… 158

I 性・生殖　　里光やよい

情報収集の内容　　165
観察のしかた
　生殖機能 ………………………… 167
　情緒の変動 ……………………… 170
　ボディイメージ・性同一性 …… 171
　性役割 …………………………… 172
　性行為 …………………………… 172

J コーピング・ストレス　　古橋洋子

情報収集の内容　　175
観察のしかた
　支援者 …………………………… 178
　心の緊張 ………………………… 178
　生活の変化 ……………………… 179
　問題への対処 …………………… 180
　落ち込んだときの対処 ………… 180
　対処法の評価 …………………… 181

K 価値・信念　　古橋洋子

情報収集の内容　　183
観察のしかた
　宗教 ……………………………… 184
　信念・信条 ……………………… 184

索引　　186

おさえておきたい！情報収集の基礎知識

古橋洋子

看護過程とクリティカルシンキング

「情報収集」は，看護過程の最初のステップである．看護過程に沿った科学的な看護を行うためには，推測ではなく，根拠となる情報に基づいて判断し，慎重にケアを実施していかなければならない．そのために，目的をもって患者さんに関する重要な情報を収集することが大切である．

根拠に基づく看護ケアを実施し，評価し，必要に応じて修正していくことによって，科学的で効果的な看護を実施できるのである．この過程で看護活動を支えるのはクリティカルシンキング，すなわち論理的な思考法である．

情報収集の目的

看護は「観察に始まり観察に終わる」と言われる．身体の具合が悪くなって受診することになった患者さんは，初めて会った看護師や医師に対して，自分が何のために受診したかを伝えなくてはならない．そのとき，看護師は患者さんが症状などを伝えやすいように接していく必要がある．「なぜ受診したのか」「どこがどのように痛いのか」といった患者さんの訴えを聞き，身体のすべてを観察することによって情報を得る努力をしなくてはならない．

どのような場合でも看護師は，患者さんの身になり，何を訴えようとしているか，顔・手・足などのちょっとした動きやしぐさ，態度から理解しなければならない．痛みが強くて話ができないような場合でも，注意深く観察することによって何らかの手がかりになる情報を得ることができる．

すなわち，情報収集の目的は，今，患者さんのどこに異常があり，何に困っているかを探り出すことである．情報収集は，問題を早期に解決するために，最初に看護師が行わなければならない行為である．

情報収集を上手に進めるために

1. 観察する習慣を身につけておく

人に興味をもち，どこにいても観察する習慣をもつことが大切である．自分自身についても，どのようなときにどのような行動をとるかを知っている必要があるだろう．

道ですれ違った人についても，「あれ？　どうしてあんな足どりで歩いているのだろう」と疑問をもつ習慣を身につけておこう．観察の訓

練のために，たとえば友だちと一緒に電車を待っている間に，向かい側のホームを歩いている人の様子を見て，観察できたことを話し合ってみるのもよいだろう．

常に「観察の目」をもつことが大切である．

2．受け持つ患者さんが決まったら……

☀ 解剖学・生理学の本を活用して事前学習を行う

実習を担当する先生に，自分が受け持つ患者さんの疾患名，性別，年齢を聞いておこう．そして，その疾患について事前に学習しておくと，スムーズに実習を進めることができる．

たとえば，胃の病気であれば，胃は身体のどの部分にあるか，自分の身体で確認する．次に，胃はどのような働きをするのか，正常に働かないと身体にどのような変化が起こるのか，胃酸の分泌が減少するとどうなるのか——これらは，生理学の本に詳しく書かれている．また，胃に関する数値も整理しておこう．学習する際は，解剖学と生理学の2冊の本を手元に置いて，どちらも胃のページを開いておくとよい．これは，一つの器官について様々な分野の知識を関連させながら同時に勉強していく，たいへん上手な学習方法である．

☀ 患者さんの年齢に対応する発達課題を確認する

人は死ぬまで成長している．その人の年齢に応じた発達課題を知ることは，その人が家族のなかでどのような役割を果たさなければならない人なのかを知るうえで大切である．その人が病気になったために，家族はどのような状況になっているのか，患者さん自身は，役割を果たせなくなったことにより，どのように悩んでいるかなど，様々なことを観察し情報を得なければならない．

ここでは，ハヴィガーストがまとめた発達課題の代表的なものを示す（**表**）．このほか，エリクソンの発達理論も参考にしてほしい．

表　ハヴィガーストによる発達課題（1953）

乳幼児期	歩行の学習，会話の学習，身体のコントロールの学習
児童期	身体的技能の学習，男女別の役割の認識，知識の習得，社会的態度の発達
青年期	同年齢の男女との成熟した関係の習得，情緒的独立の達成，結婚と家庭生活の準備，価値観・倫理体系の形成
成人初期	配偶者の選択，職業人としての自己啓発，適した社会集団の発見
中年期	社会的責任の達成，成長した子への精神的な援助，余暇の充実，身体的・心理的加齢への適応
老年期	身体的衰えの受容，退職と収入の減少への適応，同年代の人との親密な関係の確立

3．実習初日，患者さんに会ったら……

先生から患者さんを紹介していただいたら，まずあいさつし，第一印象を情報収集の手がかりにしよう．年齢より若いと感じたり，老けていると感じたり，人によって印象は様々だろう．それは病状の影響もあるかもしれない．若いと感じた場合は，「この人は何か明確な目的をもって生きているのかもしれない」，老けて見える場合は，「大きな病気の経験や精神的な葛藤があるのだろうか」などと考えるきっかけになるはずである．

そのきっかけを手がかりに，それまで日常生活のなかで訓練してきた「観察の目」が成長しているかどうか確認しながら，必要な情報（学習内容）を整理していく．

情報収集の方法

1．患者さんに接する際の心構え・態度

まず，その患者さんの疾患について理解して

おく必要がある．疾患を理解するためには，該当する器官の構造と機能がわかっていなければならない．バイタルサインや血液などの検査の基準値を知っていることも重要である．基準値を覚えていれば，異常な数値に接したときすぐに気がつき，患者さんに出現している症状と結びつけて理解することができる．

患者さんの状態をできるだけ早く，的確に把握するために，事前学習はとても大切である．これは基本中の基本といえよう．

2．インタビューの基本スキル

積極的に患者さんとのかかわりをもちたいと思ったら，基本的なコミュニケーションの技術を身につけておくことも大切である．インタビューの技術は練習によって上達するものなので，日ごろの努力が大切である．

インタビューの際には，患者さんとの距離の取り方にも注意してほしい．人は自分の回りに一種の縄張りをめぐらせており，その縄張り（パーソナルスペースと呼ばれる）を確保できると安心感をもつと言われている．

★会話と距離

個人距離　　　　　　ビジネス距離
近接　45〜75cm　　近接　120〜210cm
遠方　75〜120cm　　遠方　210〜360cm

人の性格は様々であり，それはコミュニケーションに影響を及ぼす．自分自身や受け持つ患者さんが，どのタイプに近いのか，「くせ」を知っておくとコミュニケーションがしやすくなる．

★コミュニケーションをとりにくい人のタイプ

- 早合点する
- すぐにかっとなる
- こちらの話を最後まで聞こうとしない
- 自分の意見ばかり主張する
- 被害者意識が強い
- 自分の考えをはっきり言わない

★言葉以外の印象の観察ポイント

- どのような格好をしているか
  ―身だしなみを含めた態度，立ち方　など
- どのような表情をしているか
  ―目つき，笑顔か怖い表情か　など
- どのような話し方をしているか
  ―声の調子　など

★敬語の基礎知識

a．ていねい語：ものごとをていねいに表現する
→「です」「ます」「ございます」
　例「こちらが診察室です」
　　「私がします」
　　「診察室はあちらでございます」

b．尊敬語：相手の動作や持ち物に対して敬意を表す
→「れる」「られる」「〜なさる」
　例「着替えをされています」
　　「食事をなさっています」

c．謙譲語：自分がへりくだることにより相手に敬意を表す
→「お〜いただく」「拝見する」「うかがう」
　例「明日お越しいただけませんでしょうか」

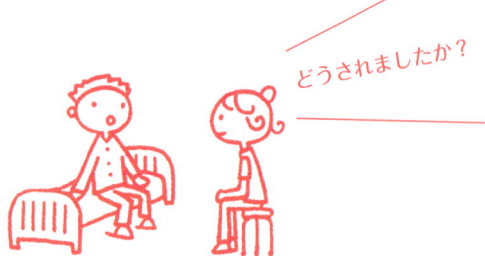

どうされましたか？

「ハ・イ・オ・ア・シ・ス・ヨ」をご存知だろうか．これらの文字で始まる言葉を使うことによって，潤いのある応対をしましょうと，江藤かをる氏は呼びかけている[1]．以下を参照して使いこなしてほしい．

> **★潤いのある応対の基本**
> - **は**い
> - **い**いえ
> - **お**はようございます．おそれいります．お待たせいたしました．お大事に．
> - **あ**りがとうございます．
> - **失**礼します．承知いたしました．少々お待ちください．
> - **す**みません．
> - **よ**ろしくお願いいたします．

3．フィジカルアセスメントのポイント

目的をもって情報収集を行うためには，フィジカルアセスメントの知識と技術を身につけておくことも欠かせない．視診，触診，聴診，打診などの技術を，患者さんの状態に応じて適切に実施できるようにしておく必要がある．これらの技術は練習によって上達するものであるから，日ごろから技術を磨く努力を惜しまないようにしよう．

フィジカルアセスメントは，一般に，**視診→触診→打診→聴診**の順に行う．

● 視診

視診は「目的をもって見る」こと，すなわち，その目的とは，現在の様子が普段と違うかどうかを確認することである．このとき自分の目に映っている様子について，普段と違っているのかどうかわからないことがあれば，患者さんに質問して確認することが大切である．

たとえば，患者さんの顔色が青白いときは，「普段から皆さんにそう言われますか？」，また，血圧が基準値よりも高い場合は，「普段はどのくらいですか？」「ご自宅で測るときはいくつぐらいですか？」などとたずねる．

● 触診

触診とは，体表を直接手で触って温度，硬さ，弾力，腫瘤の有無，圧痛の有無などを調べる技術である．手掌は非常に敏感であるため，触診は手掌全体が患者さんの体表に当たるようにして行う．このとき手関節は曲げていること．実施者の手が汗ばんでいる場合は，汗を拭いてから実施する．手が冷たい場合は温めておく．

患者さんが苦痛を訴えたときには，触診しながら，どこがどのように痛いかを自分の目と手で確認していく．腹痛を訴えている患者さんには，腹部に触れたり軽く押したりしながら様子を観察し，痛みがどの程度のものであるかを判断する．十分な知識と技術があれば，触診一つからでも大事な情報を得ることができるのである．決して「患者さんが痛いと言ったから，痛いのだと思います」と伝えるようなことにならないでほしい．

● 打診

打診とは，身体を叩いて振動を発生させ，振動音の性質で叩いた部位の状態を知ろうとする

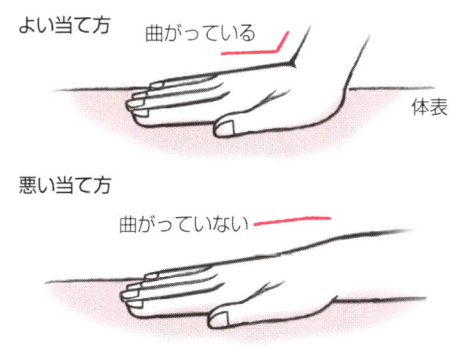

触診の手の当て方

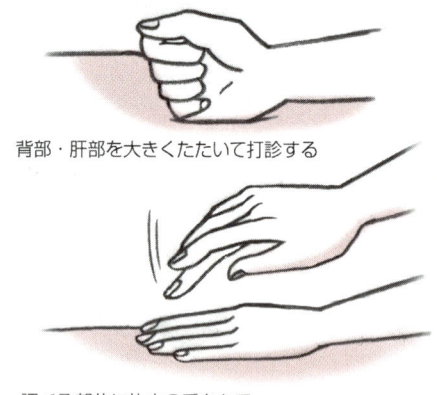

背部・肝部を大きくたたいて打診する

調べる部位に片方の手をあて
他方の指でたたいて打診する

打診の手の握り方・当て方

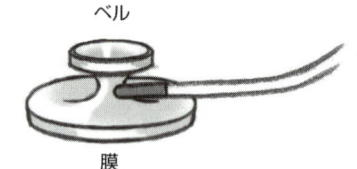

聴診器の使用法

技術である．軽く叩けば表面近くの様子がわかり，強く叩けばエネルギーが深部まで届くので，身体の深部の様子がわかる．たとえば，肺は空気の含有量が多いので低音となり，胃や腸，心臓は空気の含有量が少ないので高音となる．

☀ 聴診

　聴診とは，聴診器を当てて体内の音を聞いて診察する技術である．聴診器にはベル型と膜型があり，部位や方法により聞こえ方が異なるため，それぞれの特徴に合った使い分けができるようにしよう．

　ベル型では，体表に軽く触れて聴診すると，周波数の低い音が聴取できる．強く押しつけると，皮膚がピンと張って，周波数の高い音が聴取できる．すなわち，ベル型は方法を変えることによって心臓と肺の両方の聴診に使用することができる．一方，膜型は，低周波の音の聴診には適さないため，主に肺の聴診に使われる．

　聴診器は，管をできるだけ短く，真っすぐに持って，音の減衰が少なくなるようにして使用する．実施者と患者の位置関係も大切である．聴診器の管を曲げないで座ることのできる位置を考えてみよう．

＊＊＊

　これまで述べてきた，①患者さんに接する際の心構えと態度，②インタビューの基本スキル，③フィジカルアセスメントの知識と技術，この3つを身につけることで，患者さんのケアに役立つ情報収集が可能となる．また，次頁の表に示すような枠組みを頭に入れておくと，より効率的に情報を収集することができる．実習を前に，「患者さんとどうやってコミュニケーションをとればいいの？」「情報収集ってどうやるの？」と不安に思っている皆さんに，ぜひ本書を活用してほしい．

引用・参考文献
1）江藤かをる：イラスト版 PS看護マナーブック，学研，2003．
2）古橋洋子：New実践！ ナースのための看護記録，学研，2008．
3）古橋洋子監：New実践！ 看護診断を導く情報収集・アセスメント 改訂版，学研，2008．
4）ロザリンダ・アルファロールフィーヴァ著，江本愛子監訳：基本から学ぶ看護過程と看護診断，第6版，医学書院，2008．
5）T. ヘザー・ハートマン編，日本看護診断学会監訳：NANDA-Ⅰ看護診断　定義と分類　2009-2011，医学書院，2009．
6）田村康二編：診察のしかた，第2版，金原出版，1999．

ゴードンの「機能的健康パターン」に基づく情報収集の枠組み
――成人を中心に――

領　域	収集する情報の内容
1　健康知覚－健康管理	患者が認識している健康管理の方法と，患者自身が努力している健康維持の方法について，また，自分の健康をどのように感じているか，情報を得る
2　栄養－代謝	毎日の食生活について，栄養と水分の摂取についての情報を収集する．参考として生理的なデータも得る
3　排泄	排泄機能をもつ腸・膀胱・皮膚からの排泄の規則性や，量・質の変化についての情報を得る．触診により，腹部の状態も観察する
4　活動－運動	運動，活動，余暇活動，レクリエーションを普段から生活のなかで行っているか，情報を得る．たとえば，運動の方法，掃除・買い物のしかたなど．運動時の筋肉の痙攣の有無，呼吸の状態，血圧の状態についてもデータを得る
5　睡眠－休息	24時間のなかでの睡眠のとり方，休息のとり方，寝つきの状態，覚醒の状態について情報を得る
6　認知－知覚	視覚・嗅覚・味覚・触覚・聴覚の感じ方について，また，言語，記憶，判断などについて情報を得る
7　自己知覚－自己概念	気分はどのように感じられるか．その人の自己同一性や感情・ボディイメージなどを含めて情報を得る
8　役割－関係	家庭生活における役割や，仕事上の役割についてたずね，本人の満足感と関連させて情報を得る
9　セクシュアリティ－生殖	性に対する満足感・不満足感をたずねる．性に対する違和感など，患者自身が性についてどのように感じているか情報を得る
10　コーピング－ストレス耐性	ストレスを感じた場合には，どのような対処方法をとるか，またその場合に家族から支援があるかなどの情報を得る
11　価値－信念	意思決定をしなくてはならない場合に，優先する価値は何か，葛藤がある場合はどのようにするかなどの情報を得る

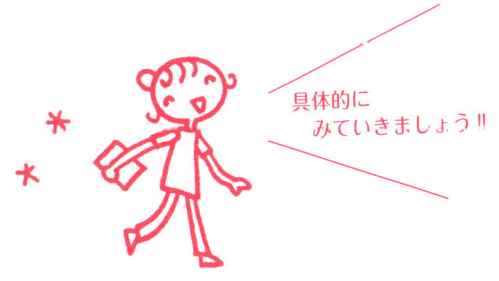

具体的にみていきましょう!!

A 健康認識・健康管理

「健康認識・健康管理」では何をみるのか

- これまで,どのような方法で健康を管理してきたか.
- 受診の目的は何か.
- 自分の健康状態について,どのように感じていたか.または,何も感じていなかったか.
- これまで実際に,どのような生活をしてきたか.
- 身体の不調に気がつき,病気であることを意識したとき,どのような対応をしているか.

患者さんは,症状が出現するまでに,健康に関して自分なりに努力してきたことがあるだろう.まずは,その人のこれまでの生活と,実施してきた健康管理の方法についての情報を得る.次に,自分では,具合が悪くなった原因は何であると考えているか,受診したのは症状が悪化したので薬を処方してもらうためなのか,あるいは,今後どうなるかを聞くためなのかなどをたずねる.

現在自覚している健康状態と,自分の最も良好な状態について,さらに,健康をより良い状態に保つために意識して行っていることがあるかどうかたずねる.

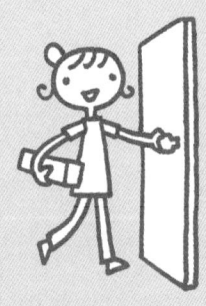

情報収集の内容

主訴
1. 今どんな症状がありますか …… 13
2. 今いちばん苦痛なところ, 不快なところはどこですか …… 13

入院目的
3. 今回は何のために入院することになったのですか …… 13
4. 今回, 自分から進んで入院しようと思いましたか …… 13
5. 医師からの勧めに同意して入院しようと思ったのですか …… 13
6. この入院をすることで, 何をどうしたいと思っていますか …… 13

入院までの経過
7. これまでにどのような病気をしましたか …… 15
8. いつ頃, どのような症状が現れましたか …… 15
9. その症状が現れたとき, どのようになりましたか …… 15
10. その症状が現れたとき, どのようなことをしましたか …… 15
11. その症状の原因として, 思い当たることはありませんか …… 15
12. これまでにも同じような症状が現れたことがありますか …… 15

病気の説明と理解
13. 医師からこの病気についてどのように説明を受けましたか …… 18
14. 医師の説明を受けてどのように感じましたか …… 18
15. 家族は医師の説明をどう受け止めていると思いますか …… 18

既往歴
16. これまでにどのような病気をしましたか …… 19

薬剤の使用
17. 今, 薬を持参していますか …… 19
18. 服用の目的は何ですか …… 19
19. 薬剤名は何ですか …… 19
20. 1回量はどれくらいですか …… 19
21. 処方された薬ですか, 市販の薬ですか …… 19

健康管理の方法
22. 健康のために特に気をつけていることは何ですか …… 20
23. 健康を維持するために, どのような方法をとってきましたか …… 20
24. その方法は, 自分としてはよい方法だと思いますか …… 20

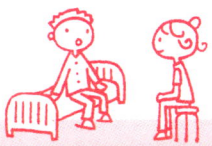

🍎 嗜好品
- ㉕ お酒を飲みますか ……………………………………………………………… 20
- ㉖ たばこを吸いますか …………………………………………………………… 20

🍎 特異体質の有無
- ㉗ 食べると具合が悪くなるものはありますか（サバ，エビ，カニ，卵，カキなど）……… 22
- ㉘ 食べた直後，15分後，30分後にはどうなりますか ………………………… 22
- ㉙ 食べ物などで嘔吐したことはありますか ……………………………………… 22
- ㉚ 発疹が出ましたか ……………………………………………………………… 22
- ㉛ 発疹が出てから，すぐにかゆくなりますか …………………………………… 22
- ㉜ 入院することがありますか …………………………………………………… 22
- ㉝ どう対処したら治りますか（すぐに薬を塗る，かかりつけの医院に行くなど）……… 22

🍎 アレルギーの有無
- ㉞ 鼻アレルギーはありますか …………………………………………………… 23
- ㉟ アトピー性皮膚炎はありますか ……………………………………………… 23
- ㊱ 蕁麻疹が出やすいですか ……………………………………………………… 23
- ㊲ 薬のアレルギー，気管支喘息，消化管アレルギー，接触性皮膚炎，花粉症はありますか … 23
- ㊳ どのような反応が起こりますか ……………………………………………… 23

🍎 感染症の有無
- ㊴ B型肝炎，HIV/エイズ，梅毒，その他の感染症にかかっていますか ……………… 24

🍎 一般的外観
- ㊵ [患者さんの様子を全体的に観察し，気になった点はどこか] …………………… 25

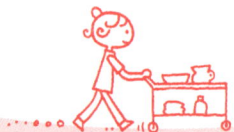

観察のしかた

主訴

1. 今どんな症状がありますか
2. 今いちばん苦痛なところ，不快なところはどこですか

Check Point!
- ☑ 自覚症状は何か
- ☑ 今いちばんの苦痛は何か

現在現れている症状を具体的に話してもらう．原因が不明でも本人が自覚している症状を聞く．症状が出てもまったく自覚がない場合もある．人によって表現方法が様々なので，ゆっくり自分の言葉で表現してもらうようにする．

今いちばんの苦痛は何かを聞くことによって，患者さんが何を求めているかがはっきりするので，さしあたって必要な援助についてヒントを得ることができる．

- 現在現れているのはどんな症状なのか，患者さんが表現した言葉で記録する．本人に意識がなく表現できない場合には，患者さんの家族からの情報であることを明記しておく．
- 患者さんの言葉を看護師の解釈によって別の表現にして記録することはしない．主訴は，患者さんが「主として訴えていること」を書く．看護師の解釈で専門用語を使うなどして書くと，患者さん本人の表現にあるニュアンスが薄れる場合があるので注意する．

入院目的

3. 今回は何のために入院することになったのですか
4. 今回，自分から進んで入院しようと思いましたか
5. 医師からの勧めに同意して入院しようと思ったのですか
6. この入院をすることで，何をどうしたいと思っていますか

Check Point!
- ☑ 何のために入院したのか
- ☑ 入院してどうしたいのか
- ☑ 自分の病気を治すために，自分で入院を決めたのか
- ☑ 医師から勧められ説得されて入院したのか

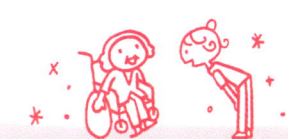

入院の目的を聞くことは，その患者さんの病気に取り組む姿勢を知る手段である．積極的に治したいと思っているのか，医師や家族が熱心に勧めるから入院しようと思ったのか．入院までの経緯には，この2通りがある．

　いやいや入院するタイプの人は，もともと健康への関心が薄く，治療に対して消極的である場合がある．他方，この病気を早く治したいという積極的な姿勢である場合は，患者さんの闘病意欲は大きいものと考えて治療方針や看護介入方法を決定することができる．

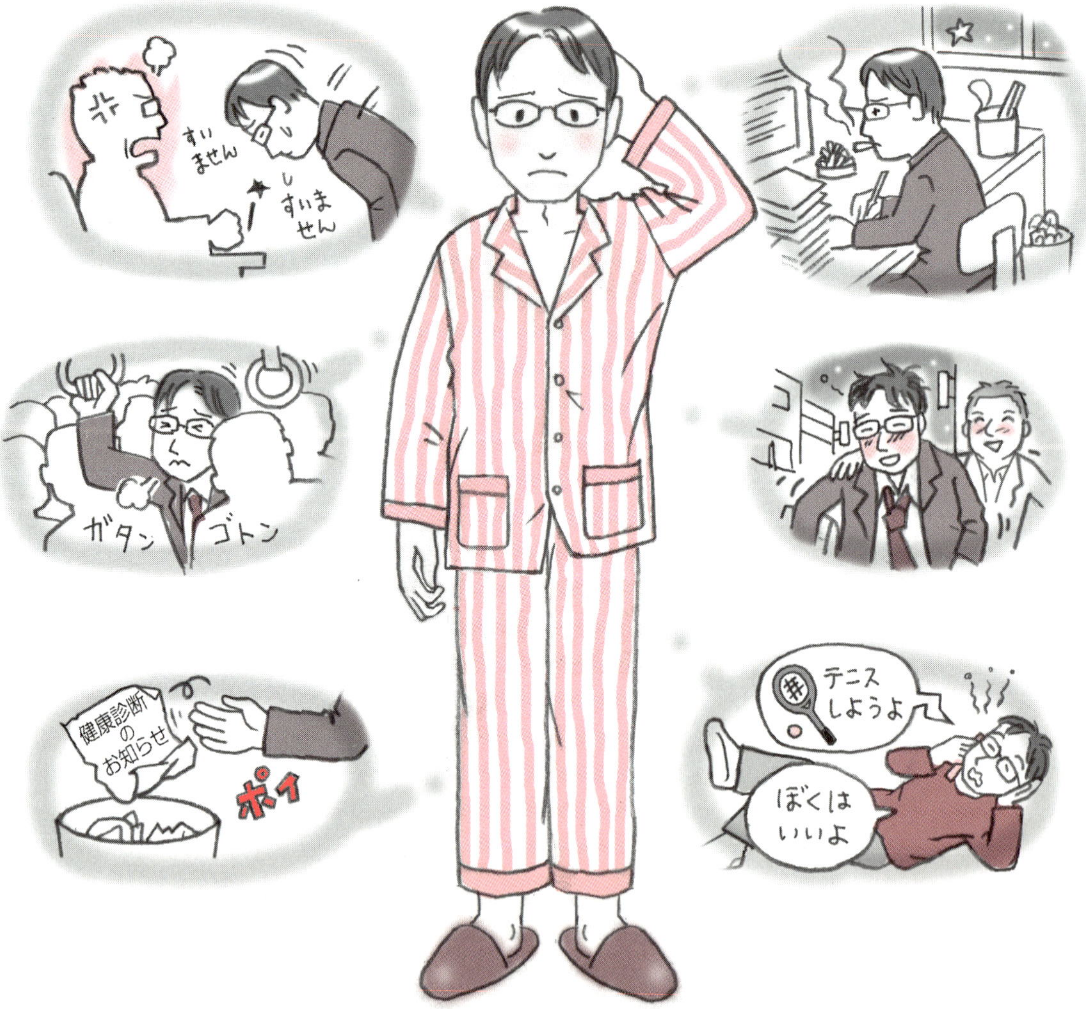

図1　健康認識・健康管理の第1段階

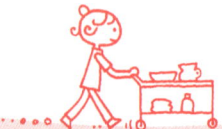

入院までの経過

7 これまでにどのような病気をしましたか
8 いつ頃，どのような症状が現れましたか
9 その症状が現れたとき，どのようになりましたか
10 その症状が現れたとき，どのようなことをしましたか
11 その症状の原因として，思い当たることはありませんか
12 これまでにも同じような症状が現れたことがありますか

Check Point!
☑ 身体の状態はどのように変化してきたか
☑ 健康なときとの違いをどんなところから感じたか

1．身体の変化に気がついた時期

　自分の健康の変化に気づき症状を発見できるのは，健康状態についての判断力があるということである．また，その判断に基づいて対処できるのは，疾病の予防やそれへの取り組みについて自分なりに考えられることである．

・対処方法がわからない患者さんには，健康維持のための指導が必要である．そのためには，その患者さんが自分の身体の変化にいち早く気づくことができるか，または予測することができるか，観察が必要になる．
・いつ頃から症状が現れたか，そのときどうしたか，などの質問をしながら，状態の観察やその人の反応のしかたを把握する．

2．健康認識・健康管理の3段階

　健康認識・健康管理（予防）については，次の3つの時期に分けて考えることができる．患者さんの情報収集をするときには，頭に入れておくとよい．

a．第1段階（図1）

　病気が現れる前の状態を把握する段階（病気になる誘因が潜んでいる生活状態になっていないか）

・規則正しい生活をしていたか．
・喫煙や飲酒が多かったか．
・ストレスがあったか（現在，ストレスがあるかどうか不明の場合がある．トラブルのさなかにいる場合には，自覚がない場合がある）．
・食生活の様子はどうか．
・健康診断を受けているか（仕事が忙しく，自分の健康状態に気がつかない場合もある）．
・家族に病人が出て，自分の苦痛を表現しないで無理をしていなかったか．
・普段から健康には十分注意しているために，自分の健康保持には自信があり，病気を疑わない状態ではなかったか．

b．第2段階（図2）

　病気の早期発見と早期治療の段階（この時期は，症状が現れている場合と，現れていない場合がある）

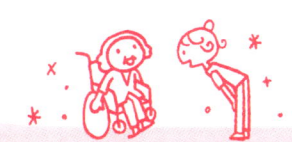

- 「いつもと違う」という身体の変化に気づいている場合には，その原因追求のため自分なりに何らかの手段を講じている場合がある．
- 自分の症状に気がつき，薬をのんでコントロールしたり，食生活に注意したりしている場合もある（塩分を制限する，たばこをやめる，飲酒をやめるなど，健康状態を自分なりに考えている）．
- ストレスがある場合には，それに対して何らかの手段を講じている場合もあるし，その原因を取り除くことができず一人で悩んでいる場合もある．
- 自分なりに健康維持の方法を考えて，実行に移している場合もある．

c．第3段階（図3）

急性期の症状が安定し，自分の健康状態を回復させるために努力しようとしている状態

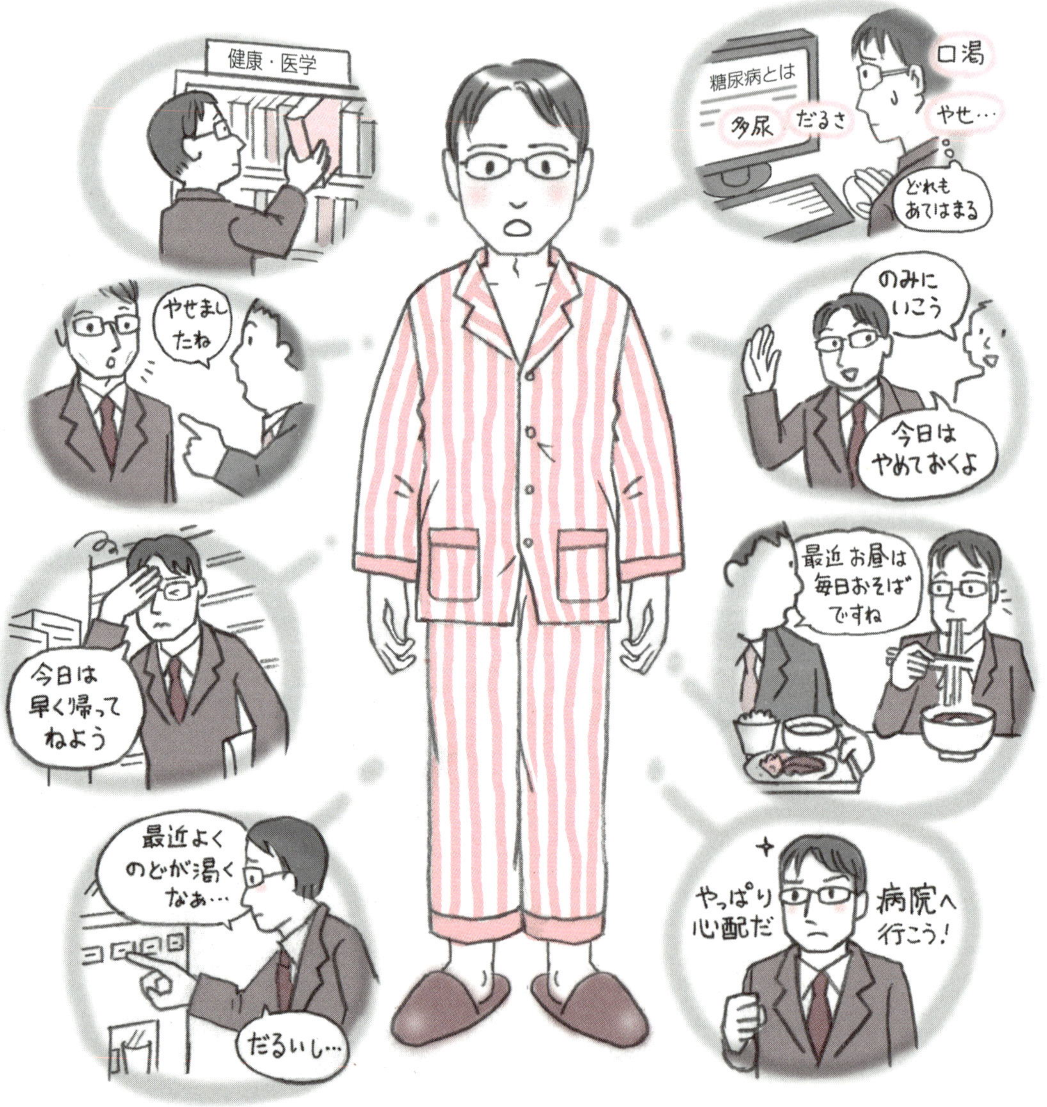

図2　健康認識・健康管理の第2段階

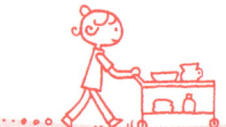

・病気をコントロールする方法を模索しているときでもある．
・急に症状が現れ，戸惑い悩み，病院を転々とし，同じ病気の人の体験を聞き，仕方がないとあきらめこれからどうにかしなくてはと受け入れる時期でもある．
・糖尿病や脳血管障害などの状態が安定して，自分の病気を受け入れ，リハビリテーションや糖尿病教室に通い，自分の健康維持のために今後の生活の目標をつくっている．
・具体的な健康生活のプランが立案されている．
・人によってはたばこをやめることができないで，苦しみながら自分なりの工夫をしている時期でもある．

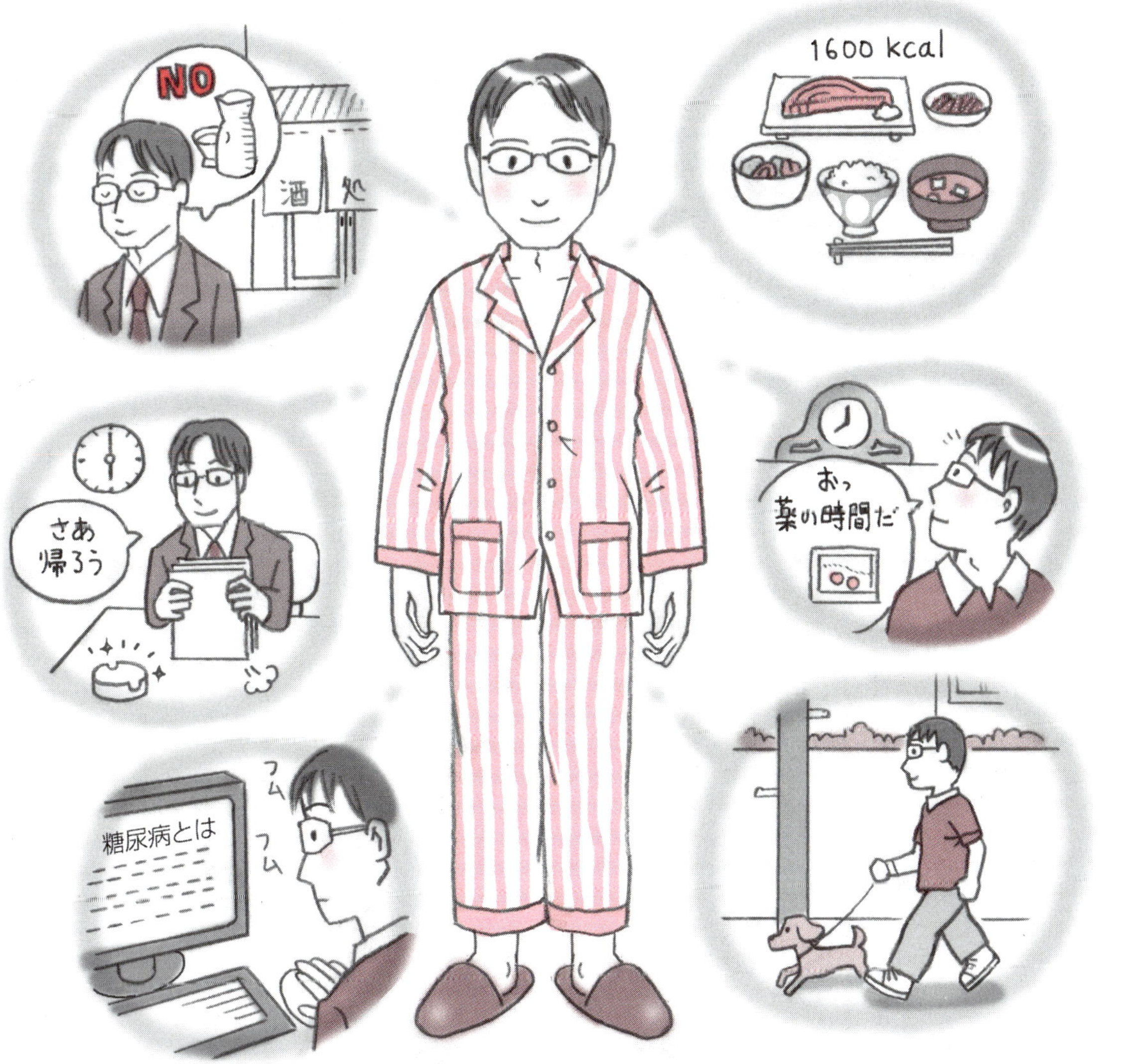

図3　健康認識・健康管理の第3段階

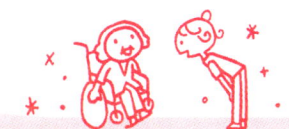

病気の説明と理解

⑬ 医師からこの病気についてどのように説明を受けましたか
⑭ 医師の説明を受けてどのように感じましたか
⑮ 家族は医師の説明をどう受け止めていると思いますか

Check Point!
- ☑ 医師の説明をどのように本人が解釈しているか
- ☑ 自分ではこれからどうしようと思っているか

1．病状の理解

⑬の質問は，患者さんが自分の病気とそのための治療方針を正しく理解しているかどうかの判断につながる．すなわちインフォームドコンセント（十分な事前説明と本人の自発的な同意）についての確認であり，本来は医師からいくつかの治療方法について説明を受け，そのなかでいちばんよい方法を患者さん本人が選択することを意味する．

2．患者さん自身のとらえ方

⑭の質問は，医師が説明した内容を患者さんがどのように受け止めているのか，医師と患者さんとの心の食い違いを明らかにしようとしている．

- この治療方針しかないと言われて，仕方がないとあきらめているのか．
- 本当は，他の病院で再度調べてみたいと思っているのか．
- 現在苦痛があるので，とにかく早く何とかしてほしいと思っているのか．

患者さんに自分の気持ちを表現してもらうことは，健康について個人としてのとらえ方をはっきりさせる，看護を行ううえでも大切なことである．

3．家庭環境

⑮の質問は，患者さんの家庭環境を知るきっかけになる．これは患者さん本人に聞く必要がある．家族に聞いてしまうと間接的になり，患者家族としての思いだけが強調されて，患者さん本人がどう思っているのか理解できなくなる可能性がある．

- わらをもつかむ気持ちで，医師の方針に従おうと思っているのか．
- とにかく入院だけでもさせてほしいと思っているのか．
- 家にいると家族を困らせると思っているのか．

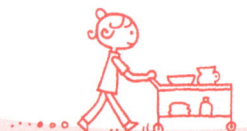

A 健康認識・健康管理

既往歴

❶ これまでにどのような病気をしましたか

Check Point!
- ☑ これまで病気をしたときどのように対応してきたか
- ☑ どのような病気にいつ頃かかったのか

　患者さんがどのような健康プロセスをとってきたのかをはっきりさせ，今の患者さんの健康状態との関連を知る．
- ・患者さんがかかった病気を年代順に聞く（その病気が治癒しているかどうかも聞く）．
- ・現在も治療が継続しているのかたずね，その理解につなげる．
- ・病気にかかったときは患者さん本人の努力で解決できているのかたずねる．健康を維持するための本人の自覚をうながすことにつながるのでゆっくり聞く必要がある．

薬剤の使用

❶ 今，薬を持参していますか
❶ 服用の目的は何ですか
❶ 薬剤名は何ですか
❷ 1回量はどれくらいですか
❷ 処方された薬ですか，市販の薬ですか

Check Point!
- ☑ 服用している薬の目的を知っているか
- ☑ その薬の服用を忘れた場合，身体の異変があるか

　現在服用している薬があるか，それは常備薬としていつも欠かさずのんでいるものなのか，といった薬剤の使用状況は，患者さんのこれまでの健康維持の方法に関連する重要な情報である．そのため，医師に処方されたものなのか，本などを参考にして自ら健康維持のために必要と思ってのんでいるのか，❶～❷の質問から情報を収集する．その際，どうして服用しているのか，その薬をのまない場合にはどのような症状が現れるのかも必ず確認する．

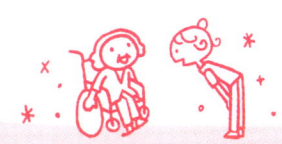

健康管理の方法

22 健康のために特に気をつけていることは何ですか
23 健康を維持するために，どのような方法をとってきましたか
24 その方法は，自分としてはよい方法だと思いますか

Check Point!
- ☑ 健康のために気をつけていることがあるか
- ☑ 健康維持のために行っていることがあるか
- ☑ その方法をどう思っているか

22 23 24の質問は，患者さんがこれまで自分の身体をどのように守ったり鍛えたりしてきたか，つまりどんな健康管理を行ってきたかを確認するものである．これまでの方法が間違っている場合もあることから，今後の看護ケアの方針を考える際に必要な情報である．

健康管理の方法は，毎日欠かさず行っていることがある人，まったく考えずその日が過ぎればよいと思っている人がいる．健康に関心のある人は，看護師が行う援助の方法に興味をもち，治療方針をしっかり聞き，健康回復のためによいと理解したことは，自ら積極的に行うタイプなのでケアには協力的になる．

しかし，健康にそれほど関心をもっていない人は，治療方針をいくら説明しても納得しない場合がある．ここでは，個々の闘病意欲にどのような刺激を与えることができるかが課題になる．

嗜好品

25 お酒を飲みますか
26 たばこを吸いますか

Check Point!
- ☑ 嗜好品についてどう考えているか
- ☑ 1回の飲酒量，頻度はどのくらいか
- ☑ 1日の本数，喫煙年数はどのくらいか
- ☑ 禁煙したことがあるか

25 26の質問から，その人の生活習慣を知る．どんなときに飲酒をするか，たばこを吸うかによって，その人の生活，思考，健康に対する考えを知ることができる（**図4**）．

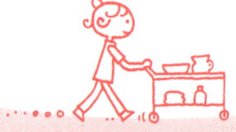

嗜好品は，その人が自分自身をコントロールできるかという意思の強さに関連するため，把握しておいたほうがよい．生活習慣病をもっている人では，より詳しい情報を得る必要がある．

- お酒を飲むか，たばこを吸うか．
- お酒の臭いがしていないか．
- 目が赤くないか．
- 鼻の頭全体が赤みを帯びていないか．
- 常にたばこを吸おうとしていないか．
- たばこをはさむ指の間に黄色み（たばこのヤニ）がないか．
- 歯が黄ばんでいないか．
- 喫煙場所を守らず吸おうとすることがあるか．

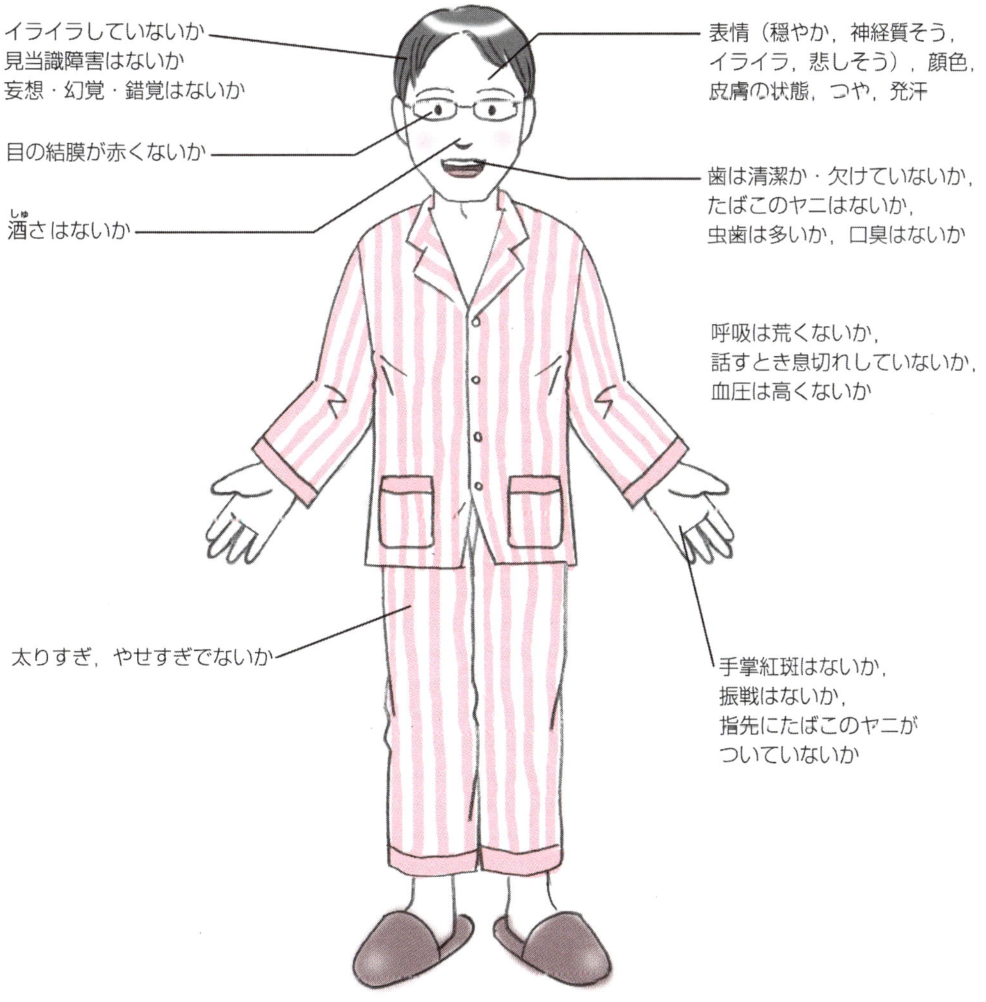

イライラしていないか
見当識障害はないか
妄想・幻覚・錯覚はないか

目の結膜が赤くないか

酒さはないか

太りすぎ，やせすぎでないか

表情（穏やか，神経質そう，イライラ，悲しそう），顔色，皮膚の状態，つや，発汗

歯は清潔か・欠けていないか，たばこのヤニはないか，虫歯は多いか，口臭はないか

呼吸は荒くないか，話すとき息切れしていないか，血圧は高くないか

手掌紅斑はないか，振戦はないか，指先にたばこのヤニがついていないか

図4　嗜好品に関する観察のポイント

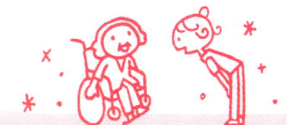

特異体質の有無

㉗ 食べると具合が悪くなるものはありますか（サバ，エビ，カニ，卵，カキなど）
㉘ 食べた直後，15分後，30分後にはどうなりますか
㉙ 食べ物などで嘔吐したことはありますか
㉚ 発疹が出ましたか
㉛ 発疹が出てから，すぐにかゆくなりますか
㉜ 入院することがありますか
㉝ どう対処したら治りますか（すぐに薬を塗る，かかりつけの医院に行くなど）

Check Point! ☑ これまで食べ物，薬品により発疹などが出たことがあるか

患者さんの特異体質を把握しておかないと，病院の食事や使用薬剤によって突然重篤な状態に陥り，生命に影響を及ぼすこともある．㉗～㉝では過去に起こったことについて，時期や症状など，覚えている範囲内で情報を収集する．

・食べ物などで嘔吐したことや，発疹が出たことがあるか．
・何を食べるとそうした症状が出るか．
・食べた直後，15分後，30分後にはどうなるか．
・発疹は出始めからすぐにかゆくなるか．
・入院したことがあるか．
・どうしたら症状がおさまるか．

特異体質の場合には，普段は症状が出ていないため観察できないので，患者さんから具体的に様子を聞く必要がある（表）．何に対してアレルギー反応を示すのか，例をあげて，できるだけ細かく質問しながら明らかにしていく（図5）．また，一度でもこのようなことを経験している人は，自分で対処する方法を知っていることが多いので，対処方法についても確認する．

表　アレルギー反応の主な症状

部　位	症　状
全身	アナフィラキシー
消化器	腹痛，悪心，嘔吐，腸炎，下痢
皮膚	蕁麻疹，湿疹，血管運動性浮腫，紅斑，瘙痒など
呼吸器	鼻汁，喘鳴，咳，呼吸困難，チアノーゼ
その他（神経症状）	頭痛，イライラ，痙攣，緊張・疲労

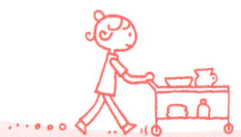

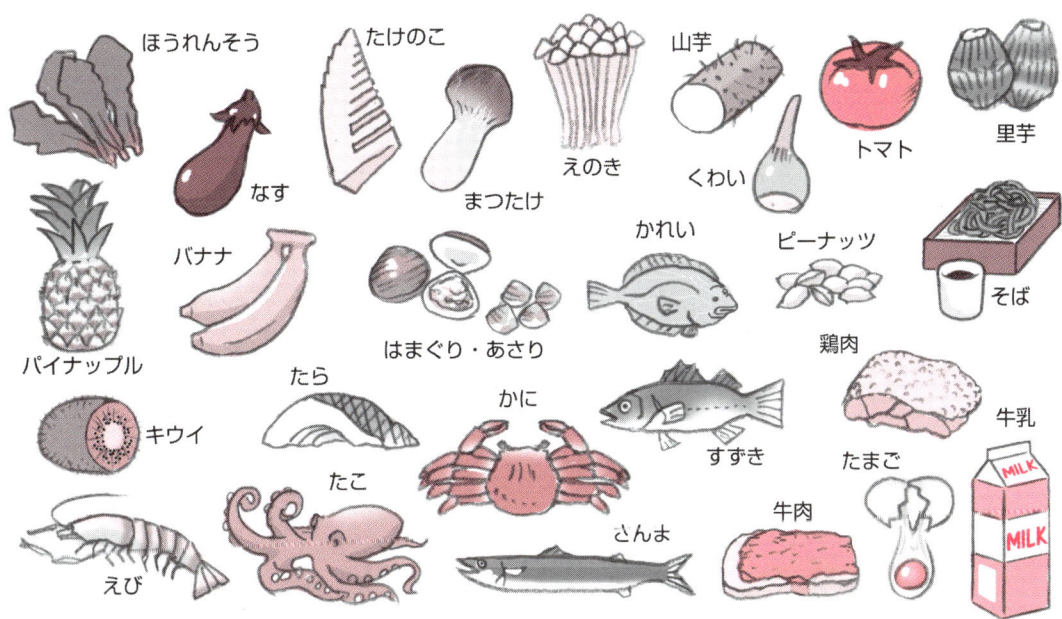

図5　アレルゲンとなる食べ物

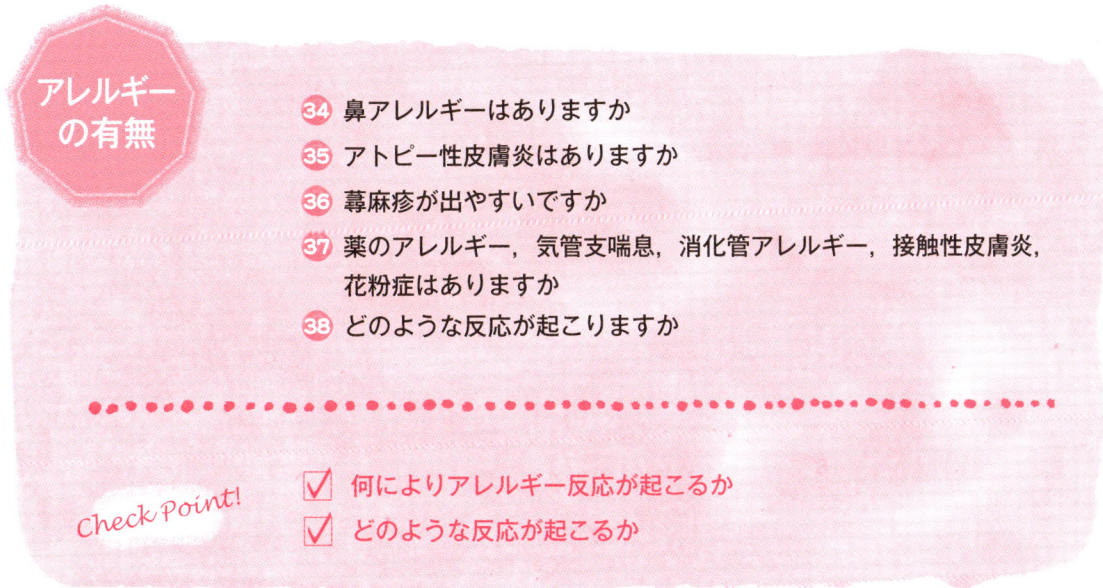

アレルギーの有無

34　鼻アレルギーはありますか
35　アトピー性皮膚炎はありますか
36　蕁麻疹が出やすいですか
37　薬のアレルギー，気管支喘息，消化管アレルギー，接触性皮膚炎，花粉症はありますか
38　どのような反応が起こりますか

Check Point!
☑　何によりアレルギー反応が起こるか
☑　どのような反応が起こるか

　アレルギーは免疫反応の一つで，全身または局所に現れる反応である．アレルギー疾患をもつ患者さんは，医療機関にかかり治療を継続している場合がある．また，アレルギー疾患の症状やその原因は患者さんにより様々であるから，詳しくていねいに聞く必要がある．近年，その原因（アレルギーを引き起こすもの：アレルゲン）が拡大する傾向にあり，注意を要する項目である（図6）．

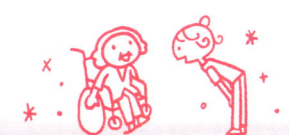

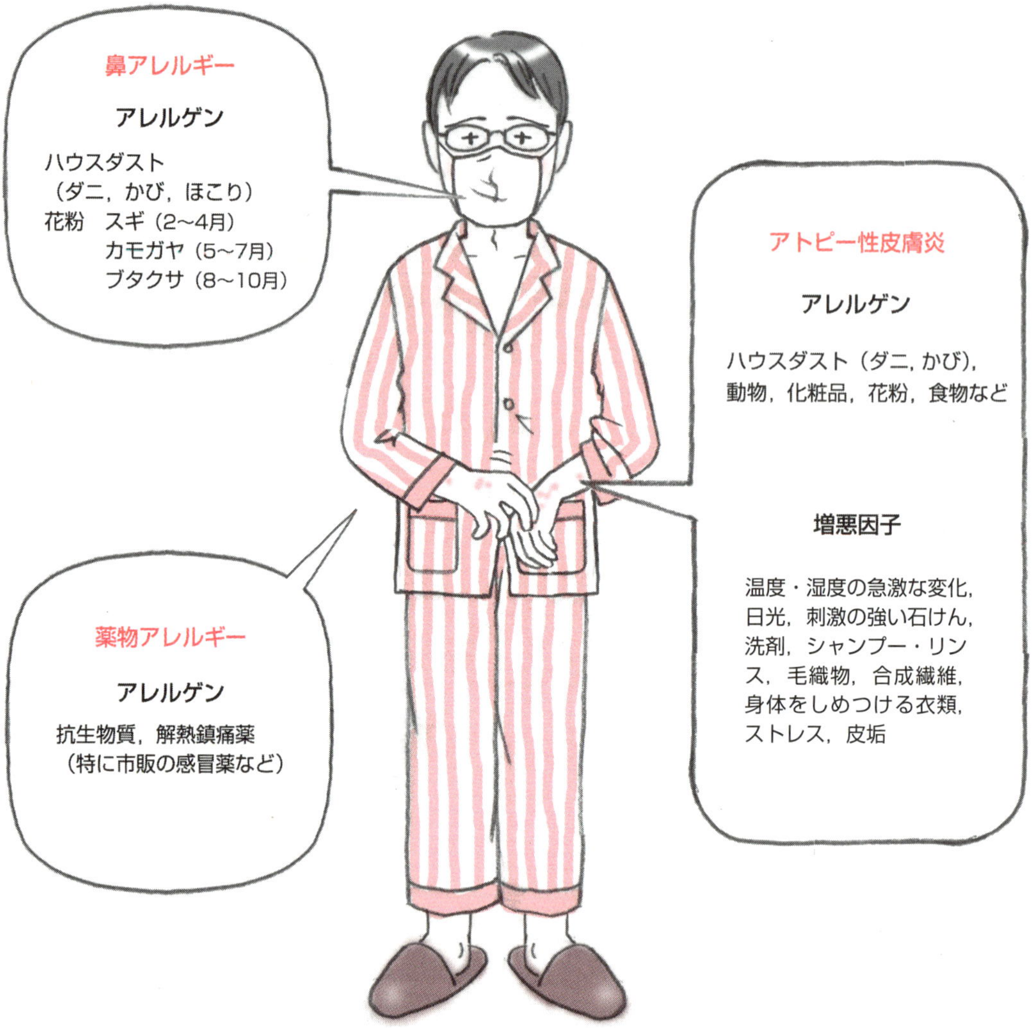

鼻アレルギー

アレルゲン

ハウスダスト
　（ダニ，かび，ほこり）
花粉　スギ（2～4月）
　　　カモガヤ（5～7月）
　　　ブタクサ（8～10月）

アトピー性皮膚炎

アレルゲン

ハウスダスト（ダニ，かび），動物，化粧品，花粉，食物など

増悪因子

温度・湿度の急激な変化，日光，刺激の強い石けん，洗剤，シャンプー・リンス，毛織物，合成繊維，身体をしめつける衣類，ストレス，皮垢

薬物アレルギー

アレルゲン

抗生物質，解熱鎮痛薬
（特に市販の感冒薬など）

図6　アレルゲンの確認

感染症の有無

㊴ B型肝炎，HIV/エイズ，梅毒，その他の感染症にかかっていますか

Check Point!　☑ 血液検査データはどうか

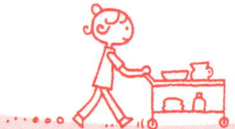

B型肝炎，HIV/エイズ，梅毒については，詳細を参考書などで調べたうえで情報収集してほしい．これらの感染症については，本人から話したがらないことが多いが，そこで無理に追及しなくても血液検査データで判明する場合が多い．

外見上の症状などでは，感染症にかかっているかどうかはっきりわからない場合が多いので注意する．

B型肝炎：B型肝炎ウイルス（HBV）の感染によって発症する肝炎である．血中のHBs抗原を測定して検査する．

HIV/エイズ：ヒト免疫不全ウイルス（HIV）が血液中に証明される．

梅毒：梅毒スピロヘータの感染による特殊性炎症で，ワッセルマン反応（一般に「ワ氏」と略される）が陽性になる．

一般的外観

㊵[患者さんの様子を全体的に観察し，気になった点はどこか]

Check Point!
- ☑ 話し方：ろれつは正常か，聞き返しが多いか
- ☑ 表情：だるそうか，目がうつろで充血しているか
- ☑ 態度：動作がゆっくりでどこか痛そうか

様々な質問を重ねながら全身の状態を観察する．時によりフィジカルアセスメントの手法を活用し，触診・打診・聴診を行う．関節が痛いという患者さんであれば，関節の可動域も調べる必要がある．

また，どのような方法を用いれば，患者さんが身体に異常を感じながらも日常生活を維持することができるかを観察する．これは看護計画を立案する際に必要不可欠の情報である．

＊＊＊

「健康認識・健康管理」の領域は，他の領域と一部重なる情報となるが，患者さんの健康すべてにかかわる大切な領域である．患者さんがどう思っているかを一つひとつ確認しながら，ていねいに時間をかけて情報収集するように心がける．

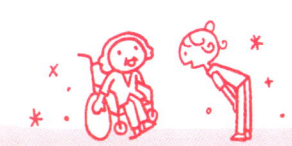

B 栄養・代謝

「栄養・代謝」では何をみるのか

- 栄養は充足しているか，不足・過剰になっているか．
- 栄養摂取量が不足もしくは過剰の場合の原因は何か．
- 栄養不足・過剰の状態にあることに対して，患者さんはどんな考えをもっているか．

　患者さんに必要な栄養摂取量を判定し，皮膚，粘膜，爪，頭髪などの状態から，エネルギーおよび栄養素の過不足やバランスをみる．また，咀しゃくや嚥下，口腔の状態などを確認して，栄養摂取を阻害する要因をアセスメントする．そして，患者さんの食習慣を把握し，健康回復に必要な食事内容や摂取の方法を，どのように理解して実行しようとしているのか観察する．

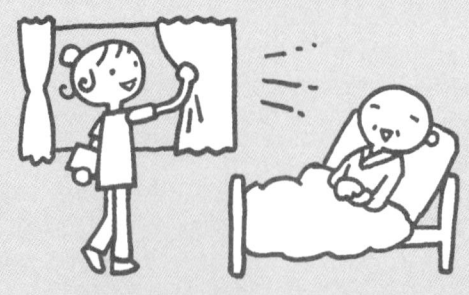

情報収集の内容

栄養の摂取状況
1. 平均的な1日の食事の内容はどのようなものですか …… 29
2. 食事療法を行っていますか …… 30
3. 食事を摂る時間は何時ですか …… 31
4. 1回の食事にどれだけの時間をかけますか …… 31
5. 間食をしますか …… 32
6. いつもはどこで食事を摂りますか …… 32
7. ビタミン剤をのんでいますか …… 33
8. 偏食はありますか …… 33
9. 食物アレルギーはありますか …… 33
10. 嗜好品はありますか …… 33
11. どんな味が好きですか …… 33

体重
12. 体重は何キログラムですか …… 34
13. 最近，体重の変化がありますか …… 35

体格
14. ［皮下脂肪厚は何ミリメートルか］ …… 36
15. ［腹囲は何センチメートルか］ …… 36

血液検査データ
16. ［血清アルブミン，総コレステロールの値はどうか］ …… 38
17. ［血糖値はどうか］ …… 38

水分の摂取状況
18. 水分を十分摂っていますか …… 39

嚥下機能
19. 声が変化したことがありますか …… 40
20. 飲み込むのが困難なことがありますか …… 41

口腔の状態
21. 噛むのが困難なことがありますか …… 42

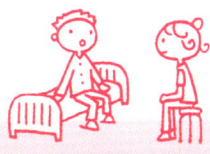

㉒ 口の中はパサパサしませんか …………………………………………………………… 43

🍎 皮膚の状態

㉓ ［皮膚の弾力はどうか］ ………………………………………………………………… 44
㉔ 皮膚に傷がありますか …………………………………………………………………… 44
㉕ 皮膚に傷ができたとき，すぐに治りますか …………………………………………… 44

🍎 爪，頭髪の状態

㉖ 爪の変化に気づいたことがありますか ………………………………………………… 46
㉗ 頭髪の状態はどうですか ………………………………………………………………… 46

🍎 体温

㉘ 暑さや寒さに耐えられないことがありますか ………………………………………… 47

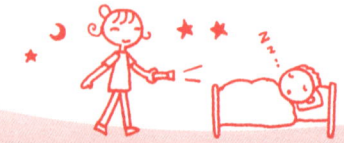

観察のしかた

B　栄養・代謝

栄養の摂取状況

❶ 平均的な1日の食事の内容はどのようなものですか

Check Point!　☑ 1日の栄養摂取量はどれくらいか

　1日の食事の内容から栄養摂取量を明らかにして，食事摂取基準と比較することで，栄養素やエネルギーの過不足やバランスを確認することができる．栄養摂取量は，健康の維持・増進に向けて食事を改善するためには不可欠の情報である．

　患者さんから聞いた食事の内容を，食品と重量と調理方法に分けてまとめ，日本食品標準成分表（五訂）を用いると正確に栄養摂取量が算出できる．ただし，この方法は時間がかかるので，急を要する場合には適切な方法とはいえない．

　四群点数表で計算する方法（四群点数法）もある．これはエネルギーを「80kcal＝1点」という単位で表し，適正な量の栄養素を摂取するために，第1～4群の食品群から何をどれだけ摂取すればよいのか点数化して算出し，栄養の摂取状況を確認する方法である（**図1**）．成人の場合，たんぱく質やビタミンなどの食事摂取基準はエネルギー量ほど個人差がないので，第1～3群をそれぞれ3点ずつ摂取していれば，エネルギー量以外の栄養素の9割以上は確保できる．

　また，食品交換表を用いる方法もある．

　1日のエネルギー摂取量（1回の食事のエネルギー摂取量）を算出したい場合は，生理的燃焼価を活用して計算する方法もある．生理的燃焼価は1gにつき糖質4kcal，脂質9kcal，たんぱく質4kcalの生理的エネルギーになるので（アトウォーター係数），計算方法は下記のようになる．

★1日（1回）のエネルギー摂取量の算出

```
　　　　糖　　質 4 kcal/1g × 1日（1回）に食べる食品に含まれる糖質の量（g）
　　　　脂　　質 9 kcal/1g × 1日（1回）に食べる食品に含まれる脂質の量（g）
＋）　たんぱく質 4 kcal/1g × 1日（1回）に食べる食品に含まれるたんぱく質の量（g）
─────────────────────────────────────────
　　　　1日のエネルギー摂取量（1回の食事のエネルギー摂取量）kcal
```

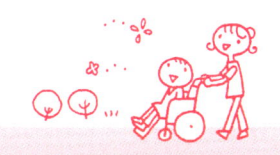

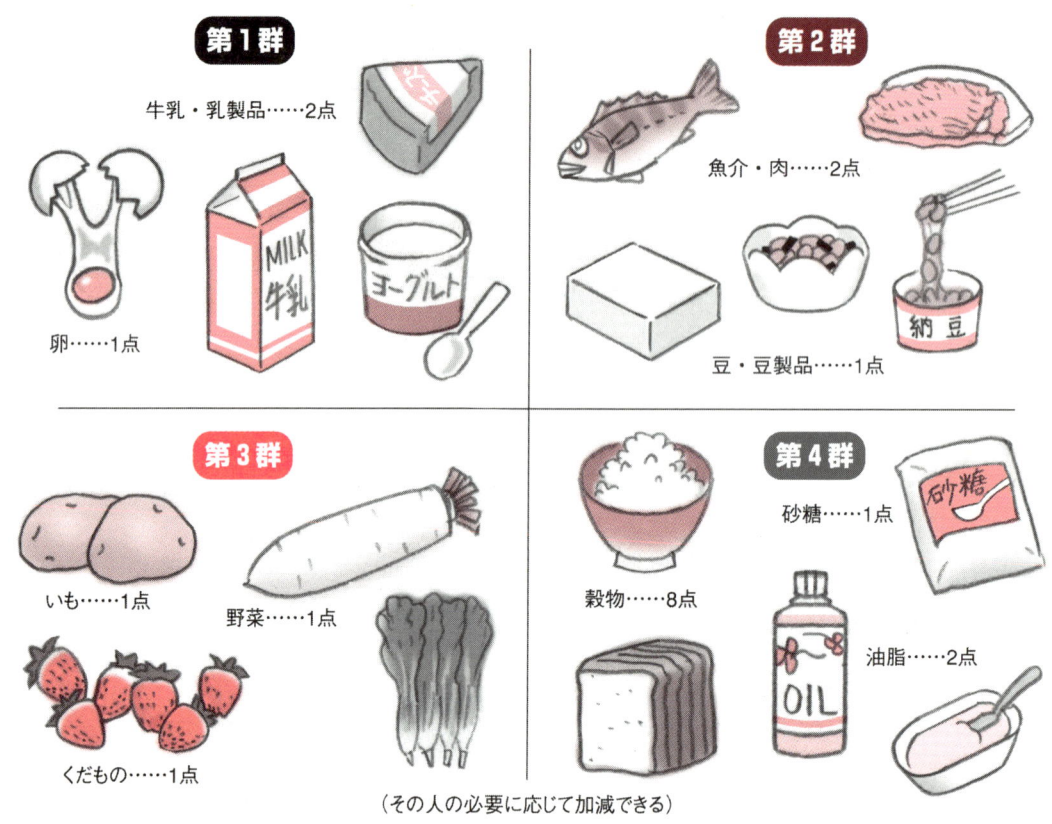

図1　四群点数表（1日20点の組合せの例）

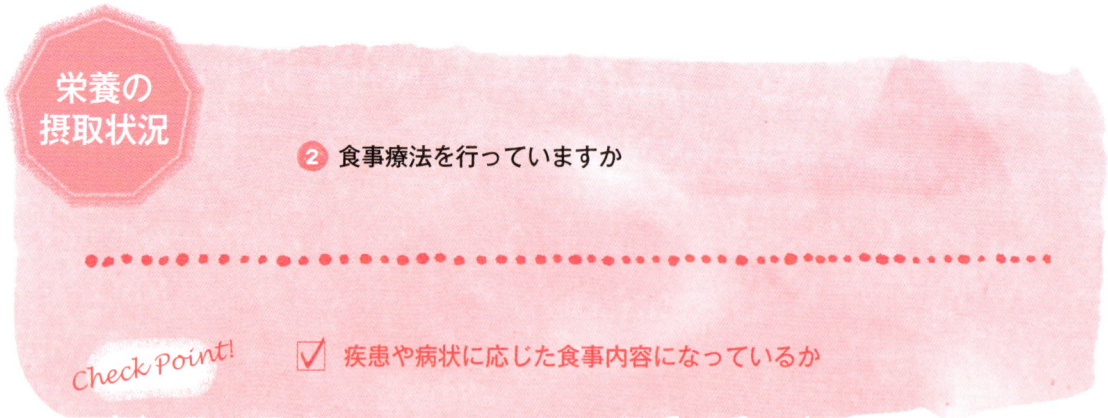

栄養の摂取状況

❷ 食事療法を行っていますか

Check Point!　☑ 疾患や病状に応じた食事内容になっているか

　食事療法は，食事を摂ることで病気の進行を止めたり，治癒を図ったりすることを目的としている．治療食の内容は患者さんの疾患や病状により異なるため，❷は食事の援助を行うにあたって大切な情報である．また，患者さん自身が食事療法をどれくらい重視し，守っているか知ることも大切である．

　食事の内容は，嚥下，消化，吸収，代謝，排泄など患者さんの身体機能に応じて，エネルギー，脂質，たんぱく質の量と質，食物繊維や

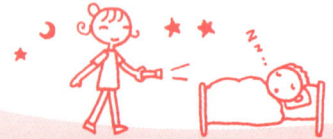

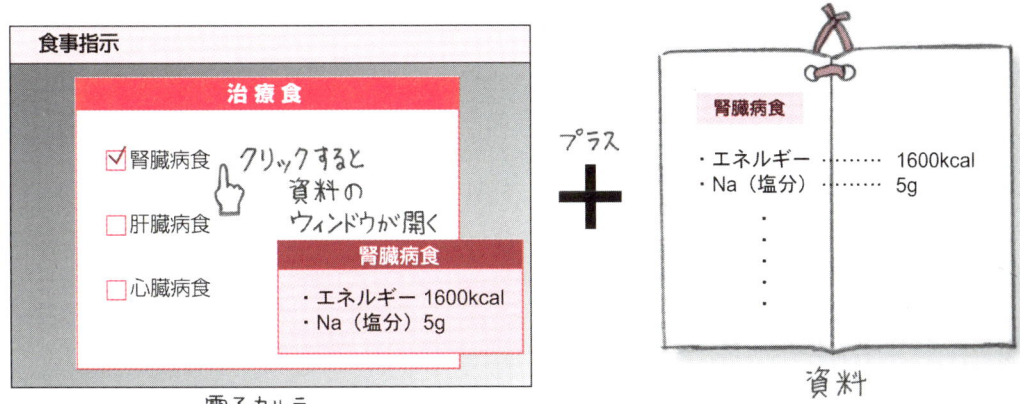

図2　食事内容の確認

ナトリウムの量などを医師が判断し指示する．
　医師が指示した食事の内容は，カルテ上に「腎臓病食，1600kcal，Na 5g」などと表示される．腎臓病食に含まれる栄養素とその量は病院ごとに決められているため，必ずこれらが掲載されている資料を確認し，栄養成分別に治療食の内容を確認する必要がある（図2）．

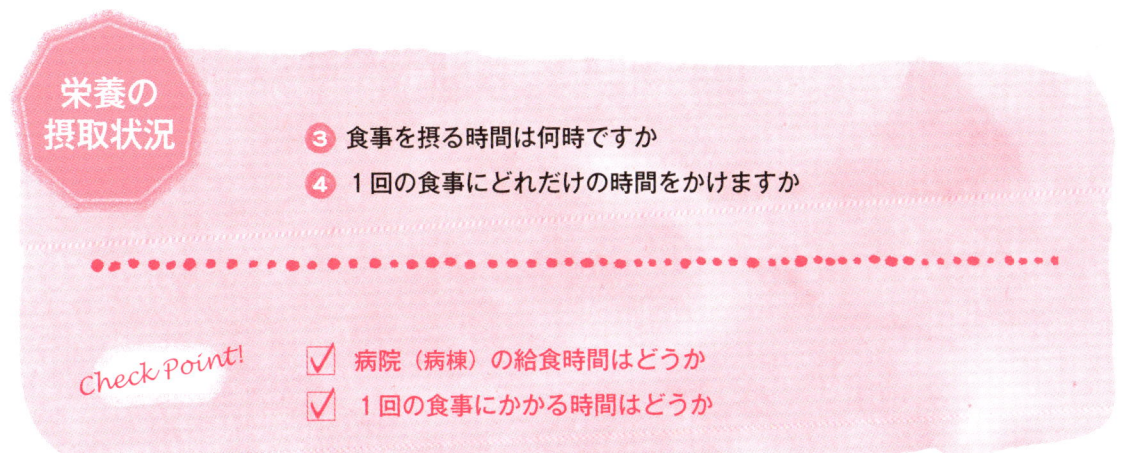

　❸の質問では，食生活が規則正しく行われているかを確認する．患者さんが強い空腹感や食欲の低下を訴えたときは，入院前の食事時間と病院の給食時間のずれが原因であることもある．
　病院ごとに決まっている給食時間は，実習前のオリエンテーションなどで知ることができる．また，禁食を必要とする検査がある場合は，検査が終了してから食事となるので，検査の日程や内容についても検査予定表などから情報を収集しておく必要がある．
　❹の質問で，1回の食事を終えるまでに1時間以上かかる場合は，摂食の方法や嚥下に問題があると考えられる．そのような問題がない場合でも，長時間に及ぶ食事は患者さんの負担になるので，十分な観察が必要である．

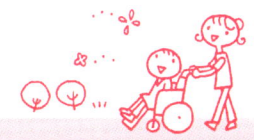

栄養の摂取状況

⑤ 間食をしますか
⑥ いつもはどこで食事を摂りますか

Check Point!
- ☑ いつ，どんな食品を，どれくらい間食するか
- ☑ 誰が食事を作るのか
- ☑ どんな調理方法か

1. 間食の有無

　一度に十分な量を食べられない場合（胃を切除した人や乳幼児など），3回の食事では1日に必要な栄養を摂取できないことがある．一方，3回の食事で1日に必要な栄養を摂取しているうえに間食もしている場合は過食となり，肥満の原因になる．そのため⑤は，患者さんが食事を適正に摂っているか判断するための大切な情報である．

　間食をしているときに直接観察することが望ましいが，間食を禁止されている患者さんは隠れて間食することが多く，なかなか直接観察できない．このようなときは同室の患者さんから情報を得たり，患者さんの持ち物やごみ箱の中身などを手がかりに観察したりすることもある．

2. 食事環境

　⑥は退院後も食事療法を続ける場合，栄養指導の際に必要な情報である．

a. 調理する人

　外食が多い場合は，食品や味つけに制約がある．本人または家族が調理する場合は，食品や味つけの選択が（ある程度）自由である．

　これらを前提として患者さんに栄養指導を行うが，調理する人（家族）に対しても栄養指導が必要である．

b. 調理方法

　指導内容が調理する人に過度の負担とならないように，様々な調理方法を示しながら，効率のよい方法を模索していく．

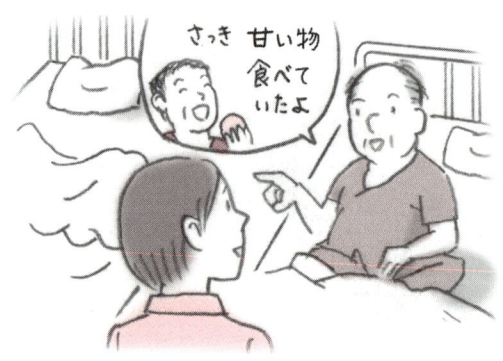

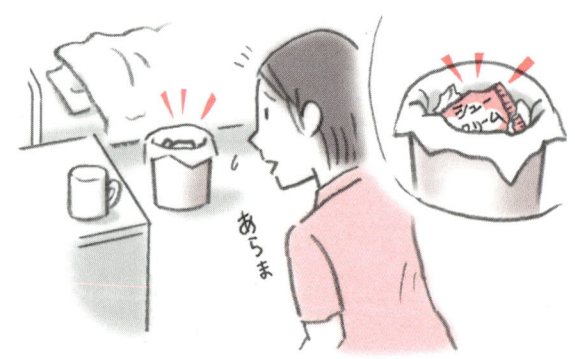

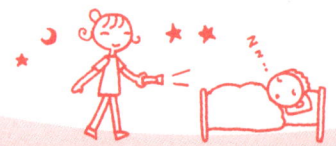

栄養の摂取状況

7 ビタミン剤をのんでいますか

Check Point!
- ☑ ビタミン剤が処方されているか
- ☑ どんなビタミン剤（または栄養補助食品）を摂取しているか

　ビタミンには，体内で物質が生合成されたり分解されたりするときの反応を円滑にする働きがある．ビタミンの不足は様々な欠乏症を引き起こす．ビタミンは過剰に摂取しても体内に蓄えられず排泄されてしまうので毎日一定量を摂取する必要があり，**7** でビタミン摂取の方法を知ることは大切である．

1．ビタミン剤の使用

　ビタミン剤の使用の有無は，カルテに記載されている．外来カルテと入院カルテが分かれているときには，両方のカルテを確認する．

2．ビタミン剤の種類

　今までのんでいたビタミン剤（または栄養補助食品）を持ってきてもらう．1錠に含まれるビタミンの量を確認し，含有量と1日にのんでいた錠数から摂取量を確認する．

栄養の摂取状況

8 偏食はありますか
9 食物アレルギーはありますか
10 嗜好品はありますか
11 どんな味が好きですか

Check Point!
- ☑ どんな食品でアレルギー反応が起こるのか
- ☑ 味つけの好みはあるか

　8 について，好みの食品は食欲を増進させ，好みに合わない食品は食欲を減退させる．入院中の食事をできるだけおいしく食べてもらうために必要な情報である．

　また，食品がアレルゲンとなりアレルギー反応を起こすことがある．アレルゲンとなる食品

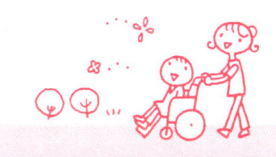

は人により異なるため，❾でその患者さんのアレルゲンを把握し，それを含まない食事が提供できるようにする．

アレルギー症状には，口内炎や嘔吐・下痢などの消化器症状，蕁麻疹のような皮膚症状，気管支喘息のような呼吸器症状などがある（「A 健康認識・健康管理」p.22の表を参照）．食後にこれらの症状が突然出現したときには，症状と摂取した食品を記録しておく．その後，同じ食品で同じような症状が出現しないか観察を続ける．

卵，牛乳，大豆は3大アレルゲンといわれる．

アレルギー症状が出現したら，まず3大アレルゲンを疑ってみるのも一つの方法である．

❿について，嗜好品は疾病や内服治療の内容によって禁止されることもあるため，患者情報として確認しておく必要がある．

⓫について，特に塩加減は食事のおいしさを決定する．また，味つけの好みは人により異なる．患者さんが健康でおいしいと感じる食生活を送っているか，確認するうえで必要な情報である．

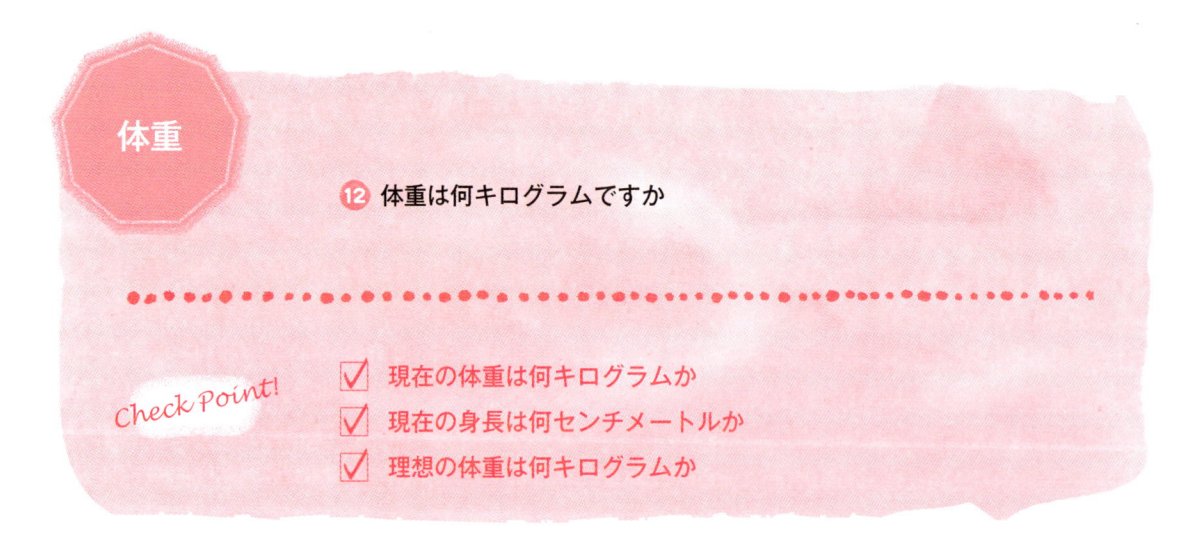

体重

⓬ 体重は何キログラムですか

Check Point!
- ☑ 現在の体重は何キログラムか
- ☑ 現在の身長は何センチメートルか
- ☑ 理想の体重は何キログラムか

体重は栄養状態や成長発達の目安の一つとして大切な情報である．

1．体重測定

体重測定は以下に示す手順で行う．

❶ 食事の摂取や排泄の影響を受けない朝食前のような時間帯を選び，測定時刻を一定にする．
↓
❷ 体重計は水平で硬い床に置き，指針が0（ゼロ）に合っているか確認する．
↓
❸ 患者さんは排泄を済ませて，できるだけ薄着になり，履物を脱いで体重計に乗ってもらう．
↓
❹ 指針が止まったら目盛りを水平位置で読み，体温表などに記録する．

注）何らかの理由で決まった時間に測定できないときは，患者さんの状態の良い日中に排泄を済ませてから測定するのも一つの方法である．

2．身長測定

身長は以下に示す手順で測定する．

❶ 靴下や履物を脱いでもらい，足踏み台の上で尺柱に踵，殿部，背部，後頭部をつけて膝を伸ばす．
↓

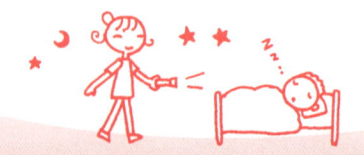

眼窩下縁　外耳孔上縁 (a)

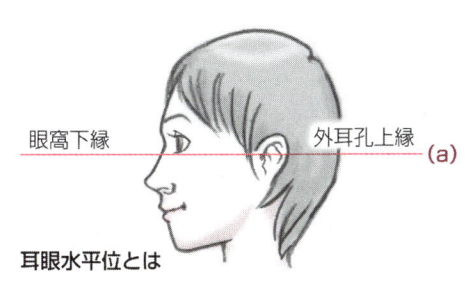

耳眼水平位とは
眼窩下縁と外耳孔上縁を結んだ線 (a) を水平にする頭部の位置

図3　耳眼水平位

❷ 足先は30〜40度開いてもらう．
　↓
❸ 頭部の位置は耳眼水平位（図3）とする．
　↓
❹ 横規を頭頂部に静かに下ろして，目盛りを水平に見て測定値を読む．

注）測定時に寒さを感じると患者さんの姿勢が悪くなり，正確な測定値が得られなくなるので，室温に留意する．

3．標準体重

標準体重とは，ある身長の人がどれだけの体重で最も長生きするかという統計的な値である．指標として，現在は主にBMI（body mass index）が用いられる．

★BMIの計算方法

$$BMI = \frac{体重（kg）}{[身長（m）]^2}$$

BMI 25.0以上は肥満
BMI 18.5〜25.0未満は普通
BMI 18.5未満はやせ

★標準体重の計算方法

標準体重 = $22 \times [身長（m）]^2$
※BMI 22を基準とする方法

体重

❸ 最近，体重の変化がありますか

Check Point!　☑ どれくらいの期間で，どれだけ体重が増減したのか

体重の変化は病気の経過（進行）や治療の効果，栄養状態の目安になる（図4）．
短期間に起こった急激な体重の減少や増加は，病気の悪化を示唆していることがある．入院中は体重を体温表に記録する場合が多いので，体重の変化があったときにバイタルサインや食事の摂取量などを同時にみると，患者さんの状態をより把握しやすくなる．

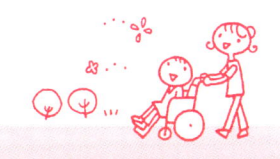

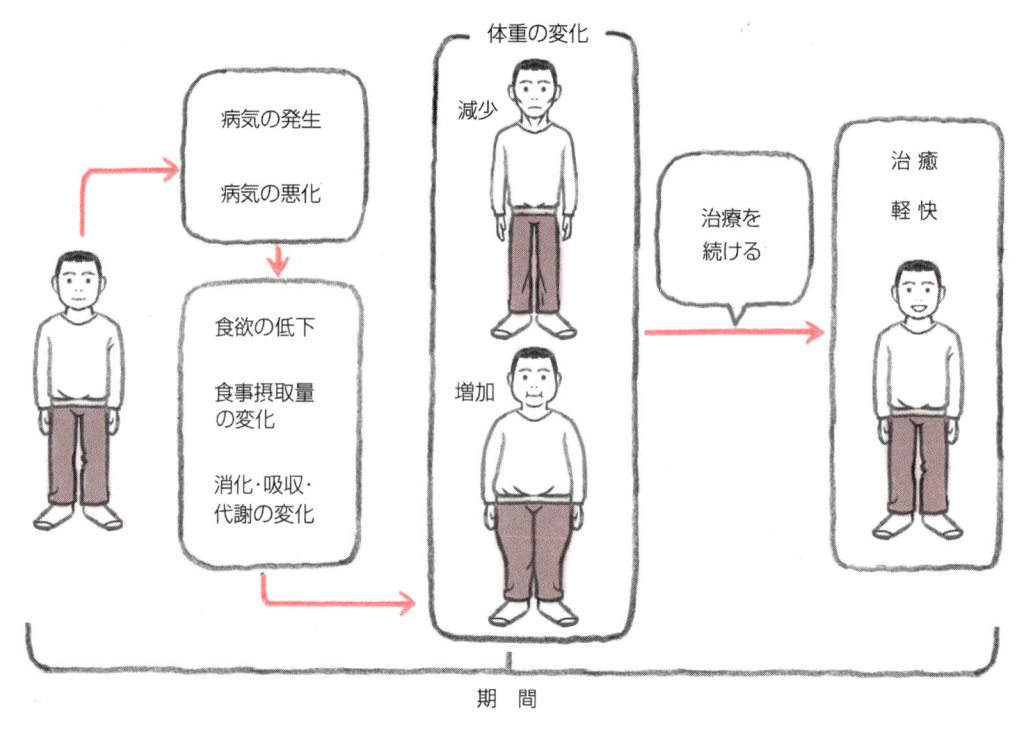

図4 体重の変化と病気との関連

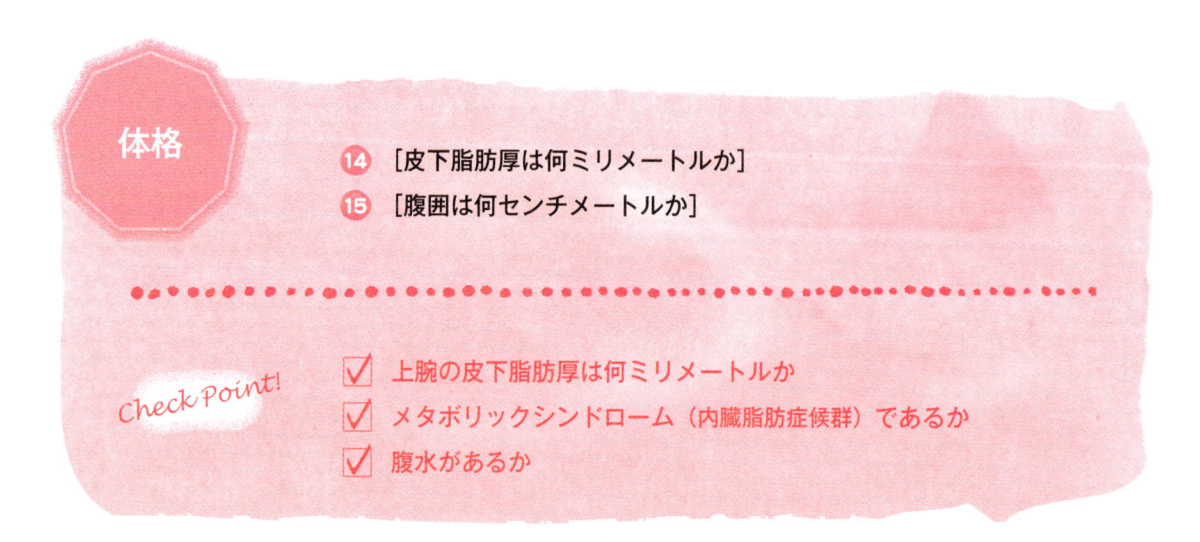

体格

⓮ ［皮下脂肪厚は何ミリメートルか］
⓯ ［腹囲は何センチメートルか］

Check Point!
- ☑ 上腕の皮下脂肪厚は何ミリメートルか
- ☑ メタボリックシンドローム（内臓脂肪症候群）であるか
- ☑ 腹水があるか

1．皮下脂肪厚測定

皮下脂肪は身体の消化・吸収・代謝機能に応じて増減し，必要なときにエネルギーとして活用される．皮下脂肪厚はエネルギー貯蔵量の指標になるので，⓮は栄養状態を知る手がかりとなる．

上腕の皮下脂肪厚は，以下の手順で測定する．

❶ 測定は利き腕ではない側，または骨折や麻痺のない側の腕で行う．

↓

❷ 測定する腕を体側に沿って伸ばす．

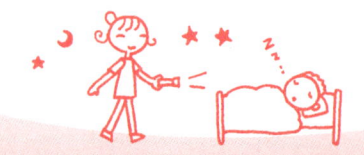

❸ 上腕の背面（上腕三頭筋部）の中点を測定部位とし、その1〜2cm上をつまみ上げ、皮下脂肪計で測定する．

↓

❹ 数値が安定したら，目盛りは2mmの近似値まで読む．測定は数回行う．

2．腹囲測定

腹囲はメタボリックシンドローム（内臓脂肪症候群）の診断基準の一つになっている．内臓脂肪の蓄積は脳卒中，心疾患（心筋梗塞など），糖尿病合併症（腎症，網膜症）などの健康問題につながることが多いため，必要な情報である．また，腹囲計測は腹水貯留の有無や程度を知る手がかりにもなる．

a．メタボリックシンドロームのチェック

特定健診における腹囲の測定方法は，**立位で**軽呼気時に臍の高さで測定するものである．現在，男性85cm以上，女性90cm以上が基準値として示されている．

b．腹水のチェック

腹水の有無を調べるためには，腹囲測定と波動の確認を行う．

まず腹囲測定は**仰臥位**で行うこととし，次の手順で測定する（**図5**）．

❶ 仰臥位で膝を伸ばす．

↓

❷ 巻尺は臍の高さで，水平になるように巻く．

↓

❸ 楽に呼吸してもらい測定する．

波動の確認は次のように行う（**図6**）．

❶ 一方の手を側腹部に当てる

↓

❷ もう一方の手で反対側の側腹部を軽くたたく．腹壁を介した波動をさえぎるため，介助者（看護師または患者さん自身）の手側を腹部正中線上におくとよい．

↓

❸ 腹水がある場合，たたいて発生した波動が腹部に当てた手（❶）に伝わる．

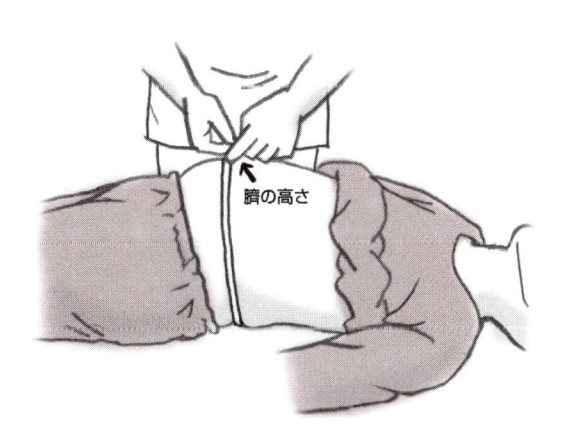

図5　腹囲測定（腹水のチェック）

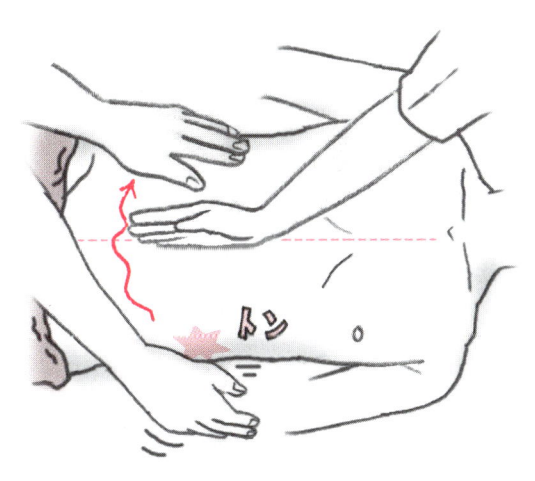

図6　波動の確認

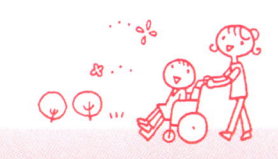

血液検査データ

⑯ [血清アルブミン，総コレステロールの値はどうか]
⑰ [血糖値はどうか]

Check Point!
- ☑ 血液中のたんぱく質，脂質は基準の範囲か
- ☑ 血糖値は基準の範囲か
- ☑ 摂取エネルギー量は適正か

⑯について，血清アルブミンは肝臓で合成されるたんぱく質を示し，総コレステロールはHDLコレステロール（善玉）やLDLコレステロール（悪玉）など，血液中のコレステロール（脂質）の総量を示す．それぞれの基準値は**表1**に示すとおりで，これらの数値が低値を示すと栄養状態の不良が考えられる．

血清アルブミンの減少で低たんぱく血症になると，膠質浸透圧が低下し，浮腫や腹水などが発生しやすくなる．また，基準値を超えるコレステロール値を示す場合は，動脈硬化を起こしやすい．

⑰で確認する血糖値は食事の摂取状況やインスリンなどの働きで変動するため，その値だけでは栄養状態を判断できない．しかし，摂取しているエネルギーや栄養素が適正かどうか，食事内容に問題がないかなどを見極める資料になる．基準値は**表1**に示すとおりである．

表1 血液検査の項目と基準値

検査項目	基準値	備考
血清アルブミン	3.8〜5.3g/dL	2.5g/dL以下で胸水，腹水，浮腫などが発生
総コレステロール	120〜220mg/dL未満	
血糖	（空腹時） 60〜100mg/dL未満 ※100〜110mg/dL未満は正常高値とされる	糖尿病を疑う測定値： ① 空腹時血糖値 126mg/dL以上 ② 75gOGTT2時間値 200mg/dL以上 ③ 随時血糖値 200mg/dL以上

※糖尿病の診断基準として，血糖値に加えHbA1c値の導入が検討されている．

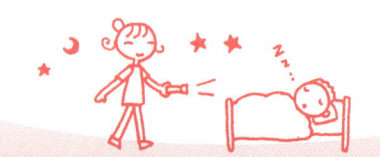

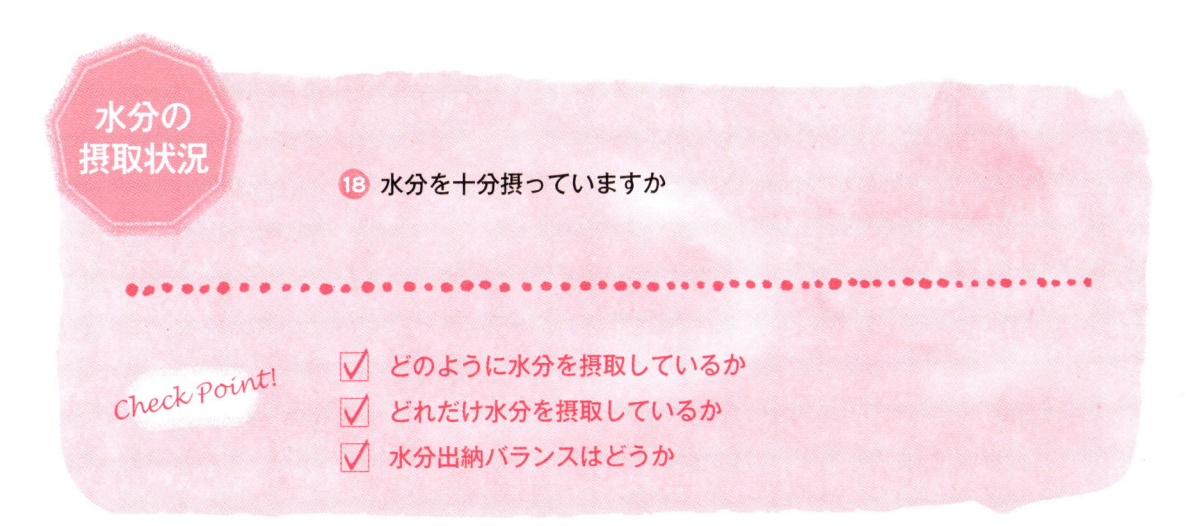

水分の摂取状況

⑱ 水分を十分摂っていますか

Check Point!
- ☑ どのように水分を摂取しているか
- ☑ どれだけ水分を摂取しているか
- ☑ 水分出納バランスはどうか

　身体には水分の恒常性（ホメオスタシス）を保つ機能があり，水分の摂取と排出（汗，不感蒸泄，尿，便，ドレナージ）のバランスをとっている．⑱は，このバランスが生理的範囲で保たれているかを確認するのに必要な情報である．

1．水分摂取方法

　主な摂取の方法は経口，胃チューブ，輸液法の3つである．経口，胃チューブからの摂取は飲んだ水がすぐにすべて吸収されるわけではない．一方，輸液法は直接血管内に水分を注入するので，早く確実に水分補給ができる．ただし，輸液法は医師の指示のもとで実施されるので，必要と考えられるときは医師に報告する．

2．水分摂取量

　水分摂取量は，以下の方法で測定する．
❶ 患者さんの湯飲みやコップに入る水分の量を測定しておき，患者さんが何杯飲んだのか確認する．
　↓
❷ 患者さんのベッドサイドに飲水量をチェックする表を置き，患者さん自身に摂取した水分の量と時間を記入してもらう．

注）水分制限のある患者さんで強度の口渇がある場合，氷を口に含んでもらうことがあるので，氷1つが何ミリリットルになるのか，あらかじめ測定しておく．

　腎臓病などでは症状に応じて水分制限があるので，医師の指示を確認し，輸液の内容から水分の摂取量を計算する．

3．水分出納バランス

　体内に取り込む水分の合計と体外に排泄する水分の合計がほぼ一致しているか確認する（**表2**）．水分摂取量が多く排出量が少ないと，浮腫を起こしやすくなる．反対に水分摂取量が少なく排出量が多いと，脱水を起こしやすくなる（**図7**）．

表2　1日の水分出納バランス

摂　取		排　出	
経口摂取	1800mL	尿	1300mL
代謝水	300mL	皮膚性不感蒸泄	400mL
		呼吸性不感蒸泄	300mL
		糞　便	100mL
合　計	2100mL	合　計	2100mL

代謝水：体内で栄養物質が酸化されるときにできる水．酸化水，燃焼水ともいう．
不感蒸泄：無意識のうちに，呼吸器と皮膚から放散される水分をいう．

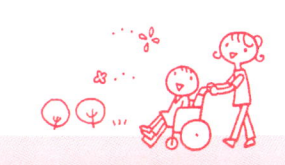

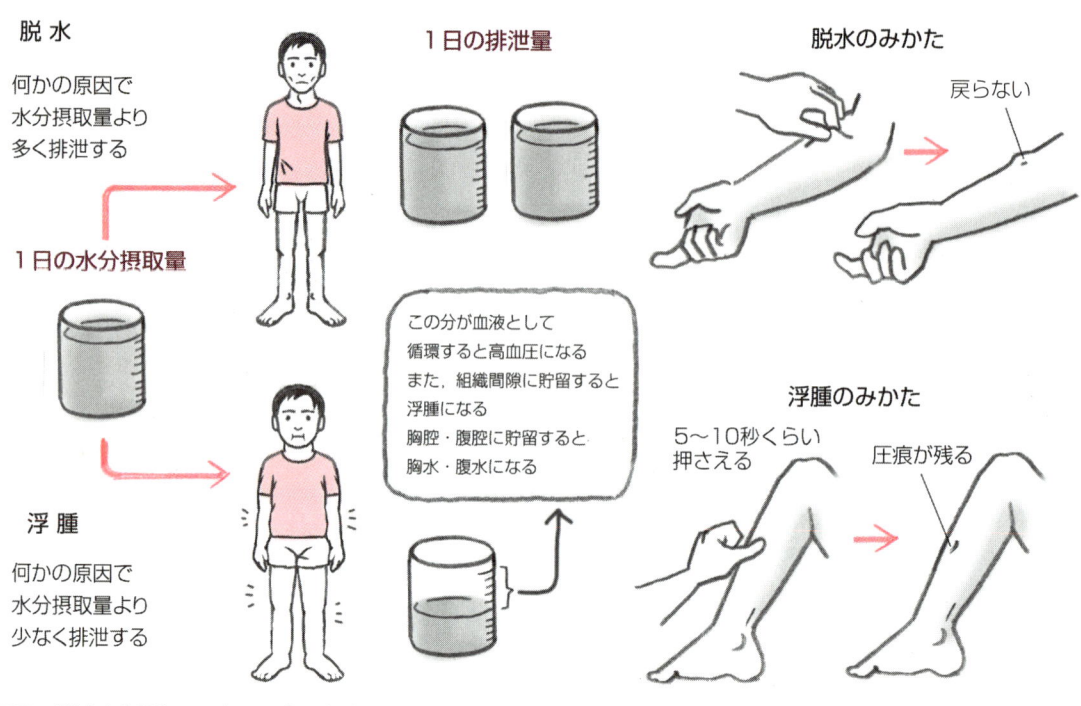

脱水

何かの原因で水分摂取量より多く排泄する

1日の水分摂取量

1日の排泄量

この分が血液として循環すると高血圧になる
また，組織間隙に貯留すると浮腫になる
胸腔・腹腔に貯留すると胸水・腹水になる

浮腫

何かの原因で水分摂取量より少なく排泄する

脱水のみかた
戻らない

浮腫のみかた
5〜10秒くらい押さえる
圧痕が残る

図7　脱水と浮腫のしくみと確認方法

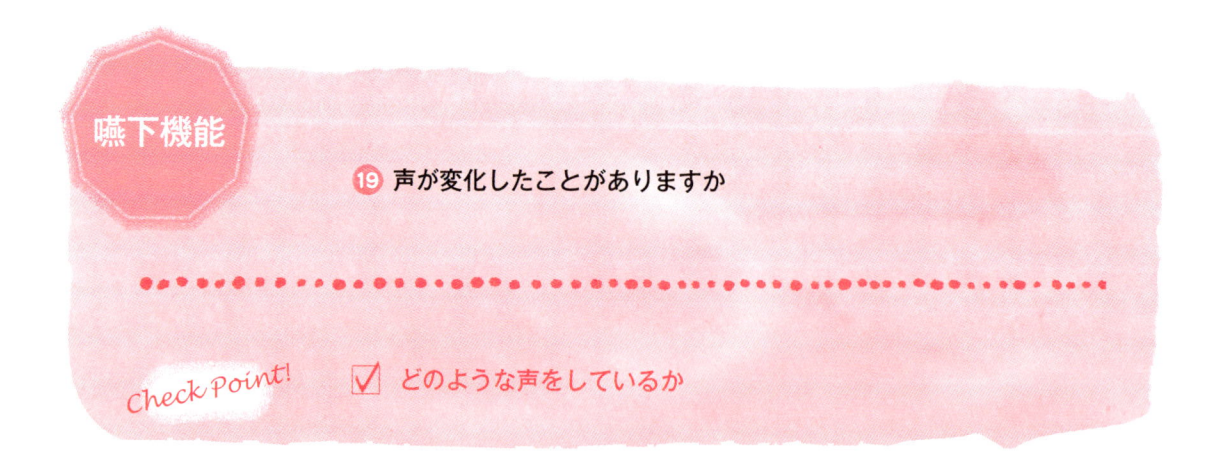

嚥下機能

⑲ 声が変化したことがありますか

Check Point!　☑ どのような声をしているか

　構音器官は嚥下器官と同一のものが多く，声の変化は嚥下障害の有無を知る手がかりになる．しかし，構音障害があるからといって必ずしも嚥下障害があるわけではない．会話中の患者さんの声の性質を観察する．

開鼻声：いわゆる鼻声で，軟口蓋の麻痺を示すことがある．

湿性嗄声：かすれた声で，声帯が常に唾液などで覆われているために起こる嗄声である．嚥下障害の存在を示すことがある．

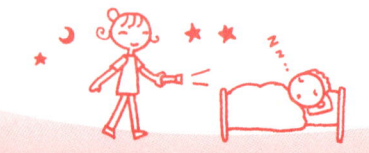

嚥下機能

⑳ 飲み込むのが困難なことがありますか

Check Point!
- ☑ 口唇の開閉，舌の動きはどうか
- ☑ 食べた物が鼻から出てこないか
- ☑ 食べたときにむせないか

嚥下には，顔面神経をはじめ多くの神経が関与している．⑳では，嚥下の異常から神経障害の程度をアセスメントすることができる．また，嚥下の異常によって起こる苦痛に対する援助を行ううえで重要な情報である．

1．口唇の開閉

咀しゃく時や水分摂取時は，口唇が閉じていてこぼれるのを防ぐ．流涎（よだれ）があっても気づかないときは，口唇の麻痺が疑われる．このような場合，食事を摂るときには麻痺のない健側を活用するなど，麻痺の症状に合った方法で援助を行う（図8）．

2．舌の動き

咀しゃく時には，舌が前後左右に食物を動かして，効率よく食塊を形成する．また，舌は食塊を咽頭へ送り込む動きもする．麻痺を含む機能障害があると，これらの動きがスムーズにできなくなるので，以下のことを観察する（図8）．

❶ 口を開けてもらい，舌の状態を観察する．萎縮があれば，末梢性の神経障害を疑う．
↓
❷ 舌を上下左右に動かしてもらい，動きがスムーズか観察する．
↓
❸ 舌がまっすぐに出るか観察する．舌が出ない，偏位しているときは舌下神経の障害による麻痺が疑われる．中枢性では健側に，末梢性では麻痺側に偏位する．

3．軟口蓋の機能

軟口蓋や咽頭の動きを観察することで，末梢性神経障害の有無を確認できる．観察方法は，食べた物が鼻から出ないか（軟口蓋反射，咽頭反射の有無）を調べる．また，患者さんに口を大きく開けて「アーアー」と声を出してもらい，次のことを観察する．

軟口蓋：挙上するのが正常である．両側の麻痺の場合は軟口蓋の挙上は認められない．片側麻痺の場合は，障害側の挙上が消失する．
口蓋垂：片側に麻痺がある場合は健側に引っ張られる．
咽頭後壁：片側の麻痺の場合は，咽頭後壁が健側に引かれるように見える（カーテン徴候）．

4．嚥下機能

以下のように唾液飲み込みテストを行う．
❶ 空嚥下を行ってもらい咽頭の挙上を触知する．
↓
❷ 30秒以内に空嚥下が2回スムーズに行えるか確認する方法もある．

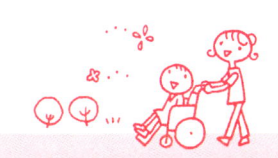

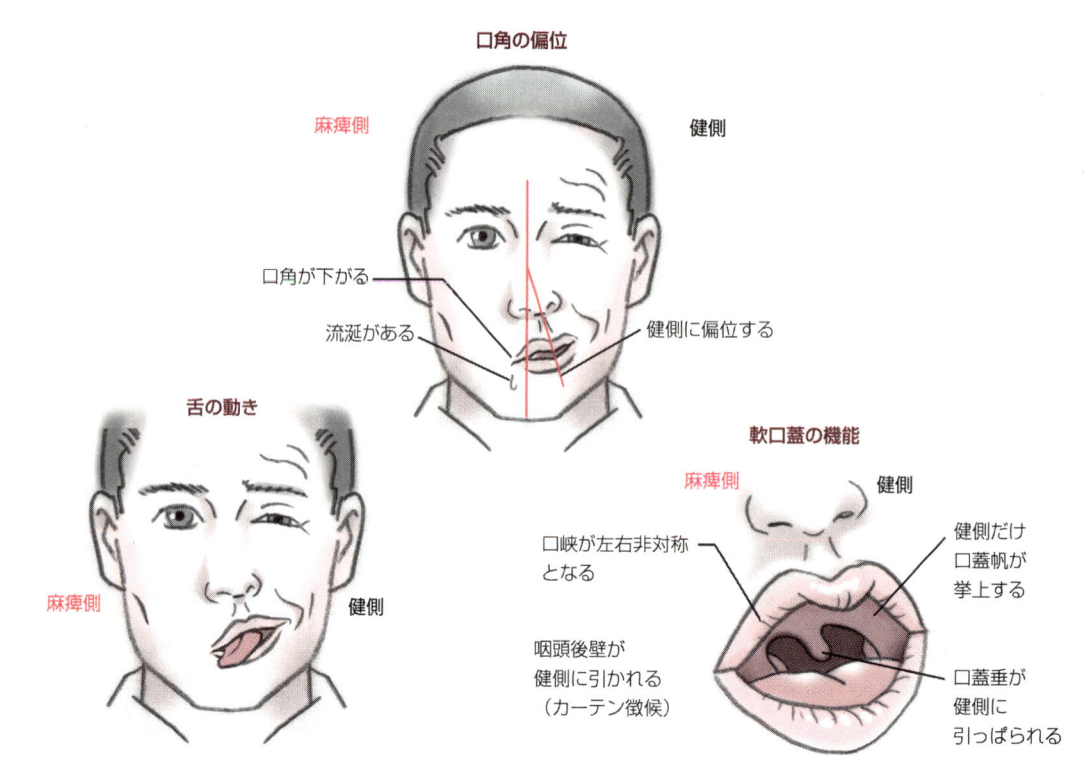

口角の偏位

麻痺側／健側
- 口角が下がる
- 流涎がある
- 健側に偏位する

舌の動き

麻痺側／健側

軟口蓋の機能

麻痺側／健側
- 口峡が左右非対称となる
- 咽頭後壁が健側に引かれる（カーテン徴候）
- 健側だけ口蓋帆が挙上する
- 口蓋垂が健側に引っぱられる

図8　顔面神経麻痺の観察（末梢性・一側性の場合）

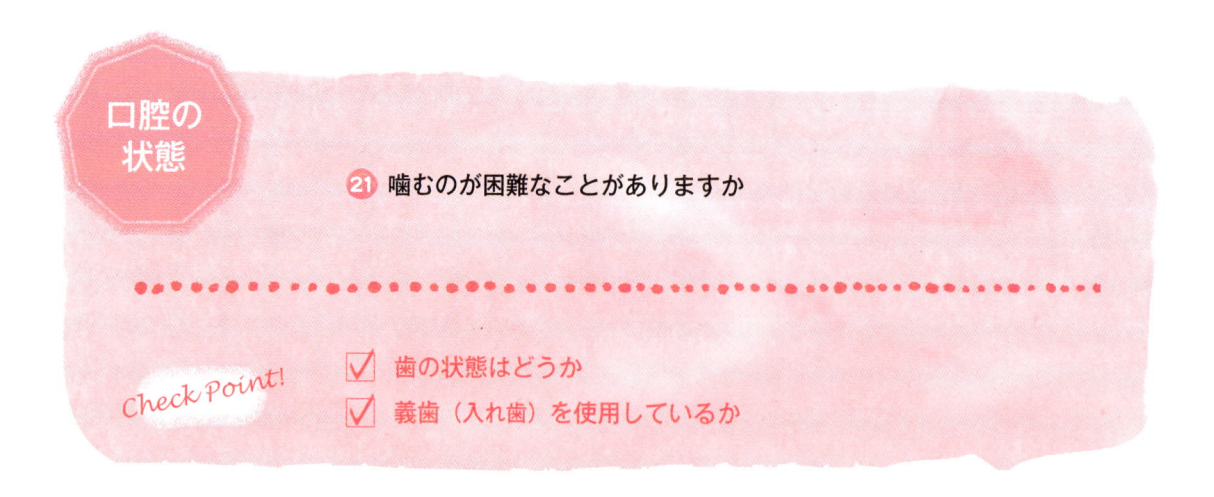

口腔の状態

㉑ 噛むのが困難なことがありますか

Check Point!
- ☑ 歯の状態はどうか
- ☑ 義歯（入れ歯）を使用しているか

㉑は，患者さんの噛む力に合わせて食事を調節するために必要な情報である．たとえば，歯がなかったり，義歯が合っていなかったり，噛み合わせが悪かったりすると食物を細かく噛み砕けなくなり，消化・吸収にも影響する．また，う歯（虫歯）があると温・冷刺激により疼痛が起こり食欲を低下させる．

1．歯の状態

歯の状態は，口を開けてもらい，次のことを

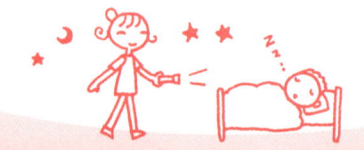

確認する（図9）．

- 歯の欠損
- 歯の安定
- 嚙み合わせ
- う歯（歯が茶色に変色）の有無と位置

2．義歯の状態

義歯がゆるい状態では，はずれやすくなり，部分入れ歯の場合は誤って飲み込む危険性がある．義歯の安定が悪い状態では，硬い物を嚙み砕けない．逆にきつい場合は疼痛の原因になり，食欲が低下する．

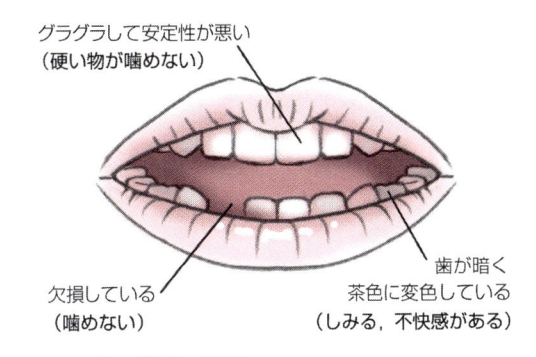

図9　歯の状態の観察

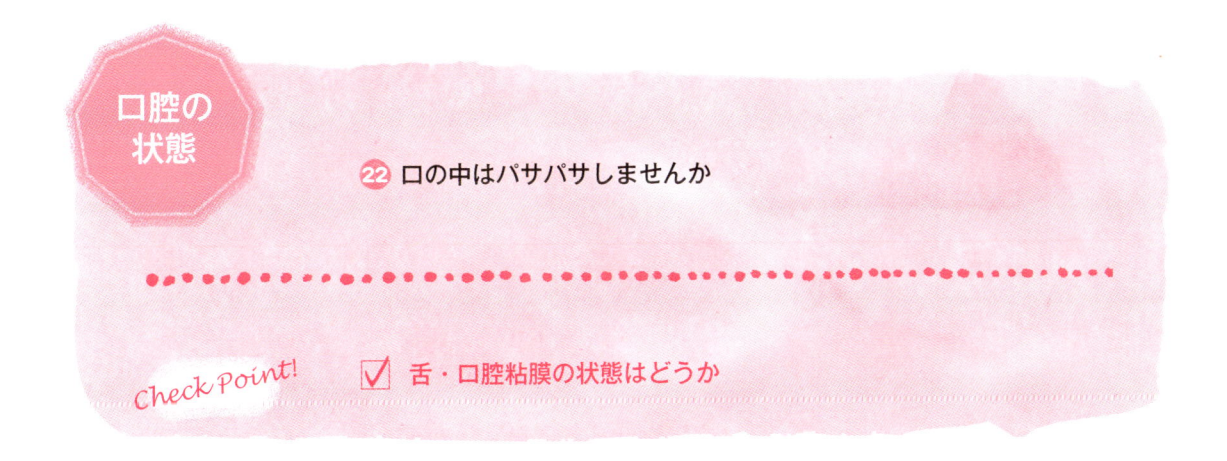

（グラグラして安定性が悪い（硬い物が嚙めない）／欠損している（嚙めない）／歯が暗く茶色に変色している（しみる，不快感がある））

口腔の状態

㉒ 口の中はパサパサしませんか

Check Point!　☑ 舌・口腔粘膜の状態はどうか

唾液には，食塊の形成や口腔消化の機能がある．唾液の分泌が不十分な場合，口腔・咽頭の粘膜が乾燥して随意（意識）的嚥下および反射的嚥下が困難になり，食べ物が喉につかえるような感じ，もしくはつかえを体験する．㉒の質問および観察により確認される舌・口腔粘膜の状態は，安全に，おいしく食事を摂取できるよう援助するために必要な情報である．

患者さんに口を開けてもらい，次のことを観察する．このとき，必要であれば，ペンライトや舌圧子を使用する．

舌：湿潤していて乳頭がある状態が正常である．
舌苔：食物残渣や唾液，細菌，微生物，剝離した上皮などが舌に堆積して苔状になっているものを舌苔という．舌苔の発生は味覚の低下や舌の痛みを伴う．
頰粘膜：ピンク色をしていて，滑らかで湿っている状態が正常である．

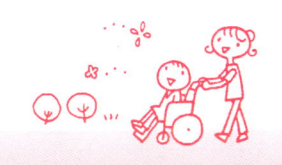

皮膚の状態

㉓ [皮膚の弾力はどうか]

Check Point!
- ☑ 脱水はないか
- ☑ 浮腫はないか

皮膚の弾力の低下は，加齢による皮膚の水分保持能力の低下や，病気による水分出納バランスの崩壊により起こり，皮膚の保護機能の低下を生む．㉓は皮膚の弾力性を取り戻し，保護機能を正常に近づける援助をするために必要な情報である．

1．脱水

患者さんの皮膚をつまんで，皮膚の状態と元に戻る時間を観察する（図7）．

皮膚をつまみ上げて手を放すと，すぐに元に戻るのが正常な状態である．一方，皮膚をつまみ上げて，手を放しても元に戻るのに時間（30秒以上）がかかる場合には脱水が考えられるので，医師に報告する．

2．浮腫

脛骨・踵骨の上を5～10秒ほど押さえる．皮膚の張りが戻って圧痕がない状態が正常である（図7）．

一方，皮膚の張りが戻らずに圧痕が残る場合は浮腫があると判断する．浮腫は健康な人でも，一日中立って活動していると靴下のゴムの痕として見ることができる．

ベッド上で臥床している患者さんの場合，ベッドに接している側に水分が貯留しやすいので，清拭時などを活用して全身の状態を観察する．

皮膚の状態

㉔ 皮膚に傷がありますか
㉕ 皮膚に傷ができたとき，すぐに治りますか

Check Point!
- ☑ どんな傷か
- ☑ 治るのにどのくらいかかったか

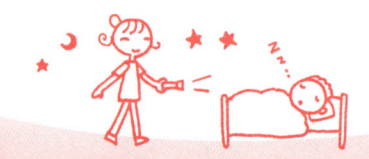

健康な皮膚でも創傷は起こるが，ふやけた皮膚や浮腫を起こしている皮膚では，より傷つきやすくなる．これらの創傷から体液が体外に出ると，脱水や低たんぱく血症を起こしやすくなる．また，細菌などの侵入により感染が発生しやすくなる．㉔の質問で，どのような皮膚にどのような創傷が発生したのか観察することは，健康な皮膚への回復を助けるうえで大切である．

1．創傷

機械的な切断力と熱による創傷には，次のようなものがある．

穿刺創：細長く先が鋭利な物で突き刺した損傷．創口は小さいが創が深く，空気に触れないので微生物の増殖を防ぎにくい．

挫創：皮膚は破れて，圧潰あるいは分離する．周辺組織もダメージを受ける．受傷後は赤色で，時間の経過とともに紫色・青色に変化する．

裂創：組織が裂けて，切断面は粗くギザギザしている．周辺組織は挫傷を伴う．

切創：損傷は切断された組織と血管に限られる．周辺組織のダメージはない

擦過傷：表皮細胞が摩擦により引き裂かれた傷．

熱傷：熱傷の深達度によってⅠ〜Ⅲ度に分類されている．

2．褥瘡

持続的圧迫により皮膚や皮下組織，さらに筋肉への血行が遮断され，酸素や栄養素が供給されないために壊死を起こした状態を褥瘡という．褥瘡の分類は，深達度を基準にした4段階のステージ分類が広く用いられている（図10）．

褥瘡の好発部位は図11のとおりである．皮下組織が少なく，骨が突起している部位であることが特徴である．栄養失調によるやせや低たんぱく血症の浮腫による血行不良は，褥瘡の発生を助長する．

ステージⅠ　皮膚の限局的な発赤
- 急性炎症反応がある
- 圧迫しても退色しない
- 表皮
- 真皮がさらされることもある

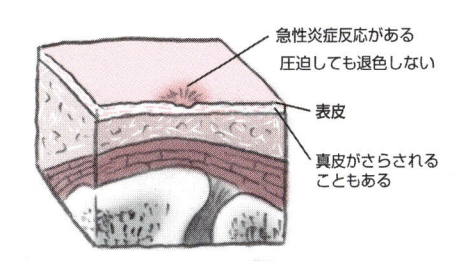

ステージⅡ　表皮と真皮の欠損
- 表皮
- 真皮
- 皮下脂肪組織

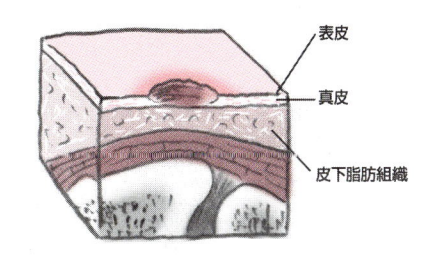

ステージⅢ　皮膚の全層欠損
- 皮下組織に及ぶ損傷・壊死
- 筋膜を越えない
- 皮下脂肪組織
- 筋肉

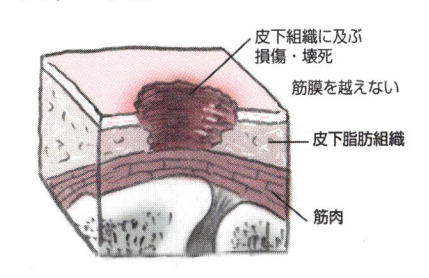

ステージⅣ　筋肉，骨，腱，関節包に及ぶ深い欠損
- 筋肉
- 骨

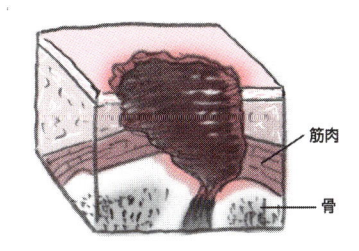

図10　褥瘡の深さによる分類

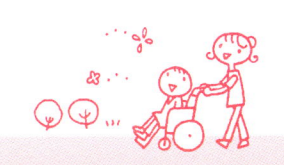

3. 皮膚の再生

皮膚の再生には，組織の維持や新しい組織の形成に重要な役割を果たすたんぱく質や，コラーゲンの合成に必要なビタミン，ミネラルが不可欠である．低栄養の状態であると創傷の治癒が遅れ，健康な皮膚に戻るのに時間を必要とするため，十分な観察が必要となる．㉕の質問で，創傷の治癒を遅くする要因の有無を確認しておくことも大切である．

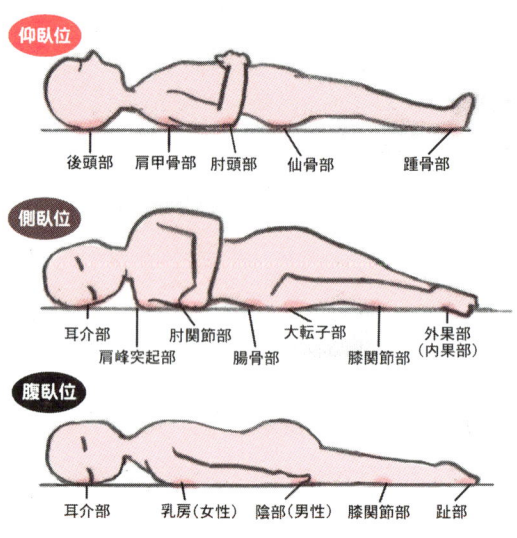

仰臥位
後頭部　肩甲骨部　肘頭部　仙骨部　踵骨部

側臥位
耳介部　肘関節部　大転子部　外果部（内果部）
肩峰突起部　腸骨部　膝関節部

腹臥位
耳介部　乳房（女性）　陰部（男性）　膝関節部　趾部

図11　褥瘡の好発部位

爪，頭髪の状態

㉖ 爪の変化に気づいたことがありますか
㉗ 頭髪の状態はどうですか

・・・・・・・・・・・・・・・・・・・・・・・・・・・・・・・・・・・・・

Check Point!
☑ 縦溝・横溝，スプーン状の変形があるか
☑ 頭髪にダメージ（パサつき，切れ毛など）があるか

爪の状態は全身の状態を反映するので，患者さんの栄養状態を判断する手がかりになる情報である．

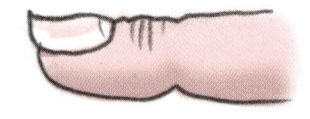

スプーンのように中央がへこみ，爪の先が反ってしまう
図12　スプーン状の爪

縦溝・横溝：栄養障害を示していることがある．
スプーン状の変形：鉄欠乏性貧血を示していることがある（図12）．

頭髪は加齢や栄養状態などによって，乾燥してもろくなったりパサパサしたりする．頭髪の状態も，患者さんの栄養状態を判断する手がかりになる情報である．㉗で患者さんに今の状態をたずねるほか，実際に触って観察することも大切である．

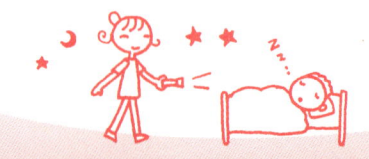

体温

28 暑さや寒さに耐えられないことがありますか

Check Point!
- ☑ 現在の体温はどうか（腋窩温，口腔温，直腸温）
- ☑ 1日の体温の変動，基礎体温はどうか

　体熱は摂取した栄養から産生され，身体の機能が正常に働くよう一定の温度を保つ．体温に関する情報は，その調節が適切に行われているかを知り，身体の外側の温度を調節して体温を適切に保つ援助を行うために必要な情報である．また，体温を継続的に観察することは，病気の状況や経過，あるいは突然の出血の有無などについて知る手がかりになる．

1．体温

　体温とは身体の核心温度であり，測定は腋窩・口腔・直腸で行う．これらの部位は核心温度を反映し，容易に測定できる．測定の方法は，患者さんの状態に合わせて選択する（体温測定の実際は「D　活動・運動」のp.95を参照）．

　標準体温は腋窩温36～37℃であり，口腔温，直腸温の順に高くなる．標準体温と0.5℃以上の差があるときには体温の異常を考える．体温の異常は次のとおりである．

発熱：体温調節中枢が刺激され，正常とは異なる高い温度設定のとおりに体温が上昇した状態である．37.0～38.0℃未満を微熱，38.0～

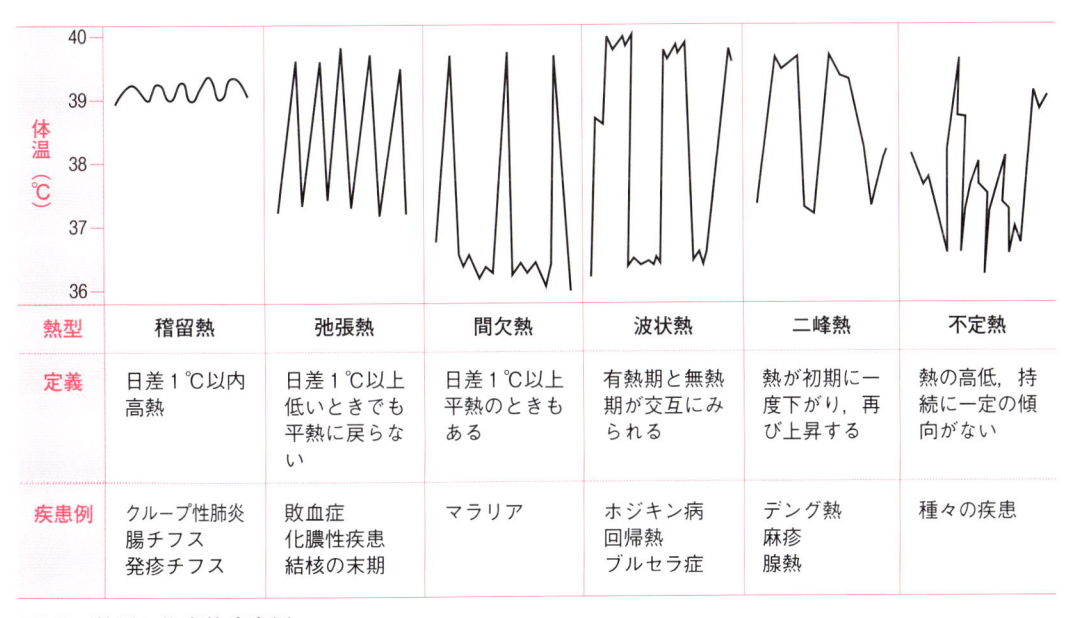

熱型	稽留熱	弛張熱	間欠熱	波状熱	二峰熱	不定熱
定義	日差1℃以内高熱	日差1℃以上低いときでも平熱に戻らない	日差1℃以上平熱のときもある	有熱期と無熱期が交互にみられる	熱が初期に一度下がり，再び上昇する	熱の高低，持続に一定の傾向がない
疾患例	クループ性肺炎 腸チフス 発疹チフス	敗血症 化膿性疾患 結核の末期	マラリア	ホジキン病 回帰熱 ブルセラ症	デング熱 麻疹 腺熱	種々の疾患

図13　熱型と代表的疾患例

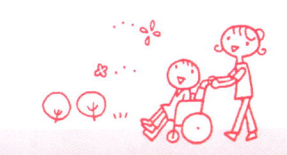

39.0℃未満を中等熱，39.0℃以上を高熱という．

- **うつ熱**：熱の放散が正常にできないために起こる体温の上昇であり，熱中症の原因になる．41℃以上に体温が上昇すると，生命を脅かすこともある．
- **低体温**：熱の産生低下によって起こり，栄養失調や老衰の際などにみられる．重篤な場合は死亡する．直腸温で30℃までの低下は蘇生できる可能性がある．

2．1日の体温の変動

健康な人でも1日に1℃以内の体温の変動がある．発熱している場合，経時的に体温を測定して測定値をグラフにすると，熱型から特定の疾患が推測できる（**図13**）．ただし，熱に対する処置を行っている場合は，処置によって熱型が変化するので，処置の内容も併せて観察する必要がある．

3．基礎体温

朝，目覚めてすぐに測定した体温である．女性の基礎体温は性周期に伴う変動があり，低温相と高温相の2相性を示す．排卵があると黄体ホルモンが分泌されて体温が上昇するので，排卵の有無が確認できる．無排卵性月経の場合，体温は上昇しない．

参考文献

1) Shea, J. D.：Pressur Sorer Classification and Management, Clinical Orthopaedics and Related Research, 112：89-100, 1975.
2) 日野原重明, 他：フィジカルアセスメント；ナースに必要な診断の知識と技術, 第4版, 医学書院, 1991.
3) 深井喜代子, 他：基礎看護技術Ⅰ〈新体系看護学全書11〉, メヂカルフレンド社, 2007.
4) 氏家幸子, 他：成人看護技術Ⅰ；フィジカルアセスメント〈成人看護学G〉, 第2版, 廣川書店, 2003.
5) 足立香代子, 他：NSTで使える 栄養アセスメント＆ケア〈Nursing Mook44〉, 学研, 2007.
6) 厚生労働省ホームページ：標準的な健診・保健指導プログラム（確定版）http://www.mhlw.go.jp/bunya/kenkou/seikatsu/pdf/02b.pdf
7) 日本看護診断学会監訳：NANDA-Ⅰ 看護診断；定義と分類 2009-2011, 医学書院, 2009.

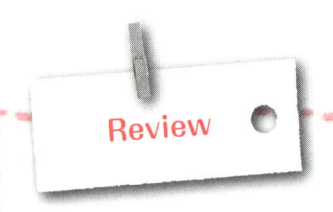

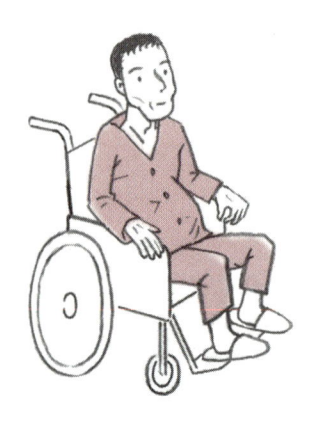

Review

実習で受け持つ次のような患者さんについて，「栄養・代謝」領域の情報収集を行います．文中の❶～❼に適切な言葉または数値を入れてください．

50歳　男性　肝機能障害
食事が摂れない，お腹がはっている，
体重が2週間で5kg増えた．

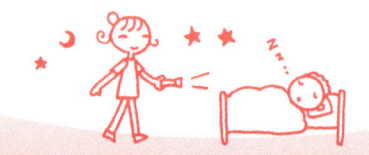

B 栄養・代謝

まず身長と体重を測定してみましょう

身長は眼窩下縁と（ ❶ ）を結んだ線を水平にする耳眼水平位で測定します（p.35）

身長　165cm
体重　75kg　でした

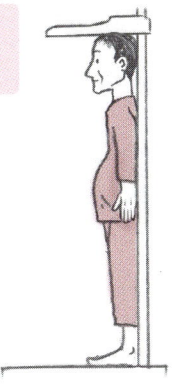

BMIを計算してみましょう（p.35）

BMIは $\dfrac{75}{1.65 \times 1.65} \fallingdotseq$ （ ❷ ）

BMI 25以上は肥満

でも本当に肥満？
お腹がポッコリしているわ

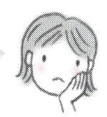

はっているお腹を観察してみましょう

1．腹囲の測定（p.37）

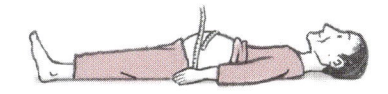

膝は（ ❸ ），仰臥位になってもらう
↓
呼吸は楽にしてもらい，臍の位置で測定する

2．波動の観察（p.37）

仰臥位のままで，側腹部に片手を当てる
↓
軽く（ ❹ ）
↓
波動が伝わる

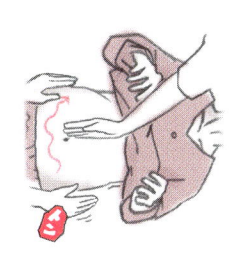

下肢に浮腫がないか確認してみましょう（p.40）

母指で（ ❺ ）秒間押さえる

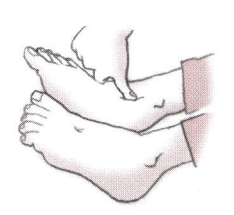

圧痕の有無と深さを観察します

検査データを確認してみましょう（p.38）

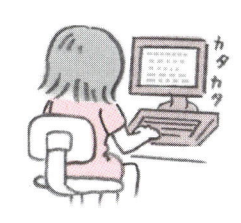

浮腫や腹水と関係の深いデータは（ ❻ ）だな

食事が摂取できないのに，なぜ体重が増えたのでしょう？

体重増加の原因は，栄養の過剰摂取による肥満だけではない．栄養の不足や，肝機能障害がある場合は，（ ❻ ）の値が低値を示している．この状態（ ❼ ）が原因となって，体内に水分が貯留し，体重が増加したと考えられる．

Answer
❶ 外耳孔上縁　❷ 27.5　❸ 伸ばし　❹ たたく　❺ 5〜10　❻ 血清アルブミン
❼ 低たんぱく血症

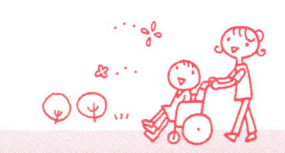

C 排泄

「排泄」では何をみるのか

- 健康で生理的な排泄を行っているか．
- 排便，排尿，呼吸に障害がある場合の原因は何か．
- それらの障害について，患者さんはどのように考え対処しているか．

　生命活動に利用された後の物質は，便や尿として体外に排泄される．また，汗や呼気にも代謝の最終産物が含まれている．これらを健康で生理的に排泄することができているかをみる．そして，排泄にかかわる器官の機能を確認して，生理的な排泄を阻害している要因をアセスメントする．さらに，患者さんは自分の排泄の状態をどのように考えて対応しているかを観察する．

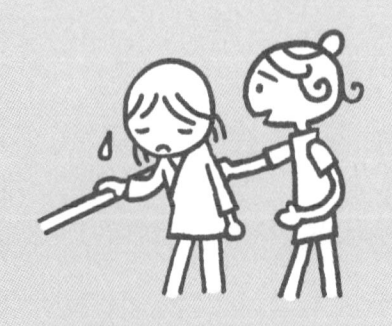

情報収集の内容

🌱 排尿

1. 1日に何回排尿しますか ……………………………………………… 52
2. 尿の色や臭いで気になることはありますか …………………………… 53
3. 排尿のタイミングで困っていることはありますか …………………… 54
4. 何か薬をのんでいますか ……………………………………………… 54
5. どこで排尿しますか …………………………………………………… 57
6. 一人で排尿できますか ………………………………………………… 57

🌱 排便

7. 1日に何回排便がありますか ………………………………………… 58
8. どのような硬さの便が出ますか ……………………………………… 59
9. 便で気になることはありますか ……………………………………… 59
10. 排便はスムーズにできますか ………………………………………… 60
11. 何か薬をのんでいますか ……………………………………………… 63

🌱 発汗

12. どのようなときによく汗をかきますか ……………………………… 64
13. どのくらい汗が出ますか ……………………………………………… 64
14. 汗に関して困っていることはありますか …………………………… 65

🌱 呼吸

15. 息苦しさはありますか ………………………………………………… 66

🌱 ドレーンからの排液

16. ［どのようなドレーンが挿入されているか］ ………………………… 68
17. ［排液の状態はどうか］ ………………………………………………… 70
18. ［ドレーンに異常はないか］ …………………………………………… 73

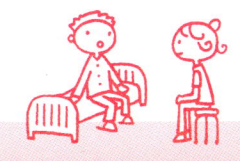

観察のしかた

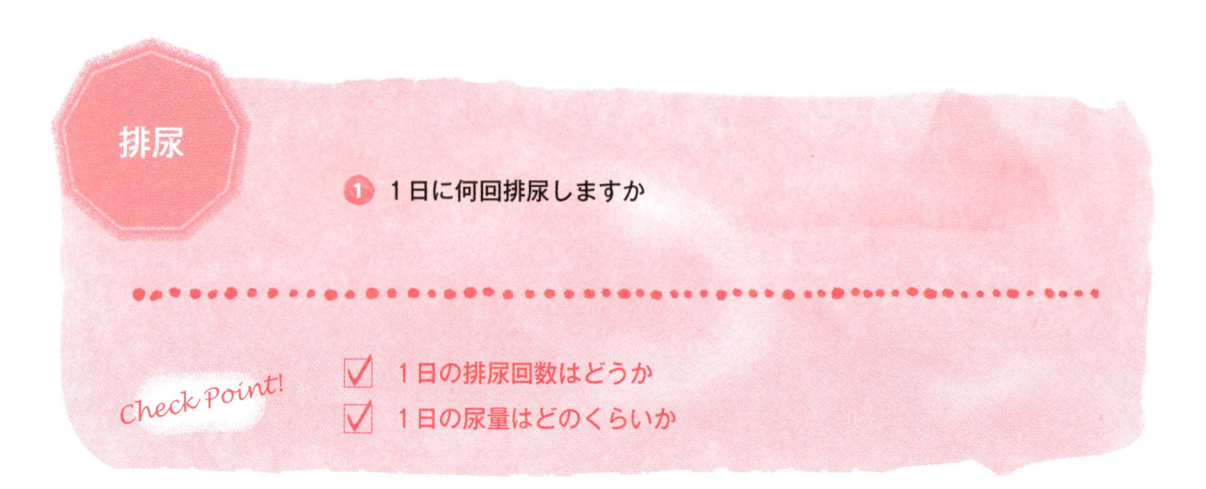

排尿

❶ 1日に何回排尿しますか

Check Point!
- ☑ 1日の排尿回数はどうか
- ☑ 1日の尿量はどのくらいか

　健康な成人の排尿回数は1日に4〜6回（夜間は0〜1回），1回の排尿量はおよそ200〜300mLである．1日に排泄される水分の大半は尿であり，水分出納バランス（図1）を考えるうえでも大切な情報である．

　❶では，排尿回数と排尿量の情報を組み合わせることで泌尿器系の機能を大まかに知ることができる．たとえば，尿量と排尿回数が共に減少した場合は，尿を生成する腎臓の機能低下が疑われる．また，尿量が減少し排尿回数が増加した場合は，尿を貯留する膀胱の機能低下が疑われる．

1. 1日の排尿回数

　1日の平均的な排尿回数を確認する．排尿回数が10回/日以上を頻尿といい，膀胱炎や前立腺肥大症などの症状としてみられる．

　排尿回数をたずねる際は，体調がよいときと比較して回数や排尿量に増減があるかどうかも確認する．

2. 1日の尿量

　普段は尿量を測定していなくても，1日の排尿回数を確認することで排尿量は予測できる．尿量の異常が疑われる場合は，実際に測定して確認する．

　尿量を測定するときは採尿カップに尿を採取してもらい測定する．1日の尿量を測定するときは，所定の場所に蓄尿してもらい測定する．おむつに失禁している場合はおむつの全重量からおむつの重量を引き，尿の重量を計算する．

　図1に示すように，水分出納バランスから，水分摂取量（入る量）が少ないと尿量（出る量）は減少する．また，発熱などで不感蒸泄が増加したときも尿量は減少する．尿量に変化がある場合は，何が要因であるか確認する．

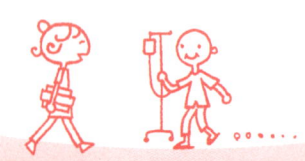

食品 600mL
飲水 1200mL
代謝水 300mL
入る量 2100mL

不感蒸泄 700mL
（肺から 300mL
皮膚から 400mL）
尿 1300mL
便 100mL
出る量 2100mL

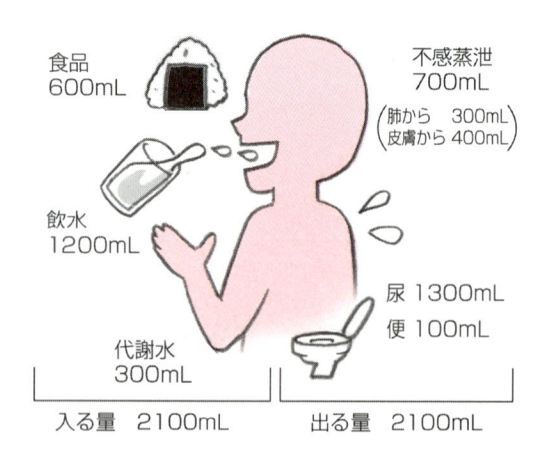

図1　水分出納バランス

排尿

❷ 尿の色や臭いで気になることはありますか

Check Point!
- ☑ どんな色をしているか
- ☑ 臭いはどうか
- ☑ 混濁しているか
- ☑ pHはいくつか

　正常な尿は**図2**に示すような性状である．尿の性状は代謝や腎臓に障害があったり，泌尿器系に感染が起こったりすると変化するため，代謝および泌尿器系の異常を推測するのに役立つ情報である．また，尿の性状についてのデータは，水分出納バランスの状態を判断する際に活用できる．

1．色調

　採尿されたらすぐに確認する（判断に困ったときは看護師と一緒に行う）．正常な尿でも希釈や濃縮により色調が変化することを踏まえて観察する．血尿，黄疸尿，薬剤による着色尿などは肉眼で見分けられる．

2．臭い

　尿の臭いは尿に含まれる物質によって変化する．正常な尿はわずかに特有の芳香臭がある．正常な尿でも，放置することでアンモニア臭が生じる．排尿直後にアンモニア臭がある場合は，尿路感染が疑われる．

3．混濁の有無

　採尿されたらすぐに肉眼で確認する．採尿コップの底に描かれている二重丸が見えにくい場合は混濁している．排尿直後に混濁がみられたら，膿尿，乳び尿，塩類尿などが考えられる．

4．pH

　尿のpHは肉眼で観察できないため，試験紙

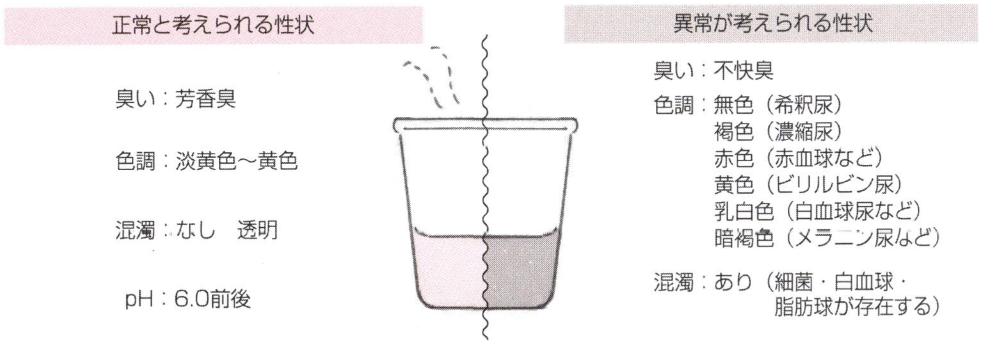

正常と考えられる性状

- 臭い：芳香臭
- 色調：淡黄色～黄色
- 混濁：なし　透明
- pH：6.0前後

異常が考えられる性状

- 臭い：不快臭
- 色調：無色（希釈尿）
  　　　褐色（濃縮尿）
  　　　赤色（赤血球など）
  　　　黄色（ビリルビン尿）
  　　　乳白色（白血球尿など）
  　　　暗褐色（メラニン尿など）
- 混濁：あり（細菌・白血球・脂肪球が存在する）

図2　尿の性状

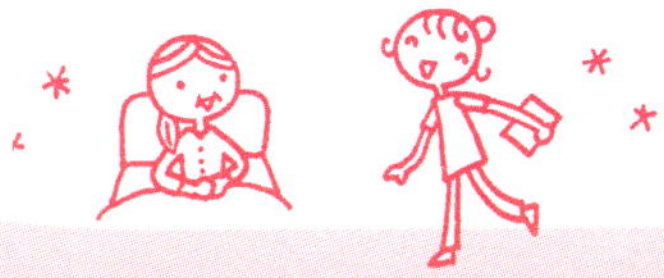

法による判定や検査室での測定を行う．

試験紙法による判定は，次の手順で行う（図3）．

❶ 尿に試験紙を浸し，すぐに引き上げる．
　　　　　　↓
❷ 反応時間が経過するまで待つ．
　　　　　　↓
❸ びんに貼付された色調表で判定する．

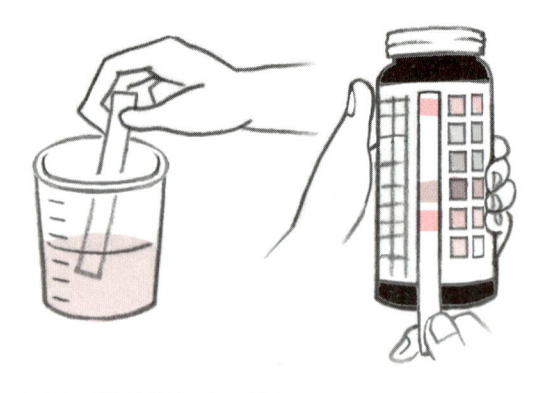

図3　試験紙法による判定

排尿

❸ 排尿のタイミングで困っていることはありますか
❹ 何か薬をのんでいますか

Check Point!
- ☑ 尿意と排尿のタイミングはどうか
- ☑ 残尿感（残尿）はあるか
- ☑ 使用している薬剤はあるか
- ☑ 使用状況はどうか

1．排尿パターン

膀胱内に尿が一定量たまると，大脳は刺激を尿意として認識する（図4）．しかし，すぐに排尿が開始されることなくトイレまで我慢し，膀胱の中の尿をすべて排尿するのが普通である．この機能が障害されると尿失禁や尿閉といった状態に至ることがある．❸では，患者さんの排尿パターンの特徴を明らかにする情報を収集し，援助に活用する．

a．尿意と排尿のタイミング（尿失禁）

患者さんや家族に質問したり，実際の様子を観察したりして尿失禁の病態と原因を明らかにしていく．同時に，どのように対応しているかも確認する．尿失禁は過去の病気や事故とも関連するため，病歴にも注目する．尿失禁の分類と質問例を表1に示す．

b．残尿感，尿閉

患者さんや家族に質問したり，実際に残尿を測定したりして，残尿感や尿閉の状態を確認する．尿閉の場合は，病歴にも注目する．尿閉の分類を表2に示す．

2．薬剤の使用

薬剤には，膀胱括約筋の過度の緊張を抑制するように作用して尿を貯留できるようにするも

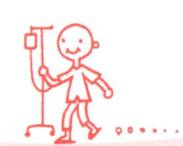

表1 尿失禁の分類

	病態	質問
溢流性尿失禁	残尿が多い／あふれて出る	・「あっ」と思ったら，少しずつもれていることがありますか．
機能性尿失禁	訴えがはっきりしない／認知症や運動機能の低下	・尿意は感じますか，トイレまで間に合わないことがありますか（トイレ以外の場所で排尿してしまう）．
切迫性尿失禁	無抑制膀胱収縮／我慢できない／大脳・強い尿意	・急に強い尿意があって我慢できず，もれてしまうことがありますか．
反射性尿失禁	我慢？尿意？／排尿反射×障害／膀胱壁伸展	・尿意を感じにくく，ある程度尿がたまるともれることがありますか．
腹圧性尿失禁	ハックション！／腹筋・圧力	・くしゃみなど，お腹に力を入れるともれてしまうことがありますか．

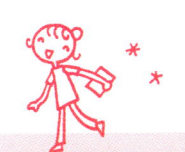

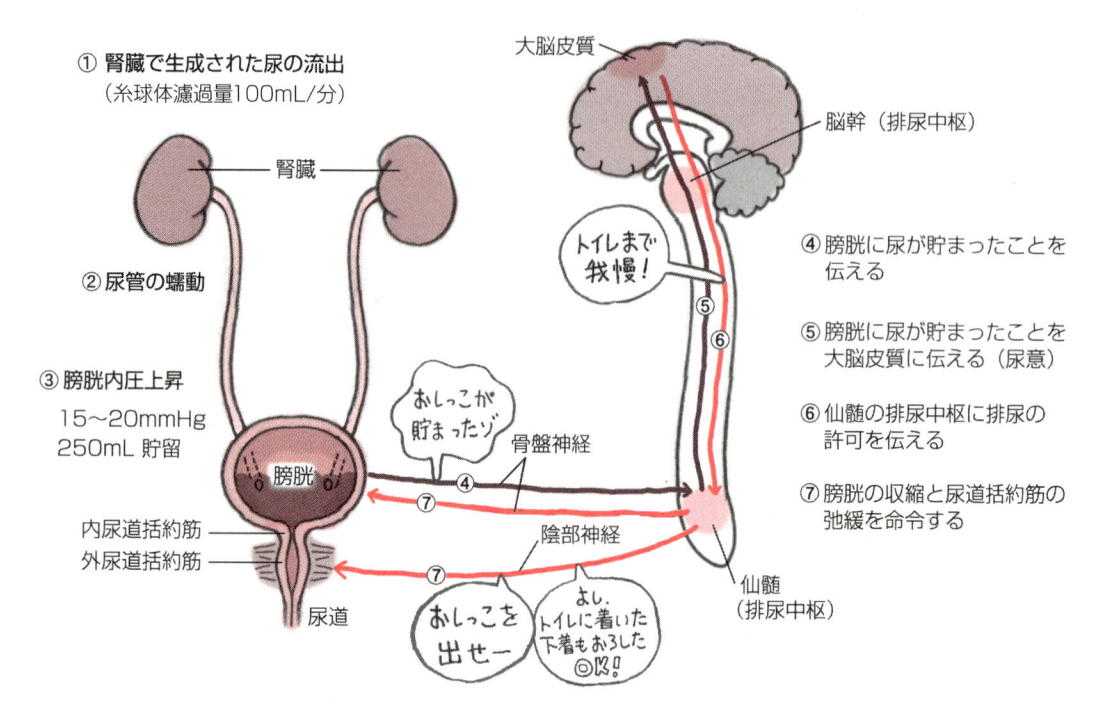

図4 排尿のメカニズム

① 腎臓で生成された尿の流出（糸球体濾過量100mL/分）
― 腎臓
② 尿管の蠕動
③ 膀胱内圧上昇　15〜20mmHg　250mL 貯留
― 膀胱
― 内尿道括約筋
― 外尿道括約筋
― 尿道

大脳皮質
脳幹（排尿中枢）
骨盤神経
陰部神経
仙髄（排尿中枢）

「トイレまで我慢！」
「おしっこが貯まったゾ」
「おしっこを出せー」
「よし，トイレに着いた下着もおろしたOK！」

④ 膀胱に尿が貯まったことを伝える
⑤ 膀胱に尿が貯まったことを大脳皮質に伝える（尿意）
⑥ 仙髄の排尿中枢に排尿の許可を伝える
⑦ 膀胱の収縮と尿道括約筋の弛緩を命令する

のや，前立腺部に作用して尿閉を緩和するものなどがある．重篤な副作用を起こすものもあるため，処方されている薬剤を確認し，その効果や副作用の有無について情報を得る．

また，向精神薬のように，副作用として排尿障害を起こしやすい薬剤もある．患者さんが使用している薬剤を確認し，排尿障害との関係を確認する必要がある．

❹では，患者さんが持っている内服薬一覧表などを参考にしたり，持参した薬剤を確認したりする．カルテなどから，処方されている薬剤を確認することもできる．

また，処方されているとおりに薬剤を使用しているか，使用状況を確認する．自分で薬剤の量を増減している場合，どのような自覚症状でそれを行っているのか確認する．

表2　尿閉の分類

分類	状態
程度による分類	**完全尿閉**　まったく排尿がない **不完全尿閉**　少し排尿はあるが，ほとんどが残尿である
経過による分類	**急性尿閉**　急に膀胱内の尿を排泄できなくなる **慢性尿閉**　尿閉のまま経過している．溢流性尿失禁がみられることがある（表1）
発生機序による分類	**器質的尿閉**　尿道の狭窄や前立腺肥大など，膀胱や尿道の器質的変化によって起こる **機能的尿閉**　骨盤神経など排尿にかかわる神経や脊髄神経の損傷，交感神経系に作用する薬剤，外出先のトイレでは排尿ができないなどの心因によって起こる

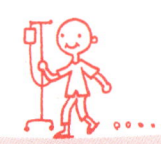

排尿

❺ どこで排尿しますか
❻ 一人で排尿できますか

Check Point!
- ☑ 排尿する場所はどこか
- ☑ どのような方法で排尿するか
- ☑ 日常生活動作（ADL）のレベルはどうか

1. 排尿の場所と方法

排尿は1日に何回も行うので，病室環境が排尿を阻害することがあってはならない．どこでどのように排尿しているのかを確認することは，援助方法を決める際に重要である．この情報は病室を決定するときにも活用される（図5）．

❺ではトイレで排尿しているか，居室内で排尿しているか，ベッド上で排尿しているか，患者さんや家族に具体的に聞く．トイレで排尿をする場合，トイレまでの移動方法も確認する

排尿の方法と観察のポイントを次に示す．

a. **トイレ使用**：入院時オリエンテーションの際に，洋式トイレ，和式トイレ，車いす用トイレなどを紹介し，使用するタイプを確認する．

b. **ポータブルトイレ使用**：ポータブルトイレを置く位置や向きなどを，直接患者さんに聞く．実際に使用している状況を確認し，排尿後に必要なトイレットペーパーの位置やナースコールの位置についても確認する．

c. **ベッド上で尿器，便器，おむつを使用**：排尿時に介助を必要とする場合は，誰がどのように介助しているのか情報収集する．

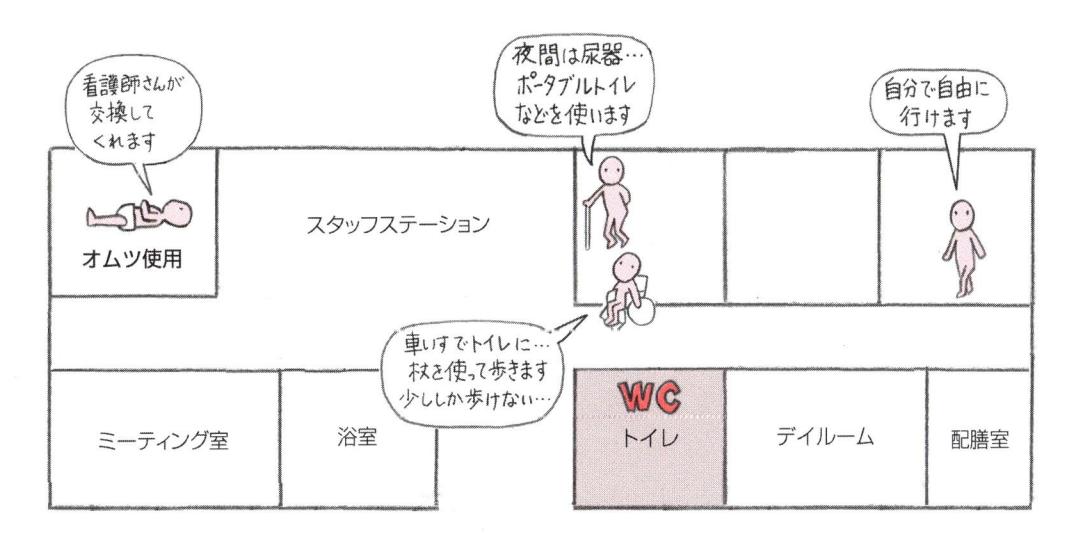

図5 排泄する場所

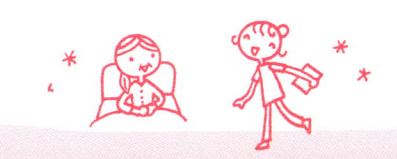

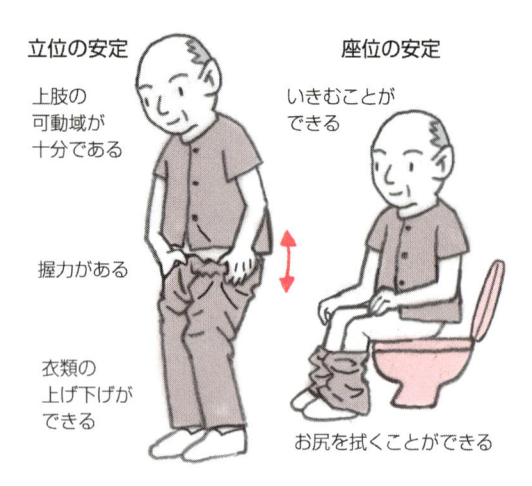

立位の安定
- 上肢の可動域が十分である
- 握力がある
- 衣類の上げ下げができる

座位の安定
- いきむことができる
- お尻を拭くことができる

図6　排泄動作

2. 基本姿勢の安定性

排泄の自立には立位・座位といった基本姿勢の安定と，衣類の上げ下げ，お尻を十分に拭くといった上肢の可動域が関係する（図6）．そのため❻では，これらの動作について，どこまで可能であるのか情報を得る（日常生活動作の確認は「D 活動・運動」のp.86～を参照）．

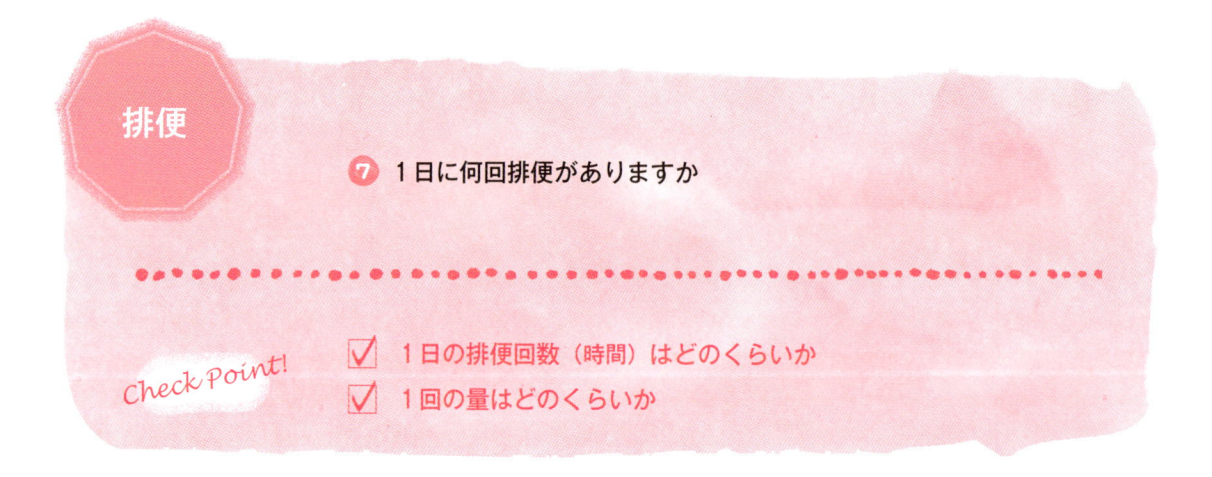

排便

❼ 1日に何回排便がありますか

Check Point!
- ☑ 1日の排便回数（時間）はどのくらいか
- ☑ 1回の量はどのくらいか

成人の正常な排便回数は1日1～2回である．排便の回数と便の硬さによって大腸の機能を大まかに確認することができる．また，毎日決まった時間に排便することを健康の指標としている人もいるので，排便に対する関心の度合いを知るきっかけにもなる．

1. 1日の排便回数

1日の平均的な排便回数を確認する．毎日排便がない場合は，平均して何日に一度排便があるかを確認する．また，排便する時間が決まっているかどうか，健康なときと比較して，排便回数や時間が変化したかどうかも確認する．

2. 1回の便の量

1回の便の量は成人で100～250gである．患者さんや家族に確認し，必要であれば排便後に観察する．また，摂取した食物によって量は変化するため，食事量についても確認する．

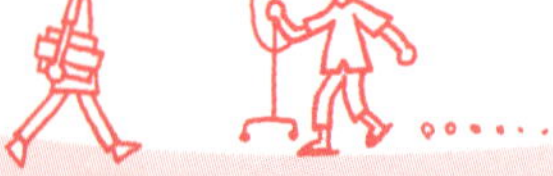

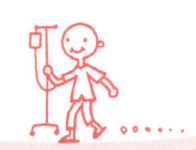

排便

- ❽ どのような硬さの便が出ますか
- ❾ 便で気になることはありますか

Check Point!
- ☑ 便の硬さ，形状はどうか
- ☑ 色はどうか
- ☑ 臭いはどうか
- ☑ 混入物はあるか

便は口腔から肛門までの消化管を通って形成されるため，消化器系に異常があると便の性状が変化する．便の特徴を示す情報は，消化器系の異常の有無を知るために活用できる．

1．硬さ，形状

便の硬さは，便に含まれる水分によって決まり，バナナ状の便の水分量は70～80％である．大腸は水分を吸収して便を形成する機能があるため，便の硬さについて情報を得ることにより，大腸の機能が正常かどうか確認することができる．

図7は大腸における正常な便の形成を示している．便秘とは，大腸に便がとどまることで過剰に水分吸収が進み，硬い便を排泄する状態をいう．また，下痢は，小腸や大腸で水分吸収が正常に行われなかったり（水分が過剰に分泌されたり），蠕動運動が異常に亢進し大腸の通過時間が短縮されたりして，水分の多い便を排泄する状態をいう．

便の硬さについては患者さんに確認し，必要であれば排便後に観察する．便の硬さ・状態と患者さんの表現のしかたについて表3に示す．水分や食物の摂取量は便の硬さに影響するので，併せて情報を得る．

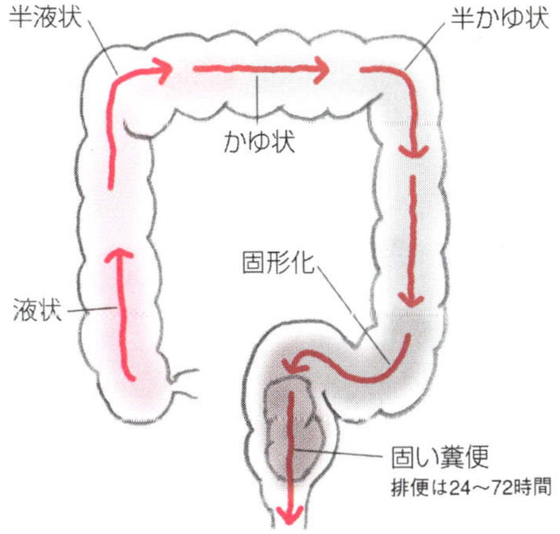

図7　大腸における便の形成

表3　便の硬さの表現

	患者さんの表現	便の状態
硬　便	「カチカチ」「コロコロ」	硬い便．ウサギの糞のように小さく分かれている場合もある
普通便（有形軟便）	「普通の」	バナナ状の便
泥状便	「泥のような」「形にならない」	普通便より軟らかく，形にならない便
水様便	「水みたいな」	液状の便

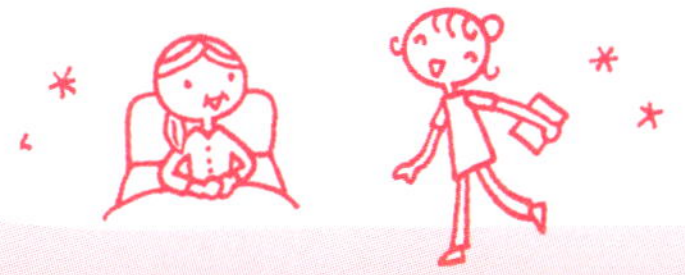

2．色調

患者さんに確認する．便の色調の表現は**表4**のとおりである．消化器系の疾患をもつ場合は，いつ色の変化に気がついたか確認する．また，必要であれば看護師が直接観察する．

表4　便の色調の表現

便の性状	色調の表現
粘液便	「ゼリー状のものが混ざる」 「ゼリー状のものに覆われている」
血便	「便に血液がついている」
タール便	「便が黒い」

3．臭い

食事内容や疾患によって臭いが変化することがあるため，いつからどのような臭いになったのかを患者さんに確認する．

4．混入物

未消化の食物が含まれている便を「不消化便」といい，便がこの状態であるかどうか患者さんに確認する．この情報は栄養状態の評価に活用されることもあるので，咀しゃくの状態や消化機能についても観察する．

排便

❿ 排便はスムーズにできますか

Check Point!
- ☑ 便意はあるか
- ☑ いきむことができるか
- ☑ 腸の蠕動運動の状態はどうか
- ☑ 腹部の膨満感はあるか
- ☑ 残便感はあるか
- ☑ 排便時の痛みはあるか

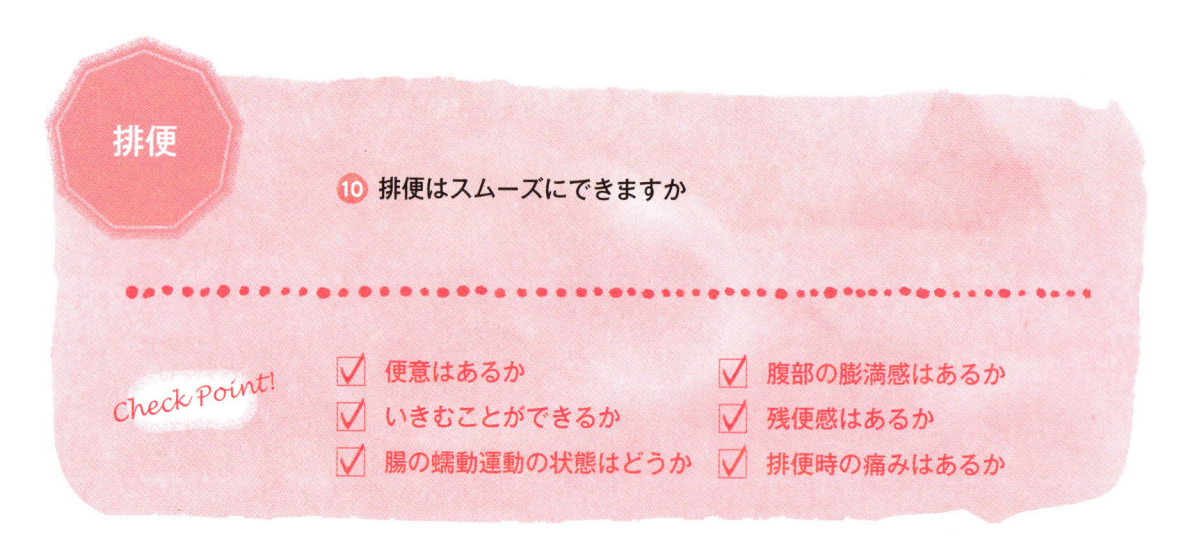

図8に示すように，便は大腸で形成されて直腸に送り出される．直腸内圧が40〜50mmHgに高まると，大脳は刺激を便意として認識する．しかし，すぐに排便が開始されることなくトイレまで我慢し，直腸内の便をすべて排出するのが普通である．しかし，これらの機能が障害されると便秘や下痢，便失禁などが起こる．便秘は原因や症状により（表5）対処法が異なるため，ていねいに情報収集する．

1．便意の有無

便意の有無については直接患者さんに確認する．また，便意があってから排便まで我慢できるかどうかも確認する．

2．いきみ

排便に必要ないきみを効果的に行えるかどうか，直接患者さんに確認する．できない場合は，腹筋などの筋力が低下しているのか，疼痛があり腹圧がかけられないのかなど，十分にいきむ

C 排泄

① 蠕動運動
② 便を直腸へ
③ 直腸内圧上昇（40〜50mmHg）
直腸
内肛門括約筋
外肛門括約筋
大脳皮質
骨盤神経
陰部神経
仙髄（排便中枢）

④ 直腸に便が貯まったことを伝える
⑤ 刺激が大脳皮質に伝わり便意が生じる
⑥ 興奮が仙髄の排便中枢に伝わる
⑦ 便の排出を命令し，内肛門括約筋，外肛門括約筋が弛緩する

図8　排便のメカニズム

表5　便秘の分類

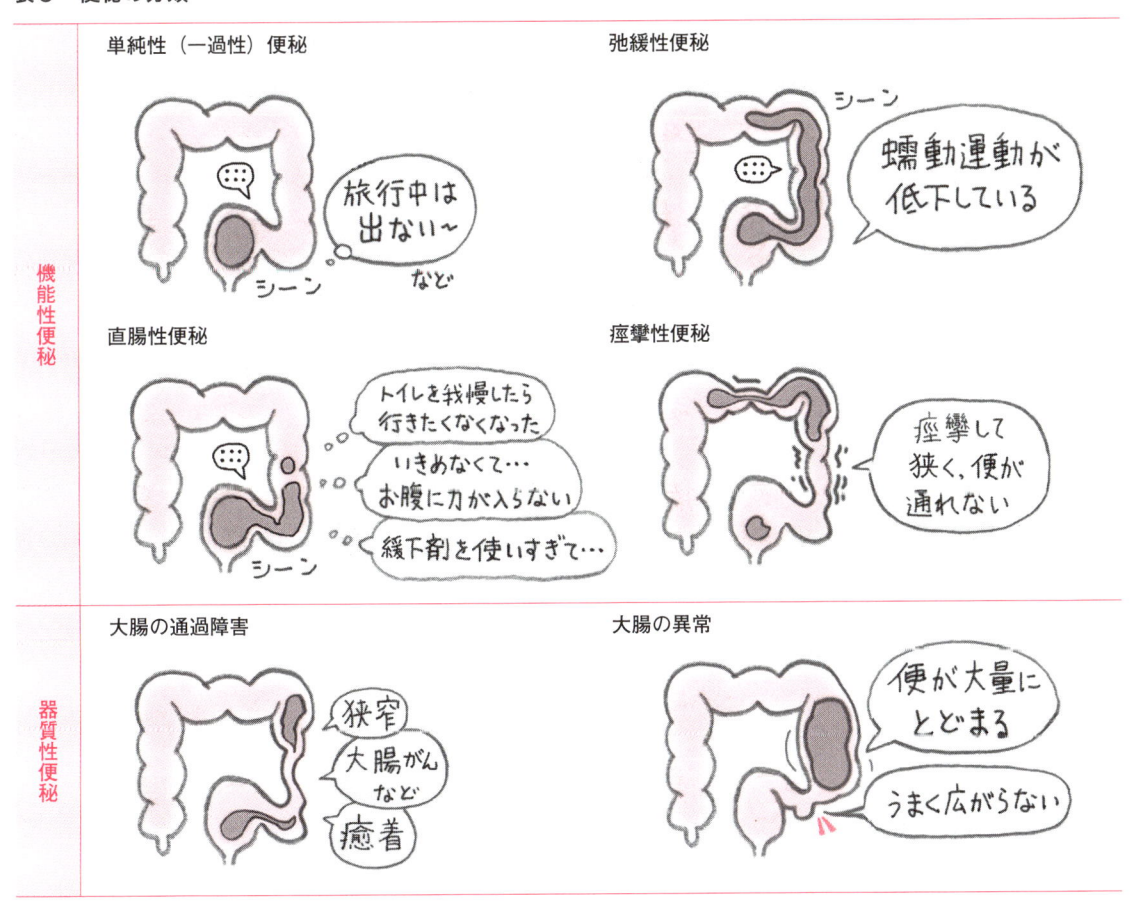

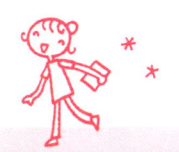

機能性便秘
- 単純性（一過性）便秘：旅行中は出ない〜　など
- 弛緩性便秘：蠕動運動が低下している
- 直腸性便秘：トイレを我慢したら行きたくなくなった／いきめなくて…お腹に力が入らない／緩下剤を使いすぎて…
- 痙攣性便秘：痙攣して狭く、便が通れない

器質性便秘
- 大腸の通過障害：狭窄／大腸がん　など／癒着
- 大腸の異常：便が大量にとどまる／うまく広がらない

ことができない理由も確認する．

3．腸の蠕動運動

患者さんに腸の動きを自覚しているかどうか確認する．また，腸蠕動音を聴診して確認する（図9）．

腸蠕動音は「ゴロ」という音が不規則なリズムで聴取される．音が減弱あるいは消失している場合は蠕動運動の低下，音が増強しているときは蠕動運動の亢進が考えられる．一方，高い金属性の腸雑音が聴取される場合はイレウスが疑われる．

4．腹部の膨満感

患者さんに，腹部膨満の有無と程度，いつから膨満感が継続しているのか確認する．また，次の方法で腹部触診を行い，腹部膨満の程度，圧痛や腫瘤の有無を確認する（図10）．

❶ 体位は両膝を軽く曲げた仰臥位とし，腹部に疼痛がないか確認する

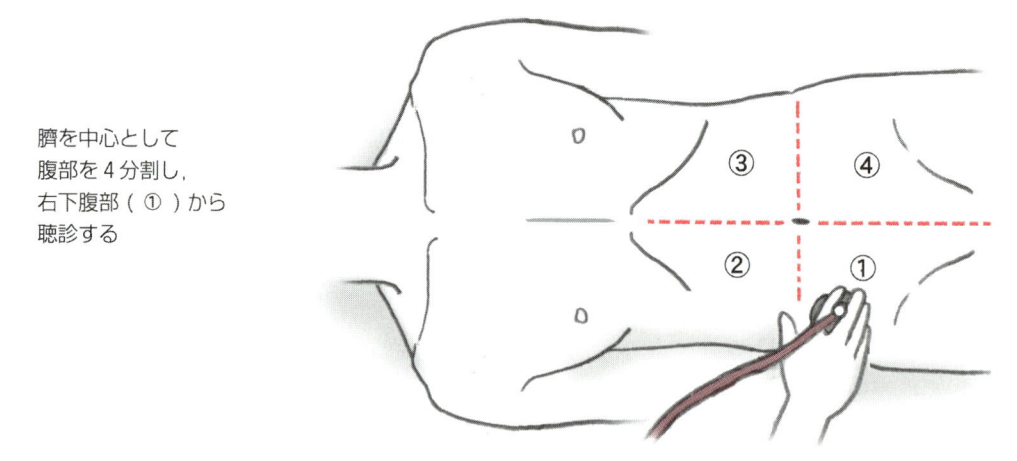

臍を中心として腹部を4分割し，右下腹部（①）から聴診する

図9　腹部の聴診

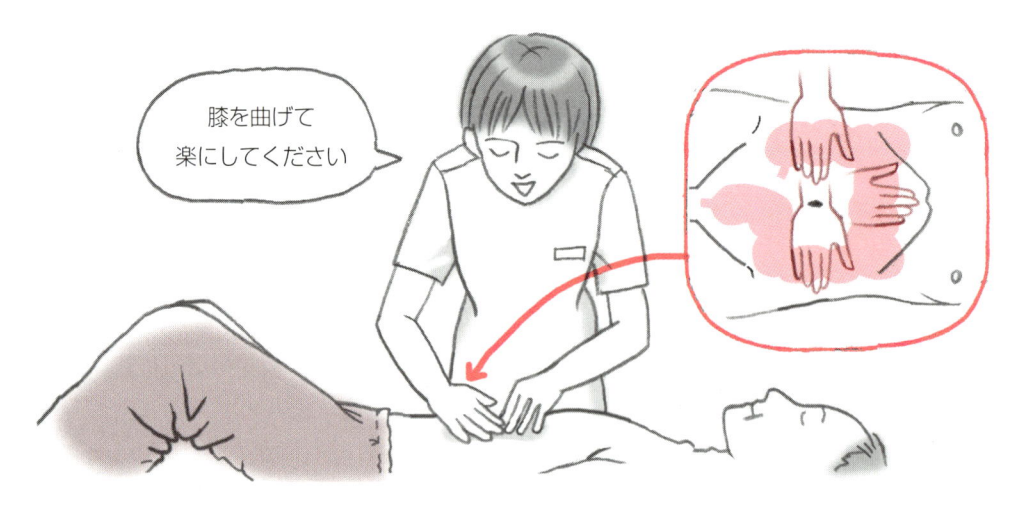

図10　腹部の触診

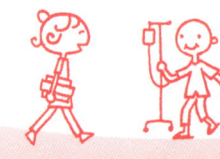

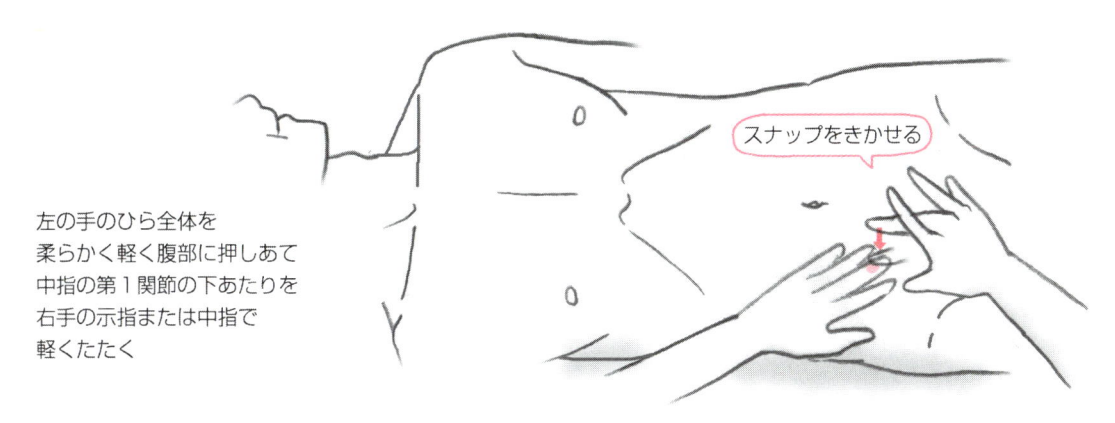

左の手のひら全体を
柔らかく軽く腹部に押しあて
中指の第1関節の下あたりを
右手の示指または中指で
軽くたたく

スナップをきかせる

図11　腹部の打診

❷ 大腸の走行に対して直角に手を当てる．呼吸によって腹壁が上がるのを感じながら，浅くさするように触診する

❸ 利き手を腹壁におき，もう一方の手を重ねて圧を加える．両手を引くようにしながら触診する

　腹部の打診（図11）で「太鼓のような音」が聞かれたら，鼓腸（腸管内にガスが貯留した状態）が考えられる．また，腹部に波動が確認できるときは腹水の貯留を疑い，腹囲を測定する（腹囲の測定方法は「B 栄養・代謝」のp.37を参照）．

5．残便感

　「なんだかすっきりしない」「下腹部が張った感覚が続く」「すぐトイレに行きたくなる」などと感じているかどうか患者さんにたずね，残便感の有無を確認する．

6．排便時の痛み

　排便時に痛みがあるか，あるならば，どこにどのような痛みがあるのか確認する（痛みの観察内容と方法は「F 認知・知覚」のp.124を参照）．

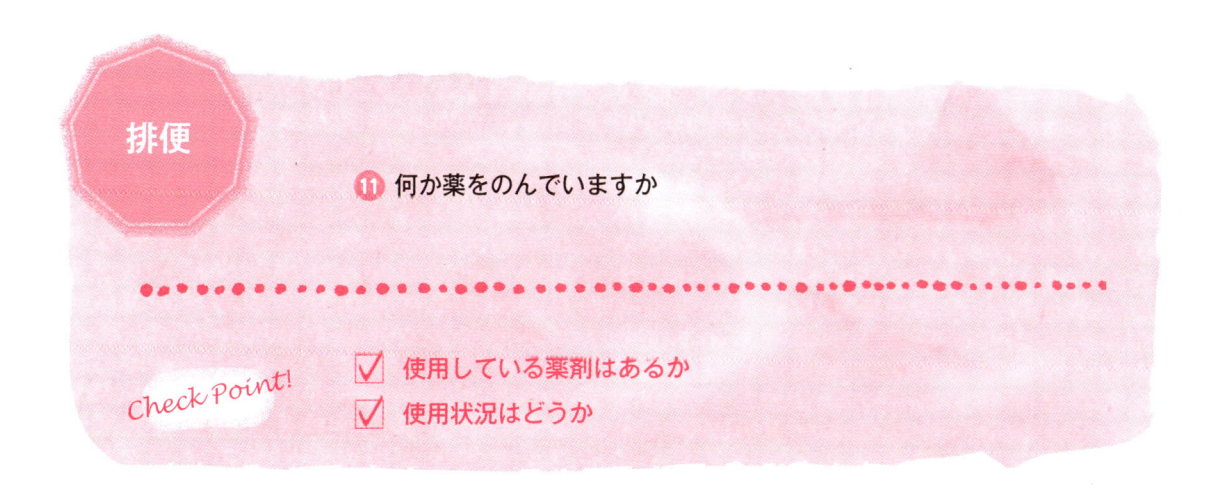

排便

⓫ 何か薬をのんでいますか

Check Point!
- ☑ 使用している薬剤はあるか
- ☑ 使用状況はどうか

　便秘を改善する薬剤には，腸粘膜を刺激して蠕動運動を促進するものや，水分の再吸収を防ぎ，便を軟化・増加させることで蠕動運動を促進するものなどがある．患者さんの便秘の状態

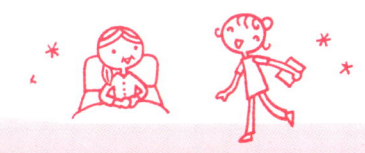

に合った薬剤を適切に使用しているか確認することは，援助や指導を行ううえで欠かせない．

治療薬のなかには副作用として便秘や下痢が起こるものもある．患者さんが使用している薬剤を確認し，便秘や下痢との関連を調べることも重要である．

❶では，患者さんが持っている内服薬一覧表や，持参した薬剤を確認する．あるいは，カルテなどから処方されている薬剤を確認する．

また，処方のとおりに薬剤を使用しているか使用状況を確認する．自分自身で用量を増減している場合は，どのような自覚症状でそれを行っているのか理由をたずねる．市販薬を使用している場合は，薬品名，使用頻度，使用期間について詳しく確認する．

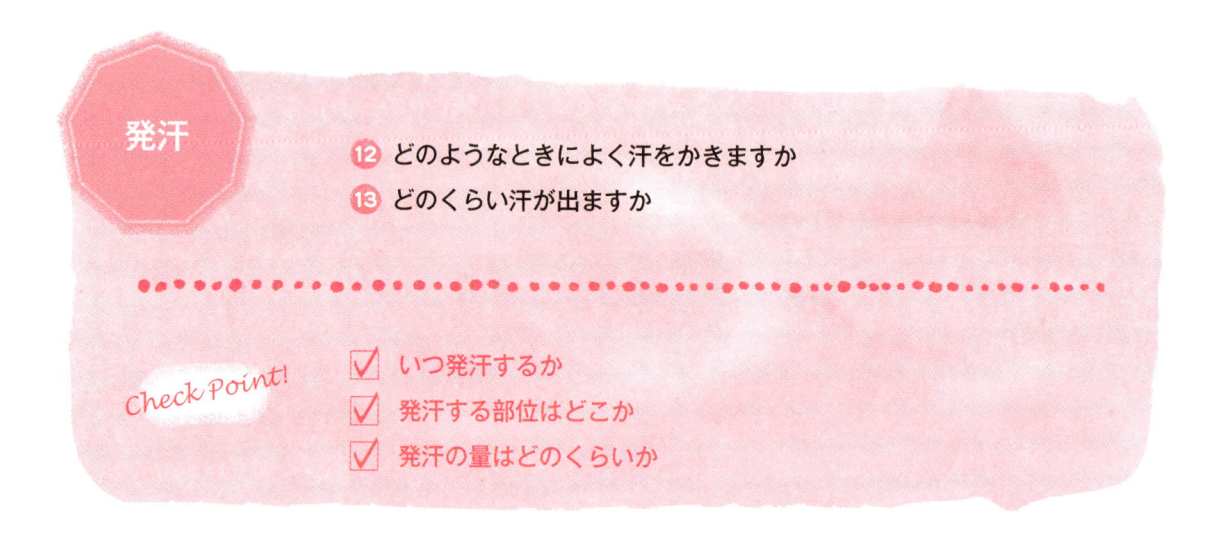

発汗

❷ どのようなときによく汗をかきますか
❸ どのくらい汗が出ますか

Check Point!
- ☑ いつ発汗するか
- ☑ 発汗する部位はどこか
- ☑ 発汗の量はどのくらいか

発汗には温熱性発汗，精神性発汗，味覚性発汗がある．**温熱性発汗**は体温の上昇を防ぐための発汗で，上昇した体温は汗が蒸発することで下降する．**精神性発汗**は緊張やストレスから交感神経が刺激されて発汗が起こるものである．**味覚性発汗**は味覚刺激によって発汗が起こるものである．これらを踏まえて，体温上昇後の解熱の状態や，ストレスに対する反応などについて評価を行う．

1．発汗の状況と部位

❷では，患者さんにどのようなときに汗が出るのかを確認する．温熱性発汗の場合は，同時に体温測定を行う（体温測定の方法は「D 活動・運動」のp.95を参照）．緊張やストレスが原因の精神性発汗の場合は，ストレスとなる出来事についても確認する．

温熱性発汗は手掌や足底部ではあまりみられないものの，ほぼ全身に分泌される．精神性発汗は額部，腋窩，手掌，足底部などに分泌される．これらを踏まえて，部位についても患者さんに直接確認する（図12）．

2．発汗量

発汗量は水分出納バランスを考えるときに必要な情報である．多量の発汗による水分の損失は循環血流量の減少につながり，生体に様々な影響を及ぼす．一方，発汗が起こらない場合もある．全身に発汗がない場合は体温調節機能が働かないため，体温の放散が行われにくい．

❸では患者さんに発汗量についてたずね，多いか少ないかを確認する（図13）．発汗が著

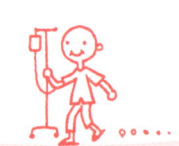

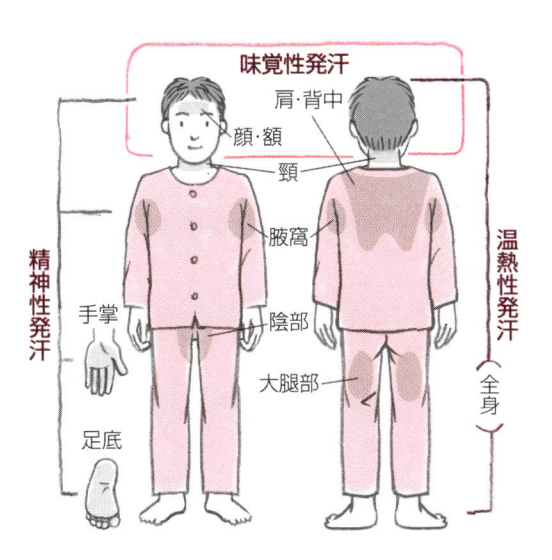

図12 発汗する部位

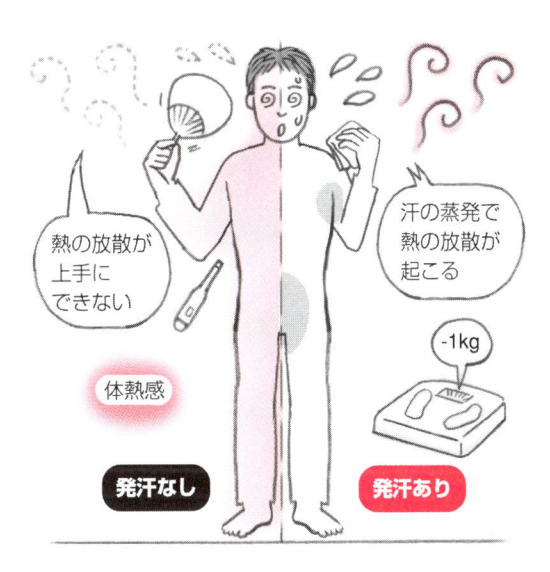

図13 発汗の量

しい場合は，皮膚の湿潤の状態や，水滴，衣類の汚染の状況などを観察する．発汗が少ない場合は，うつ熱の状態になっていないか，体温を測定し，体熱感の有無を確認する．また，皮膚の乾燥の程度も観察する．体重コントロールの目的で運動を行う場合は，運動前後の体重を比較することで発汗量を測定することができる．

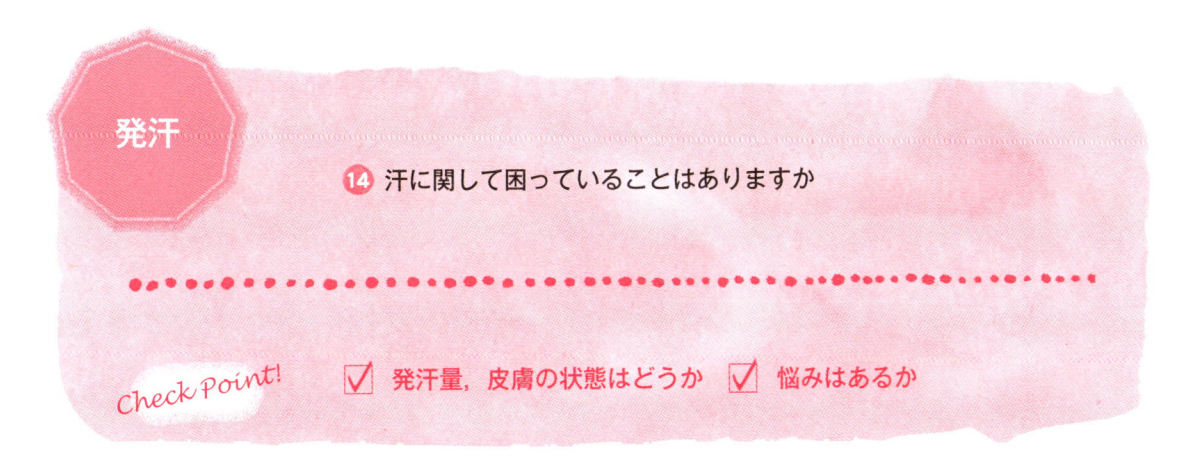

発汗

⑭ 汗に関して困っていることはありますか

Check Point!　☑ 発汗量，皮膚の状態はどうか　☑ 悩みはあるか

　発汗が著しい場合，体表面の汚染が促進されて炎症（感染）が誘発されたり，皮膚が湿潤し傷つきやすくなったりする．また，発汗がほとんどみられない乾燥した皮膚も傷つきやすい．⑭は皮膚の状態を評価し，援助方法を検討するために必要な情報である．
　さらに，発汗は社会生活を営むうえで悩みにもなるため，「G 自己知覚・自己概念」の情報と併せてアセスメントする．
　汗の分泌が多い（少ない）ことによって皮膚に異常が生じていないか，患者さんや家族に確認する．何らかの異常がある場合には，いつから続いているのか，いつもどのように対処しているのかも確認する．皮膚に変化がある場合

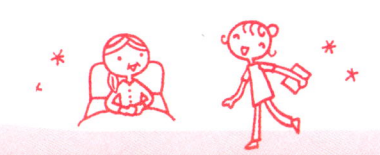

は，直接観察する（皮膚の観察は「B 栄養・代謝」のp.44を参照）．

また，体臭や多汗など発汗が原因のコンプレックスをもってはいないか，対人関係がうまくいかないと感じたりしてはいないか，患者さんとの会話から情報を集める．

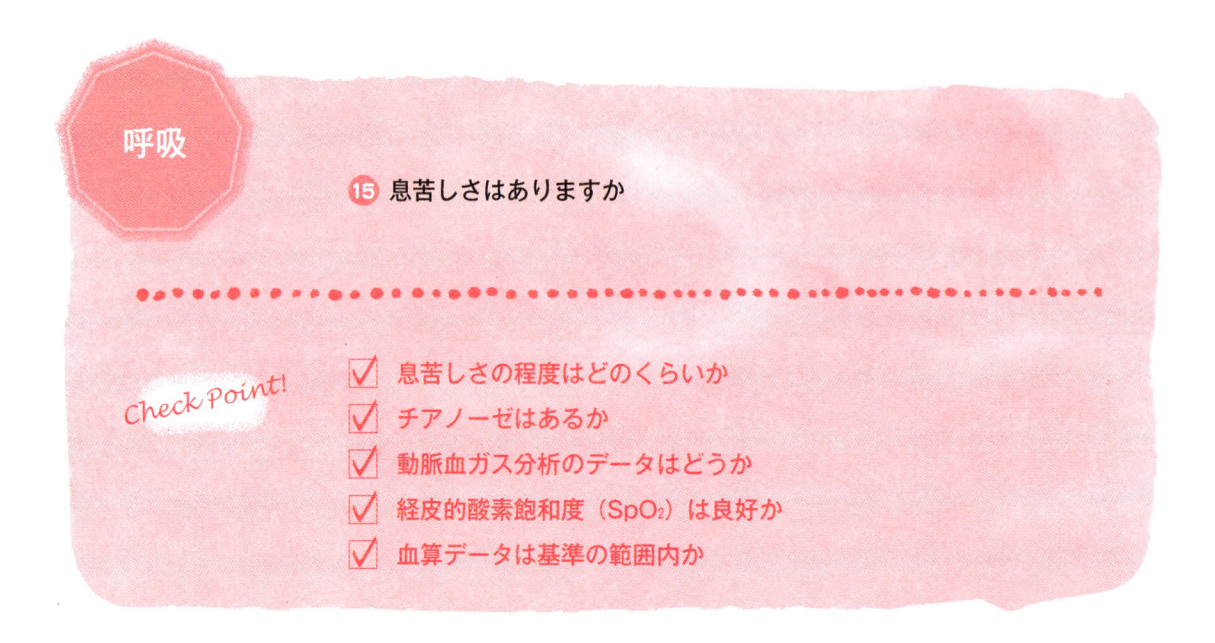

呼吸

15 息苦しさはありますか

Check Point!
- ☑ 息苦しさの程度はどのくらいか
- ☑ チアノーゼはあるか
- ☑ 動脈血ガス分析のデータはどうか
- ☑ 経皮的酸素飽和度（SpO_2）は良好か
- ☑ 血算データは基準の範囲内か

代謝の過程で生成された二酸化炭素（CO_2）は，肺におけるガス交換によって排出される．吸い込んだ空気（肺胞気）のCO_2分圧は毛細血管内のCO_2分圧よりも低いため，CO_2は毛細血管から肺胞気へ拡散する．

酸素（O_2）はこの逆で，毛細血管内より肺胞気内のO_2分圧のほうが高いため，毛細血管内に拡散しヘモグロビンと結合する．このガス交換の状態は直接観察できないので，様々な情報を統合して評価する（呼吸の状態については「D 活動・運動」のp.100を参照）．

1．息苦しさ

息苦しさの訴えがある場合，まずは本人がどの程度苦しいと感じているか確認する．さらに，活動している場面の呼吸の状態（呼吸回数，呼吸補助筋の活用の有無など）も直接観察する．

慢性呼吸不全による呼吸困難の重症度は，ヒュー・ジョーンズの分類（**表6**）などを利用して評価する．

2．チアノーゼ

ガス交換が不十分であるために発生するチアノーゼを中心性チアノーゼといい，血液中の還元ヘモグロビン（酸素と結合していないヘモグロビン）が5g/dL以上になったときに，口唇やその周囲の皮膚や粘膜が青紫色を帯びた状態

表6　ヒュー・ジョーンズの分類

レベル	状　態
Ⅰ度	同年齢の健康者と同様の労作ができ，歩行，階段の昇降も健康者なみにできる
Ⅱ度	同年齢の健康者と同様に歩行はできる．階段や坂は健康者のようにのぼれない
Ⅲ度	平地でも健康者と同様に歩けない．自分のペースでなら1マイル（1.6km）以上歩ける
Ⅳ度	休みながらでなければ50m以上歩けない
Ⅴ度	話をしたり服を脱いだりするにも息が切れる．外出もできない

になる．該当する部位にチアノーゼが出現していないか直接観察する．

3．動脈血ガス分析のデータ

動脈血の酸素分圧・二酸化炭素分圧を測定することで，ガス交換の効率をみることができる．カルテから，動脈血ガス分析の測定値（動脈血酸素分圧 PaO_2，動脈血二酸化炭素分圧 $PaCO_2$，動脈血酸素飽和度 SaO_2 など）を確認する．

基準値は**表7**に示すとおりである．患者さんが酸素療法を受けていると測定値に影響するため，必ずどのような条件下で検査したか（酸素の投与量，方法など）を確認する．

4．経皮的酸素飽和度

経皮的酸素飽和度（SpO_2）はパルスオキシメータ（**図14**）を使用して，血液中のヘモグロビンが酸素と結合している割合を経皮的に測定するものである．動脈血ガス分析で測定される動脈血酸素飽和度（SaO_2）に近い値を示すことから，基準値は95％以上であるといえる．

図15の酸素解離曲線は，動脈血の酸素飽和度と酸素分圧の関係を示している．SpO_2の数値を動脈血の酸素飽和度とみなして，おおよその酸素分圧を予測することができる．

表7 動脈血ガス分析の基準値

項　目	基準値
動脈血酸素分圧（PaO_2）	80～100mmHg
動脈血二酸化炭素分圧（$PaCO_2$）	35～45mmHg
動脈血酸素飽和度（SaO_2）	95％以上
pH	7.35～7.45
炭酸水素イオン（HCO_3^-）	22～26mEq/L

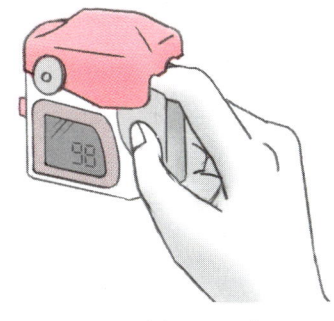

図14　パルスオキシメータ

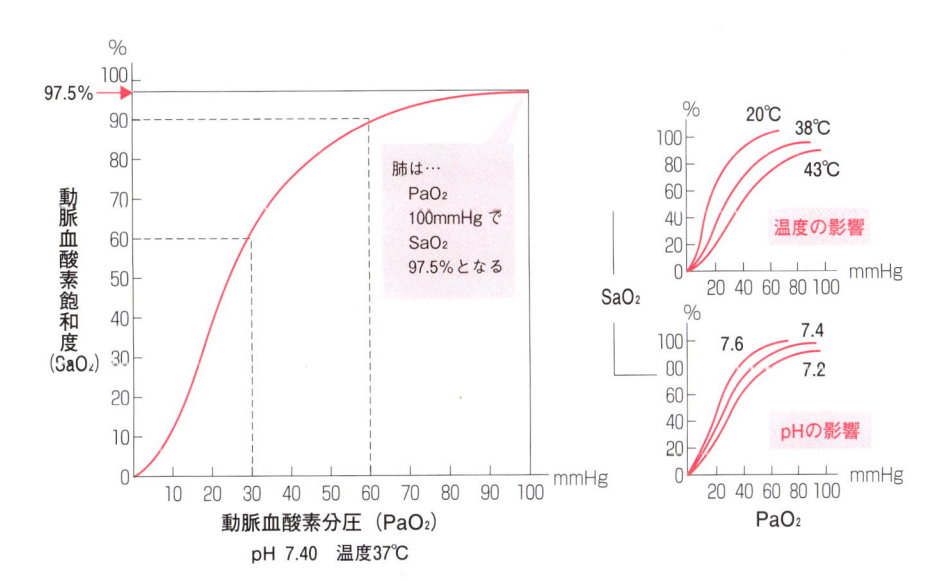

図15　酸素解離曲線

5．血算データ

赤血球数が減少していると，SaO_2やSpO_2の測定値が良好であっても，患者さんが息苦しさを訴えることがある．これは，酸素を運搬するヘモグロビンを有する赤血球数の減少により，全身が酸素不足に陥ることで起こる．カルテから血算データを確認し，赤血球数とヘモグロビン値を中心に他の項目の結果も経時的に確認する．血算データの基準値は**表8**に示すとおりである．

表8　血算データの基準値

項　目	基準値	単位
白血球（WBC）	3.5〜9.2	×千/μL
赤血球（RBC）	男：420〜554 女：384〜488	×万/μL
血小板（PLT）	15.5〜36.5	×万/μL
ヘモグロビン値（Hb）	男：13.8〜16.6 女：11.3〜15.5	g/dL
ヘマトクリット値（Hct）	男：40.2〜49.4 女：34.4〜45.6	％

ドレーンからの排液

⓰ [どのようなドレーンが挿入されているか]

Check Point!
- ☑ ドレーンの種類は何か
- ☑ どのように吸引するか
- ☑ ドレーン挿入部の状態はどうか

ドレーンとは，体腔や創腔にたまった血液や膿，滲出液などを体外に排泄する管を指し，ドレナージとは排泄を促す行為をいう．ドレナージには**表9**に示す3つの目的があり，身体のどこに，どのようなドレーンが，いくつ挿入されているのかを知ることで，治療目的にかなった経過であるかアセスメントできる．また，どのような異常が起こりうるのかを知る手がかりになる．

たとえば，創部の近くに比較的短いドレーンが挿入されている場合，排液によって皮膚の汚染が起こることがある．汚染された皮膚の状態を評価するのに必要な情報である．

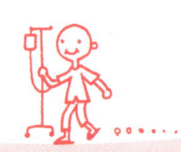

表9　ドレナージの目的による分類

名　称	目的・内容
インフォメーション・ドレナージ	・臓器の切離面や腸管の吻合部にドレーンを挿入する ・排液の状態で，出血や縫合不全などの状態を知る（感染予防の目的も果たす）
予防的ドレナージ	・手術後に，血液や滲出液の貯留しやすい部位にドレーンを挿入しておく ・血液や滲出液の貯留による感染の発生を予防する
治療的ドレナージ	・病態改善を目的とする ①減圧：脳室ドレナージなど ②閉塞性疾患の治療：経皮経肝胆管ドレナージ ③排膿：膿胸や肝膿瘍などのドレナージ

表10 ドレナージの方法による分類

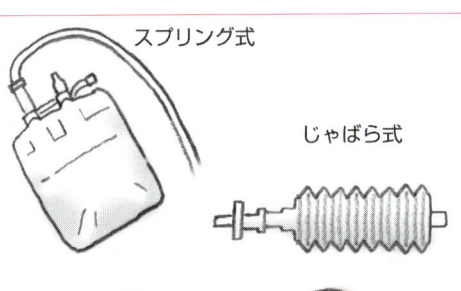

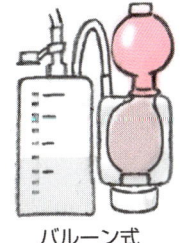

ドレナージの種類	適応
開放式ドレナージ ・ドレーンの開口部をガーゼで覆い、排液をガーゼにしみ込ませる ・ドレーンの閉塞が起こりにくい ・逆行性感染が起こりやすい 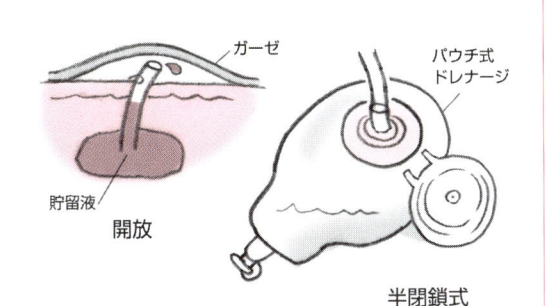 （図：開放／半閉鎖式（パウチ式ドレナージ）、ガーゼ、貯留液）	・腹部手術 ・整形外科領域の創 ・創腔、体腔など
閉鎖式ドレナージ ・創部の汚染防止、ろう孔の形成、創傷の治癒を目的に、持続的に留置するタイプで、排液量が多い場合に行う ・ドレーンの閉塞が起こりやすい ・逆行性感染が起こりにくい （図：スプリング式、じゃばら式、バルーン式、リリアバック®バルーン式　禁：胸腔ドレナージ）	・腹部手術で排液が多い場合 ・減圧を目的にした場合（硬膜外ドレナージ） ・乳房切除術後のドレナージ ・人工骨頭置換術後のドレナージ ・総胆管ドレナージ
閉鎖式持続吸引ドレナージ ・胸腔ドレナージのように、完全に密閉された状態で行う 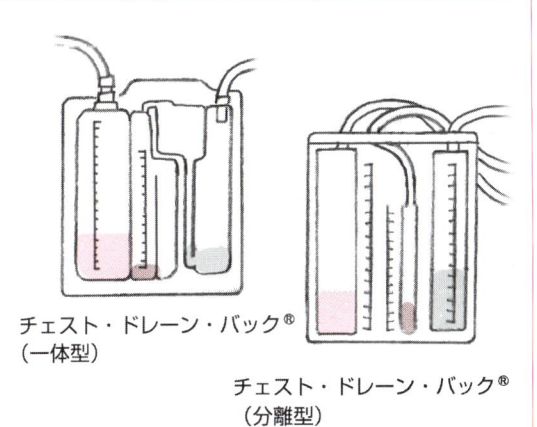 （図：チェスト・ドレーン・バッグ®（一体型）、チェスト・ドレーン・バッグ®（分離型））	・開胸術後の気胸 ・自然気胸

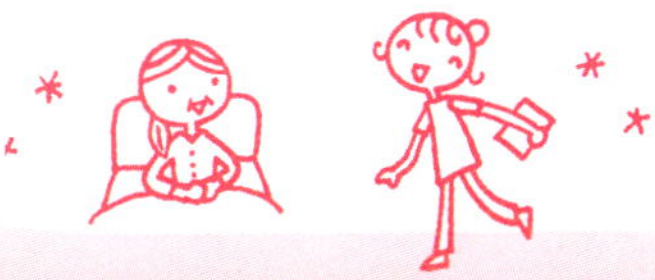

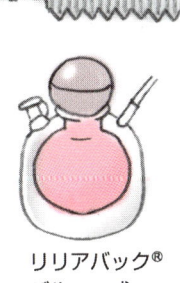

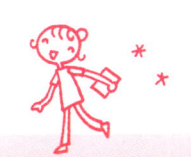

1. ドレーンの種類

手術や処置に関するカルテの記録には，どのような種類のドレーンを挿入したかが明記されている．ドレーンは利用目的に応じて使い分けられるため，ドレーンの種類（形状，用途）についての知識と照らし合わせながら，実際に挿入されているドレーンを観察する．

2. ドレナージの方法

閉鎖式ドレナージには，陰圧をかけて積極的に排泄を促すものがあり，2つのタイプがある（表10）．一つは，スプリング，バルーン，じゃばらなどが元に戻る力を利用して陰圧をかけるタイプで，もう一つは吸引器を用いるタイプである．患者さんが使用している機器の名称をカルテや処置指示書などで確認し，その機器の特徴や取り扱い方法を調べたうえで，実際に使用されている状態を観察する．J-VACドレナージシステム®のように，外観からは磁性体であることがわからない製品もある．MRI検査時の事故防止のため，機器の構造について知っておくことは大切である．

3. ドレーン挿入部

ドレーン挿入部位に関するカルテ記録から，体内に挿入されているドレーンの先端がどこにあるのか確認する．手術後に撮影されたX線写真からも，挿入部位を確認することができる．

また，挿入部の皮膚の状態を観察し，炎症所見である発赤，腫脹，疼痛の有無を確認する．

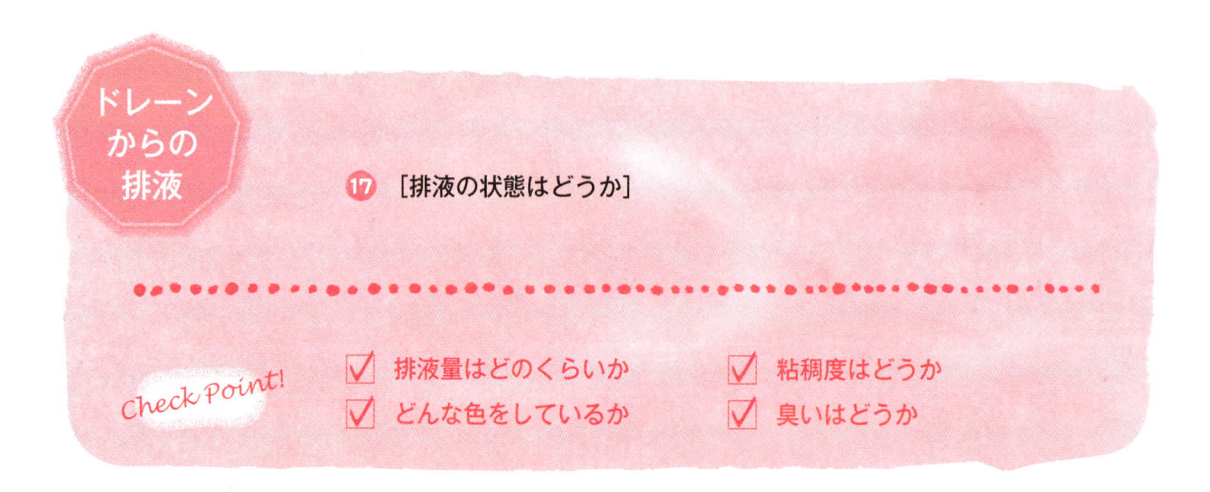

ドレーンからの排液

🔴 [排液の状態はどうか]

Check Point!
- ☑ 排液量はどのくらいか
- ☑ どんな色をしているか
- ☑ 粘稠度はどうか
- ☑ 臭いはどうか

ドレーンを挿入した部位と排液の性状を知ることは，手術や処置の後に体内で何が起こっているのか知る手がかりとなり，治療目的にかなった経過であるかアセスメントすることができる．このとき異常があれば，早期に気づき対応することができる．

1. 排液量

排液量を測定する間隔は患者さんの状態によって異なるが，24時間の総量はほとんどの場合に測定している．測定方法はドレナージの方法によって異なる．

a. 開放式ドレナージ

ガーゼに付いた排液の状態に応じて，次のように測定する．どちらの場合もガーゼを取り除き，処置が終了したらすぐに測定する．

排液が少ない場合：図16のようにガーゼに付いた排液の大きさとガーゼの枚数を観察する．

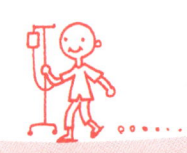

C　排泄

●ガーゼの枚数と汚染の大きさでみる場合

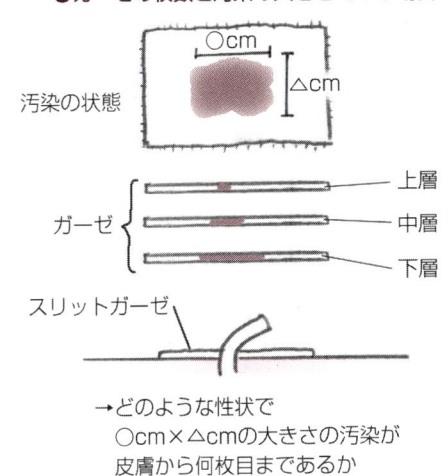

汚染の状態

ガーゼ｛上層／中層／下層

スリットガーゼ

→どのような性状で
○cm×△cmの大きさの汚染が
皮膚から何枚目まであるか

図16　排液量の測定（1）
開放式ドレナージ（排液が少ない場合）

●重量でみる場合
（汚染量が多く，水分バランスに影響するときは，この方法を用いて排泄量に加える）

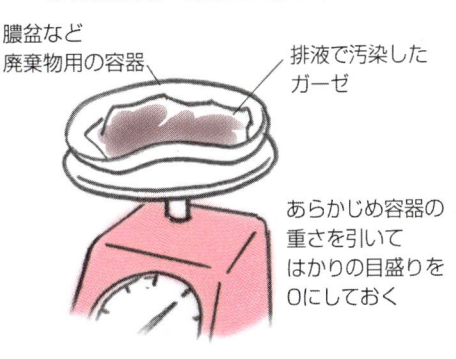

膿盆など廃棄物用の容器
排液で汚染したガーゼ

あらかじめ容器の重さを引いてはかりの目盛りを0にしておく

→ガーゼ1枚を3gとして
総重量 －（ガーゼの枚数 × 3g）

図17　排液量の測定（2）
開放式ドレナージ（排液が多い場合）

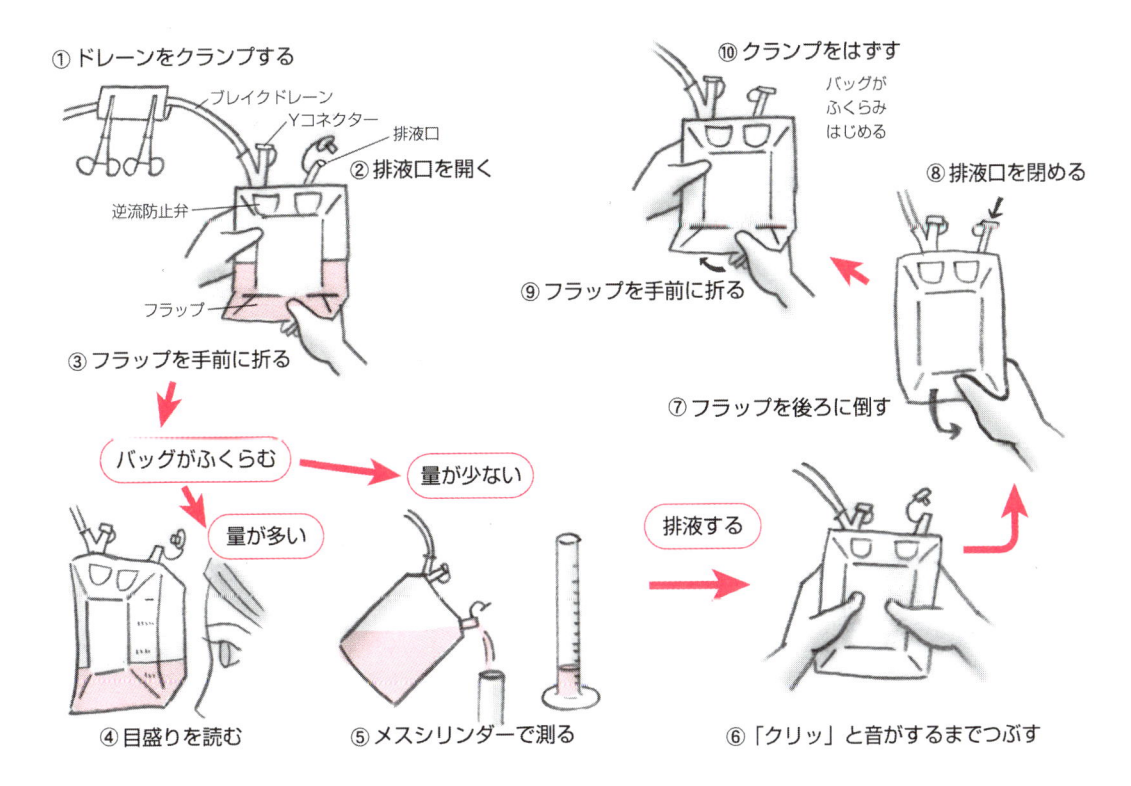

---

①ドレーンをクランプする
ブレイクドレーン
Yコネクター
排液口
②排液口を開く
逆流防止弁
フラップ
③フラップを手前に折る

バッグがふくらむ → 量が少ない
量が多い

④目盛りを読む
⑤メスシリンダーで測る
⑥「クリッ」と音がするまでつぶす
⑦フラップを後ろに倒す
排液する
⑧排液口を閉める
⑨フラップを手前に折る
⑩クランプをはずす
バッグがふくらみはじめる

図18　排液量の測定（3）
閉鎖式ドレナージ

排液の大きさはメジャーで測定する（○cm×△cmと記録する）．皮膚側から何枚目まで排液が付いたか，ガーゼの枚数を確認する．

排液が多い場合：図17のように排液が付いたガーゼの重量を測定し，その重量からガーゼ分の重量を差し引く（ガーゼ1枚を3gとして計算する）．

b．閉鎖式ドレナージ

バッグ内に貯留した排液量を測定する．

❶ チューブ内にある排液はバッグの中に誘導する．
　↓
❷ 図18のように，バッグの目盛りを利用して排液量を測定する．排液量が少なくバッグの目盛りで測定できない場合は，メスシリンダーに移し替えて測定する．

2．色調

ドレーン挿入の目的によって排液されるものが異なる．表11に示すような排液であるか，バッグ内およびガーゼに付着した排液の色を観察する．経過に合わせて色調も変化するため，過去のデータにも注目し，カルテなどの記録物から情報を収集する．

排液が混濁している場合は感染を疑い，臭いや炎症所見などの観察も行う．

3．粘稠度

排液の粘稠度はドレーンチューブの中を液体が移動するときに確認できる．水のように流れるときは粘稠度が低く，とろりとしてゆっくり流れるときは粘稠度が高い．

4．臭い

バッグから排液を出して処理をするときや，ガーゼを取り除いたときに直接観察する．

排液の成分の臭い以外に悪臭が確認された場合は感染を疑い，色調や炎症所見などの観察も併せて行う．

表11　ドレナージの目的と排液の性状

挿入部位	ドレナージの目的	排液の性状
頭蓋内	・頭蓋内圧亢進の防止	・出血がある場合は，血性の排液がみられる． ・頭蓋内の洗浄を行うと，洗浄液で淡血性になる．
心嚢	・心嚢内に貯留した血液，漿液の排出	・心タンポナーデでは濃い血性，凝固塊がみられる．
胸腔	排液 ・胸水，膿，手術による出血，洗浄液の排泄 排気 ・開胸手術などの医療行為により生じる気胸の改善や疾患による気胸の治療	・手術直後や挿入直後は，血性であるが徐々に漿液性になる． ・胸腔内に出血があると血性，感染があると混濁や浮遊物混入が起こる． ・挿入直後は，空気が吸引されてエアリーク（空気漏れ）がみられるが，気胸が改善されるとみられなくなる．
腹腔	・腹水，手術による出血，洗浄液の排出	・手術直後や挿入直後は，血性であるが徐々に漿液性になる． ・濃緑色で腐敗臭のある胆汁の混入は感染が疑われる．
胆管・膵管	・手術や疾患に伴う貯留物（血液，膿，洗浄液，胆汁など）の排出，減黄，減圧	・急性胆嚢炎では白色膿性，胆管炎を伴った閉塞性黄疸などでは緑色であることが多い． ・膵液漏れの場合，緑褐色となる．

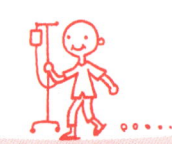

ドレーンからの排液

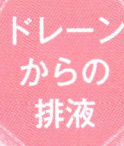

⑱ [ドレーンに異常はないか]

Check Point!
- ☑ ドレーンの固定状況はどうか
- ☑ 接続部の状態はどうか
- ☑ チューブ類の破損や閉塞はないか
- ☑ 排液の逆流はないか

⑱ではドレナージが安全に行われ，治療的な効果を発揮するよう，ドレーン管理に関する基本的な内容を確認する．ドレナージの原理・原則を十分に理解したうえで観察することで，合併症の早期発見につなげることができる．

1. ドレーンの固定状況

ドレーンが挿入されている体腔内の圧力は呼吸や姿勢などによって変化する．体腔内の圧力の変化は，ドレーンを体外に押し出す力や体内に引き込む力となる．このことを踏まえて管理し，抜去や埋没といった事故の防止に努める．

ドレーンの固定状況については，固定方法の違い（図19）を理解したうえで，挿入部の消毒をするときに次の内容を観察する．

- 体外に出ているドレーンの長さは変化していないか．皮膚とドレーンにつけた印がずれていないか（図20）．
- ドレーンが折れたり，つぶれたりしていないか．
- 縫合部分がはずれたり，テープがはがれたりしていないか．

図19 ドレーンの固定

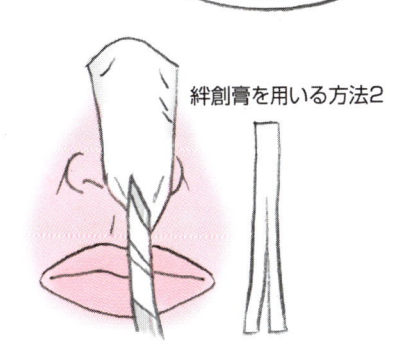

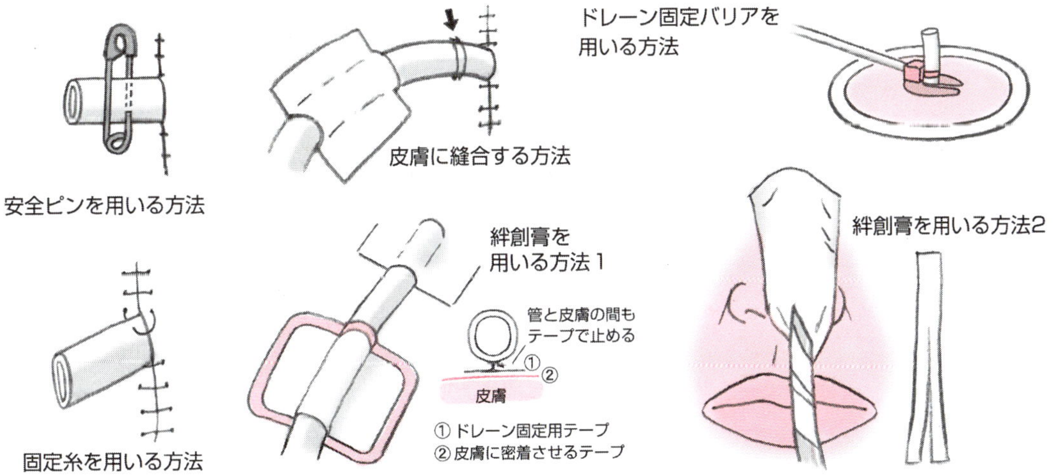

- 安全ピンを用いる方法
- 皮膚に縫合する方法
- ドレーン固定バリアを用いる方法
- 固定糸を用いる方法
- 絆創膏を用いる方法1
  - 管と皮膚の間もテープで止める
  - 皮膚
  - ① ドレーン固定用テープ
  - ② 皮膚に密着させるテープ
- 絆創膏を用いる方法2

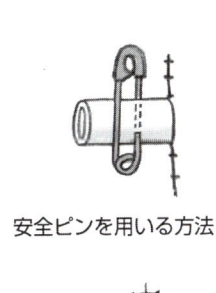

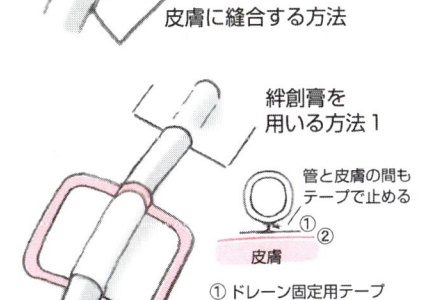

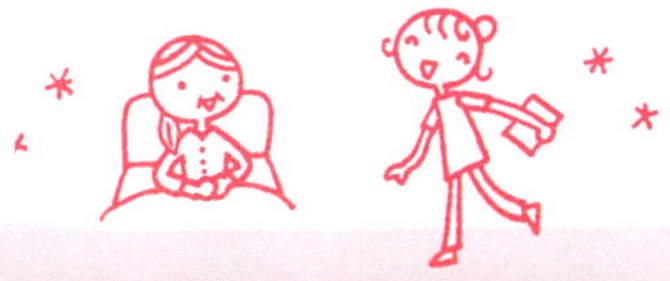

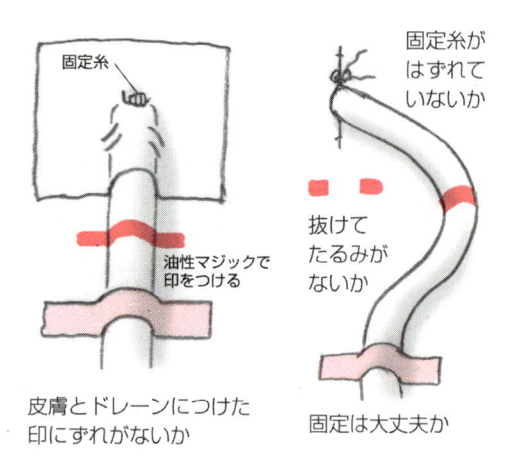

図20 ドレーン固定の目印

図21 接続部の固定

2．接続部の状態

チューブの接続部にゆるみがあると，ドレーンバッグの陰圧が保たれず，排液が体内に貯留したままになったり，逆流が起こったりする．これは感染につながるおそれがあるため，患者さんに援助を実施する前後や，排液が減少したときに，接続部の固定状況（図21）を確認する．

3．チューブ類の破損，閉塞

閉鎖式ドレーンのチューブ類に破損や閉塞があると，ドレーンバッグの陰圧が保たれず，排液が体内に貯留し，排液量の減少や逆流が起こる．

チューブ類の破損は，折れ曲がりやねじれなどで無理な力がチューブにかかった場合に起こる．そのため，患者さんのもとを訪れたときは，排液の量とともに，チューブ類がこのような状態になっていないか確認する．ドレーン挿入部や患者さんの動きなどを踏まえて，テープの固定位置や固定方法を工夫し，観察を継続する．

チューブ類の閉塞は折れ曲がりやねじれのほか，排液に含まれる物質がチューブの内腔につまることも原因になる．排液の性状が血性である場合や，粘性が高い場合に起こりやすいので，排液の性状についても観察する．

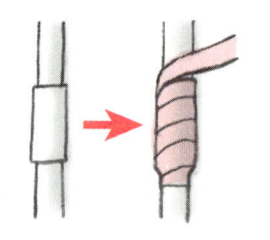

4．排液の停滞，逆流

閉鎖式ドレーンのチューブの接続部やバッグの排液口は，外界と接触する率が高く汚染の原因になりやすい．また，排液の停滞は細菌を増殖させ，排液の逆流はドレーンチューブ全体の汚染につながり，感染をまねくおそれがある．

排液の停滞や逆流は，ドレーンにかかる陰圧の変化によって発生する．陰圧を変化させる要因は次のとおりである（図22）．

❶ 排液バッグの位置がドレーン挿入部より高い
❷ チューブの位置がドレーン挿入部より高い
❸ チューブがたるんでいる

ドレーン挿入部に対してチューブの高さや状態がどうか，排液バッグの位置が高すぎないか，患者さんの動きを観察し，それに合わせて適宜調整する必要がある．

参考文献
1） 日本看護診断学会監訳：NANDA-I　看護診断；定義と分類　2009-2011，医学書院，2009．
2） 阿部正和：看護生理学；生理学よりみた基礎看護，メヂカルフレンド社，1985．
3） 正津　晃，他監：成人看護9〈新図説臨床看護シリーズ　第9巻〉，学研，1994．
4） 永井秀雄，中村美鈴編：見て分かるドレーン＆チューブ管理〈Nursing Mook36〉，学研，2006．
5） 下間正隆：カラー版漫画で見る　術前・術後ケアのポイント〈エキスパートナースMOOK36〉，照林社，2003．

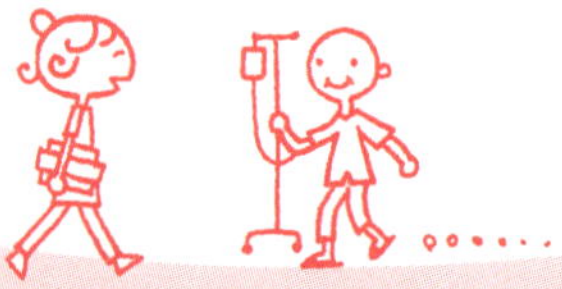

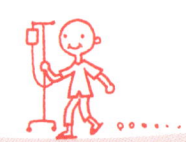

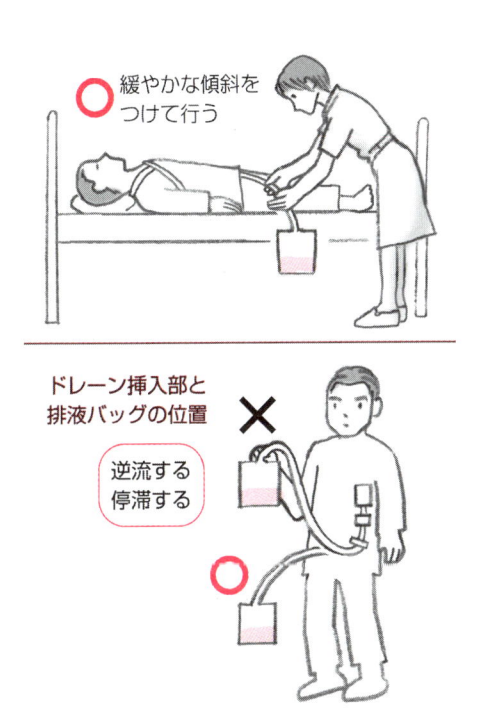

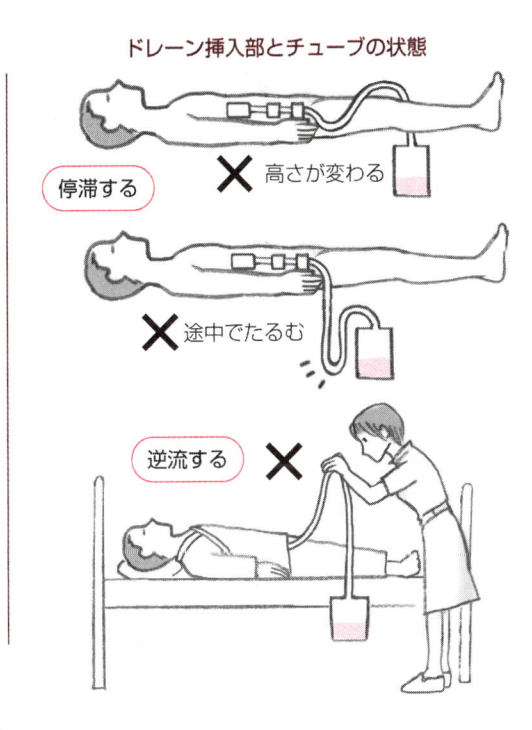

図22 ドレーン挿入部，チューブ，排液バッグの位置

6）吉野肇一編：完全対応　ドレーン・カテーテル管理〈JJNスペシャルNo.77〉，医学書院，2005．
7）川本利恵子編著：フィジカル・アセスメント1　診査技術編，メヂカルフレンド社，1997．

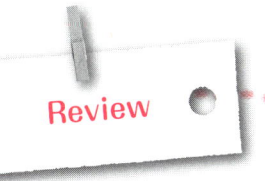

Review

Question

次の文章の❶〜❽に適切な言葉を入れてください．

1. 「おしっこがすっきり出ない」と訴える患者さんの下腹部を触診すると，わずかに膨満がみられました．この状態を（ ❶ ）といいます．
2. 「便がうまく出ない」と訴える患者さんの腹部を触診します．腹部の緊張を軽減し，触診しやすい姿勢として，仰臥位になってもらい，両膝は軽く（ ❷ ）もらいます．
3. 「下痢が続いている」と訴える患者さんの腹部を聴診し，腸の（ ❸ ）の状態を観察します．
4. 「息苦しい」と訴える患者さんに，唇や爪床が青白くなる（ ❹ ）がみられました．経皮的酸素飽和度（SpO₂）を測定したところ基準値の（ ❺ ）より低値を示し，ガス交換が十分行われていないと考えられます．
5. 特に訴えのない患者さん．ドレーンからの排液の量が減少しました．ドレーンチューブが（ ❻ ）していないか，接続部が（ ❼ ）いないか確認します．その際，排液の逆流がないか確認するため，ドレーンバッグの（ ❽ ）も併せて確認します．

Answer

❶ 不完全尿閉　❷ 曲げて　❸ 蠕動運動
❹ チアノーゼ　❺ 95％以上　❻ 閉塞
❼ はずれて　❽ 位置もしくは高さ

D 活動・運動

「活動・運動」では何をみるのか

- 日常生活動作はできているか．どのような動きができないのか．
- その動きができないのはどうしてか（原因は何か）．
- 患者さんはどのように行動したい，生活したいと思っているか．

　「座る」「立つ」「歩く」をはじめとして，更衣，食事，洗面などの日常生活動作の，できないところ・苦痛が起こるところとその原因を明らかにする．患者さんの希望を取り入れながら，現在よりも望ましい日常生活が送れるように，具体的看護介入を導きたい．

　排泄行動，食行動の自立を望む人は多い．しかし，具体的にどのように行動したいと思っているかは，本人の健康認識とも関連するため様々である．

　朝起きてから寝るまでの行動のうち，何がどの程度一人でできるか，できないのはなぜか．また，患者さん自身はどうしたいと思っているかを観察する．

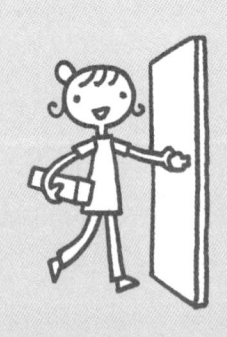

情報収集の内容

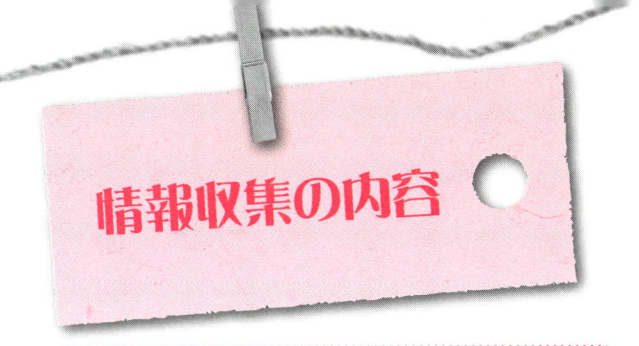

活動・運動を成り立たせるもの

一般的外観
① ［身体の外観はどうか］ …………………………………………………………… 80

痛み・感覚器の働き
② 痛いところやつらいところはありますか ……………………………………… 81
③ 眼はよく見えますか ……………………………………………………………… 81
④ 耳は聞こえますか ………………………………………………………………… 81

運動器の障害
⑤ ［義肢，装具，車いすや杖などの補装具が近くにあるか．安静を強いられるような固定や装置があるか］ ……………………………………………………………… 81
⑥ 力が入らないところはありますか．動きにくいところはありますか ……… 82
⑦ 震えたり痙攣したりすることがありますか．それはどのような動きをしたときですか …………………………………………………………………………… 85

日常生活動作の状態

姿勢の保持
⑧ つらい姿勢，楽な姿勢がありますか．どのような姿勢で過ごすことが多いですか …… 86
⑨ ベッド上での寝返りや起きて座る動作は自分でできますか．つらくはないですか …… 86

移乗・歩行
⑩ 車いすへは自分で乗り移れますか．そのとき，危ない感じはしませんか ……………… 88
⑪ 一人で歩くことはできますか．どれくらい歩けますか．どれくらいで疲れますか …… 88
⑫ ［ベッドの上や周囲に何が置いてあるか］ ……………………………………… 89
⑬ 何か運動や訓練をしていますか．内容と時間を教えてください ……………… 89

身体の保清など
⑭ 洗面，歯みがき（入れ歯のお手入れ）はできますか．手は洗えますか ………… 90
⑮ くしやドライヤーを使って髪を整えられますか ………………………………… 90
⑯ 着替えはできますか．ボタンやファスナーをかけられますか ………………… 90
⑰ お風呂に入れますか．身体を洗えますか．髪を洗えますか …………………… 90

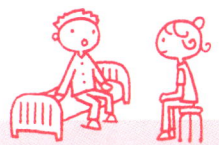

- ⑱ 食事は自分で一人でできますか．箸は使えますか …………………………… 90
- ⑲ トイレでは最後まで自分で用が足せますか．何かに手間取りますか ……… 90
- ⑳ トイレまで間に合わないことがありますか ………………………………… 90

生活のなかでの活動・運動

現在と入院前の生活
- ㉑ 現在と入院前の平均的な一日の生活，日課などを教えてください ………… 91

仕事・家事
- ㉒ 会社での仕事はできそうですか ……………………………………………… 91
- ㉓ 掃除，洗濯，料理などはできそうですか …………………………………… 91
- ㉔ 字を書くことや電話することなど，細かいことはできますか …………… 91

趣味・娯楽・遊び
- ㉕ 趣味や好きなことは行えますか．好きなおもちゃで遊べますか ………… 92

活動に対する意欲・意思
- ㉖ 自分でやりたくてもできないことはどんなことですか．
  できないのは何が原因だと思いますか ……………………………………… 93
- ㉗ さしあたり，どのようなことができるようになりたいですか …………… 93

バイタルサイン

体温
- ㉘ ［顔面紅潮，発汗の状態はどうか］ ………………………………………… 94
- ㉙ 熱っぽくありませんか ………………………………………………………… 94
- ㉚ 平熱はどれくらいですか ……………………………………………………… 94

脈拍・心拍
- ㉛ 脈が乱れることがありますか ………………………………………………… 96
- ㉜ 動悸（心臓のドキドキ）が続いたり，胸が痛かったり，胸が苦しくなったりすることがありますか．どのようなときに起こりますか．そのときどうしていますか …… 98
- ㉝ 心臓に問題があると言われたことがありますか …………………………… 99
- ㉞ 心電図をとったことがありますか．そのときに何か言われましたか …… 99
- ㉟ 心臓に関係する薬をのんでいますか．1日に何回，量はどれくらいですか … 99
- ㊱ 身内に，心臓に問題がある方はいますか …………………………………… 99

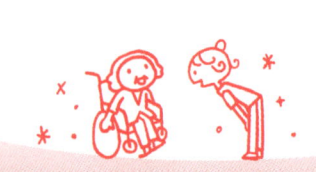

呼吸

㊲［呼吸状態はどうか］……100
㊳ 息が苦しくなることがありますか．それはどのようなときで，どうしていますか……100

呼吸に伴う症状

㊴ 咳は出ますか……102
㊵ 痰は出せますか……102

呼吸器・その他

㊶ 最後に胸のX線検査を受けたのはいつですか……103
㊷ 自宅や会社の周囲の環境はどのようですか……103

血圧

㊸ 血圧が高い，あるいは低いと言われたことがありますか……105
㊹ 起き上がるときにめまいがしたり，気分が悪くなったりしますか……105
㊺ 頭痛や肩凝り，首筋の凝りはありませんか……105
㊻ 血圧に関係することで，自分で気をつけていることがありますか……105
㊼ 血圧の薬をのんでいますか……108
㊽ 身内に高血圧の方はいますか……108
㊾ どこか（顔，手足）がむくんでいると感じることがありますか……109

検査値

㊿［血液検査データ（血算データ）はどうか］……110
(51)［呼吸器系の検査値（動脈血ガス分析，肺機能検査）はどうか］……110
(52)［循環器系の検査所見はどうか］……110
(53)［胸部X線検査の結果はどうか］……110

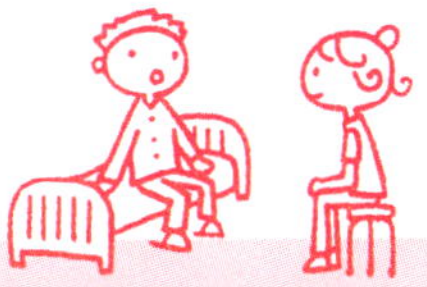

観察のしかた

活動・運動を成り立たせるもの

活動・運動は，骨格や関節・筋肉の動きに大きく支配される．動きに痛みを伴う場合には痛みの軽減が優先されるため，患者さんのニードを見極めることが重要となる．また，視覚・聴覚の障害はコミュニケーションに影響するばかりでなく，安全な運動を妨げるおそれがある．見え方，聞こえ方の情報は，説明や声のかけ方などに関する具体的介入に役立つ．

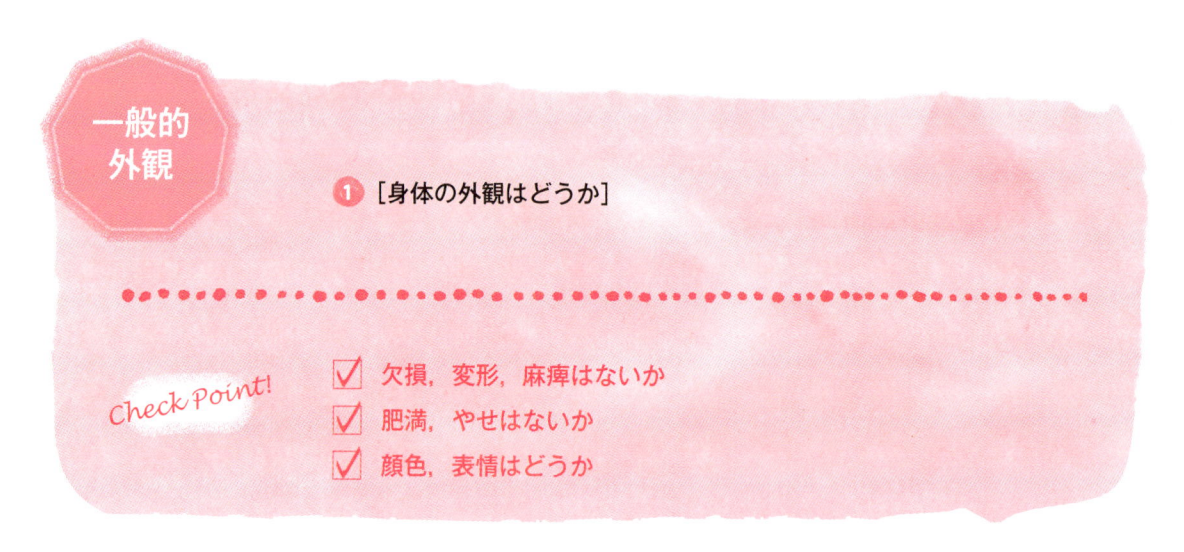

一般的外観

❶ [身体の外観はどうか]

Check Point!
- ☑ 欠損，変形，麻痺はないか
- ☑ 肥満，やせはないか
- ☑ 顔色，表情はどうか

　一見してわかるような身体の障害（欠損，変形，麻痺）は，活動・運動に影響を及ぼす．心理的にもダメージを与えるので，心身両面を考慮して声をかけるなどの看護介入を行う必要がある．

　肥満は活動・運動の敏捷性(びんしょうせい)に影響することがあるうえ，手が届かないために更衣ができないなど，自力で行える生活活動の範囲を狭くすることがある．

　やせの場合は，栄養状態の不良によって活動する能力（体力）が不十分なために，生活行動がとれないことがある．

　顔色，表情には疾病そのものが影響する場合もあるが，患者さんの現在の気分や体調も影響する．通常，体調がよい場合には表情は明るく，顔色もよくなる傾向がある．

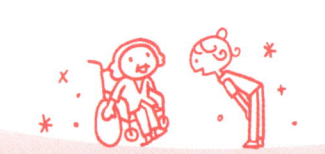

痛み・感覚器の働き

2. 痛いところやつらいところはありますか
3. 眼はよく見えますか
4. 耳は聞こえますか

Check Point!
- ☑ 話し方はどうか（痛みのためにつらそうか）
- ☑ 痛みのある部位とその状態（発赤，腫脹，形など）はどうか
- ☑ 痛みのある部位をかばう体位か
- ☑ どのようなときに痛いか，どのくらいの頻度か
- ☑ 随伴症状はあるか
- ☑ 視覚，聴覚の状態はどうか

　どんな種類の痛みであっても，強い痛みを感じている状態では活発に，あるいは快活に行動することは困難である．それは体験からも想像できるだろう．そのような場合，患者さんは自らの意思にかかわらず臥床しがちになる．❷の質問では，痛みの有無だけでなく，痛みの部位やその状態をできるだけ詳しくたずねる．

　視覚障害，聴覚障害の有無は外見から判断することが難しいので，直接患者さんに確認する．どちらの障害もコミュニケーションに影響を与える．特に高齢者は難聴や白内障などの視聴覚障害をもっていることが多いので，早めに確認する．

　視覚や聴覚に障害のある人は，自分が今どのような環境にあるかを察知することが難しく，突発的な事故の回避が困難である．入院などにより物理的環境が大きく変化する場合には，転倒・転落などの危険性が高まることから，患者さんの様子を十分に観察し，事故予防の計画が必要かどうか検討する．

運動器の障害

5. ［義肢，装具，車いすや杖などの補装具が近くにあるか．安静を強いられるような固定や装置があるか］

Check Point!
- ☑ 補装具を使用しているか
- ☑ 環境の変化に適応しているか

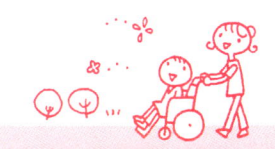

義肢，装具，車いすや杖などの補装具は四肢の機能障害を補うものであり，活動・運動の範囲を大きく左右する．❺を観察することにより，障害の程度や補装具の使用状況を確認する．

日常的に義肢や装具を使用している人は，それらがあってはじめて通常の生活に近い活動ができる．それらをつけていない状態では自立した生活が営めない，あるいは困難であると考えてよいので，何らかの看護介入が必要となる．また，補装具はあくまで補助的な道具であり，突然のアクシデントに瞬時に対応するのは困難である．病院の慣れない環境では，狭い病室や廊下，スロープなど，どの場所においても転倒の危険があり，それによって従来の活動・運動の範囲が狭められている可能性が高い．

運動器の障害

❻ 力が入らないところはありますか．動きにくいところはありますか

Check Point!
- ☑ 関節可動域に問題はないか
- ☑ 筋および筋群の協調運動の状態はどうか

骨，関節，筋は身体を支えたり動かしたりする器官であるから，その障害はわずかであっても活動・運動を何らかの形で制限する．運動器の障害は，力が入らない，動きにくい，震えるなどのほかに，痛みを伴うこともしばしばである．❻では，その点も含めて確認する．

1．関節可動域

基本軸（基本肢位）を中心に，上肢，下肢，体幹などにおける関節の運動範囲を角度計を用いて測定する（図1）．

2．筋および筋群の協調運動の状態

1つの関節の1つの運動には複数の筋肉が関与しており，それらはその運動に主に関与する**主動作筋**と補助的な働きをする**補助筋**に分けられる．

【例】
股関節の外転運動：主動作筋は中殿筋，補助筋は小殿筋，大腿筋膜張筋，大殿筋（上部線維）
膝関節の伸展運動：主動作筋は大腿四頭筋
膝関節の屈曲運動：主動作筋は大腿二頭筋，半腱様筋，半膜様筋

主動作筋は単数のこともあれば複数のこともある．これらの筋はそれぞれに神経の支配を受けているので，全身の各関節について徒手筋力テスト（MMT；manual mascle testing）を行い，筋力低下をきたしている筋肉を調べることにより，神経損傷の部位を特定することができる（表1，2）．

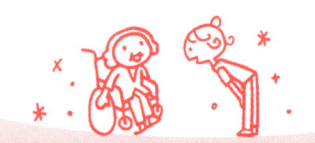

D 活動・運動　83

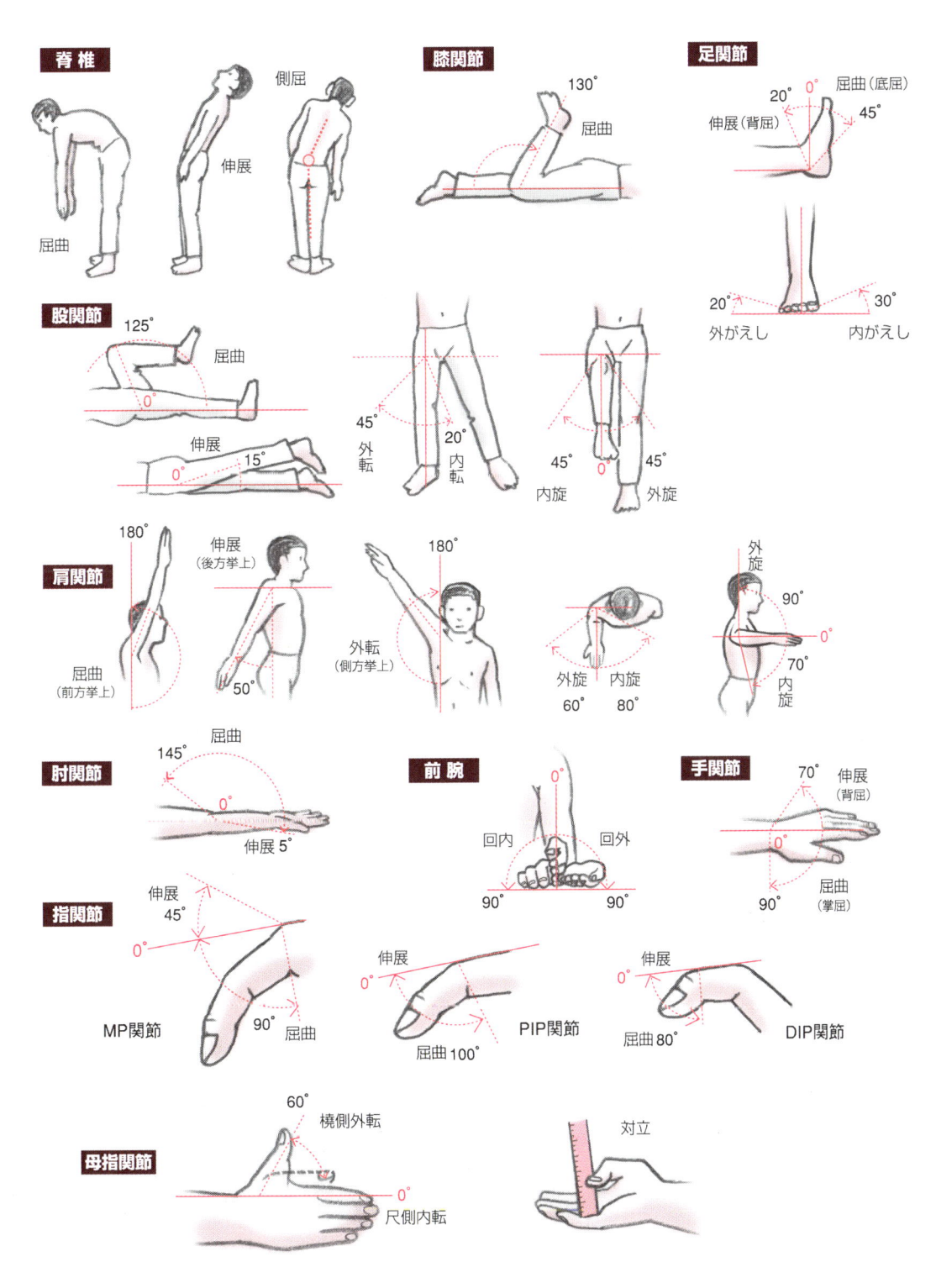

日本整形外科学会, 日本リハビリテーション医学会関節可動域合同委員会：関節可動域表示ならびに測定法, 1995をもとにイラスト作成.

図1　関節の動きと可動域

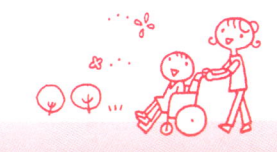

表1　徒手筋力テストで対象とする筋

部位	運動	主動作筋	神経と髄節
頸	屈曲	胸鎖乳突筋	副神経　C2-3
	伸展	僧帽筋上部 頭半棘筋 頭板状筋 頸板状筋	副神経　C3-4 頸神経背側枝 頸神経後背側枝
体幹	屈曲	腹直筋	下部肋間神経　T7-I2
	回旋	外腹斜筋 内腹斜筋	肋間神経 腸骨下腹神経 腸骨鼠径神経
	伸展	脊柱起立筋	脊髄神経後枝
	骨盤挙上	腰方形筋	T12-L2
股関節	屈曲	大腰筋 腸骨筋	L2-3 大腿神経　L2-3
	伸展	大殿筋 膝屈筋群	下殿神経　L5-S-2 坐骨神経　L4-S-3
	外転	中殿筋	上殿神経　L4-S-1
	内転	大内転筋 短内転筋 長内転勤 恥骨筋 大腿薄筋	閉鎖神経　L3-4 坐骨神経　L3-4 閉鎖神経　L3-4 閉鎖神経　L3-4 大腿神経　L2-4 閉鎖神経　L3-4
	外旋	外閉鎖筋 内閉鎖筋 大腿方形筋 梨状筋 上，下双子筋 大殿筋	閉鎖神経　L3-4 　　　　　　L5-S3 　　　　　　L4-S1 　　　　　　S1-2 　　　　　　L4-S2 下殿神経　L5-S2
	内旋	小殿筋 大腿筋膜張筋	上殿神経　L4-S1 上殿神経　L4-S1
膝関節	屈曲	大腿二頭筋長頭 　　　　　　短頭 半腱様筋 半膜様筋	坐骨神経　S1-3 坐骨神経　L5-S2 坐骨神経　L5-S2 〃
	伸展	大腿四頭筋	大腿神経　L2-4
足関節	底屈	腓腹筋 ひらめ筋	脛骨神経　S1-2 〃
	背屈内反	前脛骨筋	深腓骨神経　L4-S1
	内反	後脛骨筋	脛骨神経　L5-S1
	外反	長腓骨筋 短腓骨筋	浅腓骨神経　L4-S1
足指	MP屈曲	虫様筋 短母指屈筋	足底神経　L4-S2 内足底神経　L4-S1
	IP屈曲	長指屈筋 短指屈筋 長母指屈筋	脛骨神経　L5-S1 内足底神経　L4-5 脛骨神経　L5-S1
	伸展	長指伸筋 短指伸筋 長母指伸筋	深腓骨神経　L4-S1 　　　　　　L5-S1 　　　　　　L4-S1
	外転	背側骨間筋 母指外転筋 小指外転筋	外足底神経　S1-2 内足底神経　L4-5 外足底神経　S1-2
	内転	底側骨間筋 母指内転筋	外足底神経　S1-2
肩甲骨	外転	前鋸筋	長胸神経　C5-7
	挙上	僧帽筋上部 肩甲挙筋	副神経 　　　　　　C3-4

部位	運動	主動作筋	神経と髄節
肩甲骨	内転	僧帽筋中部 大小菱形筋	副神経 肩甲背神経　C5
	下制内転	僧帽筋下部	副神経
肩関節	屈曲	三角筋前部 烏口腕筋	腋下神経　C5-6 筋皮神経　C7
	伸展	広背筋 大円筋 三角筋後部	胸背神経　C6-8 肩甲下神経　C5-6 腋下神経　C5-6
	外転	三角筋中部 棘上筋	腋下神経　C5-6 肩甲上神経　C5
	水平位外転	三角筋後部	腋下神経　C5-6
	水平位内転	大胸筋	前胸神経　C5-T1
	外旋	棘下筋 小円筋	肩甲上神経　C5-6 腋下神経　C5
	内旋	肩甲下筋 大胸筋 広背筋 大円筋	肩甲下神経　C5-6 胸神経　C6-T1 胸背神経　C6-8 肩甲下神経　C5-6
肘関節	屈曲	上腕二頭筋 上腕筋 腕橈骨筋	筋皮神経　C5-6 筋皮神経　C5-6 橈骨神経　C5-6
	伸展	上腕三頭筋	橈骨神経　C7-8
前腕	回外	上腕二頭筋 回外筋	筋皮神経　C5-6 橈骨神経　C6
	回内	円回内筋 方形回内筋	正中神経　C6-7 正中神経　C8-T1
手関節	掌屈	橈側手根屈筋 尺側手根屈筋	正中神経　C6-7 尺骨神経　C8-T1
	背屈	長橈側手根屈筋 短橈側手根屈筋 尺側手根伸筋	橈骨神経　C6-7 橈骨神経　C6-7 橈骨神経　C6-8
手指	MP屈曲	虫様筋 背側骨間筋 掌側骨間筋	正中神経　C6-7 尺骨神経　C8 尺骨神経　C8-T1 尺骨神経　C8-T1
	IP屈曲	浅指屈筋 深指屈筋	正中神経　C7-T1 正中神経　C8-T1 尺骨神経　C8-T1
	MP伸展	指伸筋 示指伸筋 小指伸筋	橈骨神経　C6-8 橈骨神経　C6-8 橈骨神経　C7
	外転	背側骨間筋 小指外転筋	尺骨神経　C8-T1 尺骨神経　C8-T1
	内転	掌側骨間筋	尺骨神経　C8-T1
母指	屈曲	短母指屈筋 長母指屈筋	正中神経　C6-7 尺骨神経　C8-T1 正中神経　C8-T1
	伸展	短母指伸筋 長母指伸筋	橈骨神経　C6-7 橈骨神経　C6-8
	外転	長母指外転筋 短母指外転筋	橈骨神経　C6-7 正中神経　C6-7
	内転	母指内転筋	尺骨神経　C8-T1
	対立	母指対立筋 小指対立筋	正中神経　C6-7 尺骨神経　C8-T1

Helen, J., 他著，津山直一，他訳：新・徒手筋力検査法，第8版，協同医書出版，2008より引用．

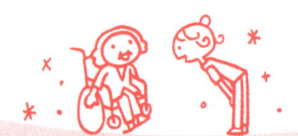

表2 徒手筋力テストの評価法（Daniels）

5	正常 normal	強い抵抗を加えても，完全に運動しうる
4	優 good	若干の抵抗を加えても，完全に運動しうる
3	良 fair	抵抗を加えなければ，重力に抗して完全に運動しうる
2	可 poor	重力を除けば完全に運動しうる
1	不可 trace	関節は動かないが筋の収縮は認められる
0	ゼロ zero	筋の収縮がまったく認められない

運動器の障害

❼ 震えたり痙攣したりすることがありますか．それはどのような動きをしたときですか

Check Point!
- ☑ 痙攣，チック，しゃっくりはあるか
- ☑ 振戦が起こることがあるか
- ☑ ゆきすぎる言動がみられるか

運動障害については，運動機能の低下とともに，活動の亢進（動きすぎること）についても観察する．活動が亢進する理由は，骨格筋の障害，内臓障害，精神的なこと，アルコールや薬物の中毒など様々であり，それらが互いに影響しあっていることもある．

活動亢進のなかには，たとえばしゃっくりのように疾患とはいえないものや，単に性格や環境に起因する多動・多弁もある．しかし，それらの症状は，腎疾患による中毒，脳幹の損傷や病変，躁うつ病，統合失調症，内分泌障害，加齢などに関係するものであったり，薬の副作用であったりする場合もあり，原因を判断することは難しい．

精神的な要因や環境の影響による活動亢進の場合には，しばしば，看護のあり方が大きな影響を及ぼす．

1．痙攣，チック

痙攣，チックについては，それぞれ以下のような点を確認する．

a．痙攣
- 起こる部位，頻度
- 原因となる疾患があるか（テタニー，ベル麻痺，ウイルス感染，中毒，神経変性疾患など）
- 普段の食事にカルシウムが不足していないか
- カルシウム代謝を促進するビタミンDが不足していないか（太陽光線，魚，卵黄，バターなど）

b．チック
- チックの起こる部位（しかめ面，まばたき，肩をすくめる：頭，頸などに多い）
- 情動は安定しているか（人間関係，社会的評価など，ストレス要因になっていることがあるか）

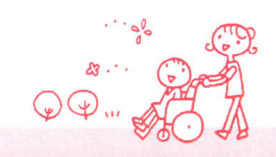

2．振戦

振戦については，以下の点を確認するとよい．
- 振戦が起こる部位
- 一時的か，継続しているものか
- 原因（寒冷，高齢，アルコール依存，パーキンソン病，神経筋疾患，肝臓疾患，甲状腺機能亢進症，中脳の腫瘍や障害など）
- 振戦の程度（日常生活動作に障害となるか，援助が必要か）

3．ゆきすぎる言動

❼で疾患に起因しない活動亢進が疑われる場合，以下の点について確認する．
- 多動，多弁の程度（時と場所をわきまえたものであるか）
- 睡眠時間は十分か
- 振戦やチック，痙攣などを伴っていないか
- 何か薬をのんでいないか
- アルコール依存はないか
- 精神疾患はないか（躁うつ病，統合失調症など）

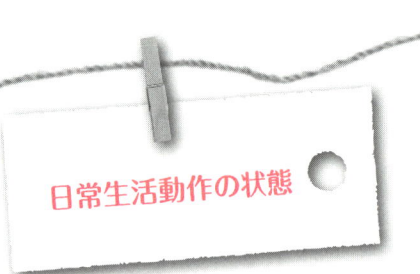

日常生活動作の状態

日常生活動作（ADL）の状態についての情報収集は，日常生活動作を運動器系の障害と結びつけて観察することがポイントとなる（表3，4）．

どこがどのようになっていて，どの動きができないのかを明らかにする．本人からの情報，観察，医師の所見を参考にして，介助すべき部位やタイミングを知り，具体的介入法を導く．

姿勢の保持

❽ つらい姿勢，楽な姿勢がありますか．どのような姿勢で過ごすことが多いですか

❾ ベッド上での寝返りや起きて座る動作は自分でできますか．つらくはないですか

Check Point!
- ☑ 不自然な姿勢や行動をとっていないか
- ☑ 生活の中心がどこにあるのか

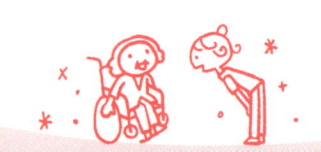

表3　ADLチェックシートの例

動作区分	動作項目				備考
起居動作 ベッド上	起き上がる 寝る	座位 （椅子，ベッド） 寝返り	立位	姿勢の保持 立位，座位	
移動動作	歩く	階段昇降	坂道昇降		杖 歩行器
移乗動作	車いす				
食事動作	手，スプーン， 箸，フォーク	茶碗をもつ カップ，コップ	蓋をとる	調味料をかける	
更衣動作	上着　かぶるもの 　　　はおるもの 寝衣　ひも	ズボンの着脱	ボタン スナップ ファスナー マジックテープ	靴下の着脱 靴の脱ぎ履き サンダル，スリッパ	
整容動作	整髪　くしの使用 　　　ドライヤー	ひげを剃る	爪を切る		
保清動作	水道栓の開閉 シャワーを使う	手洗い	歯みがき 義歯	洗面 タオルを使う	
	浴槽の出入り	湯をくむ	身体を洗う	洗髪	
排泄動作	衣服の始末 （下着の上げ下げ など）	用便後の後始末 ペーパーを使う 洗浄装置			尿器 ポータブルトイレ
机上動作	ペンを持つ	字を書く	紙などをめくる		
仕事，家事 動作	掃除，片付け	戸棚，床頭台の使用	洗濯，洗い物	電話をかける	
	料理	スイッチ，リモコンなど			
趣味など					

＊動作の項目は，その患者さんに合わせて細かい動作に変更したり，他の項目を追加したりするとよい．

表4　ADL評価基準の例

評価	内容
3	上手にできる
2	何とか自分でできる
1	助けがあればできる
0	自分ではまったくできない

　観察の目的は，看護介入を導き，その患者さんが日常生活動作を維持，拡大できるようにすることである．❽❾では，何がどこまでできるかを明らかにし，できない場合はその原因を探ることが重要である（**表5**）．

　まず，生活はベッド上であるのか，それ以外でも可能なのか，活動範囲と活動状況を知る．活動範囲がベッド上である場合，自力で体位変換ができて安楽な体位をとれるかどうか，患者さんが満足しているかどうかを確認する．

　ベッド上での体位が安楽でないこと，自力で体位変換ができないことは，活動・運動の問題にとどまらず睡眠・休息にも悪影響を及ぼし，回復の妨げになる．

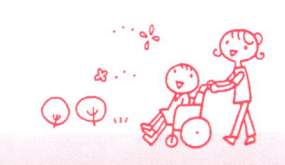

表5　ADLの観察方法

方　法	観察のポイント
声をかけて聞く	患者さんが動いているときは，何かしようとしていると考え，声をかけて聞いてみる．どこまでできるか，さりげなく確認する．
手伝って確認する	患者さんが何かしようとしているとき，不安定であったり，おぼつかない様子がみられたら，一声かけてからその行動を手伝い，どのような動作がしにくいのか，患者さんに確認する．
自分で確かめる	患者さんが「一人でできます」と言った場合でも，うのみにせず，必ず自分の目で確かめる．できる限り付き添い，どのような行動をとるか，どこまでできるか確認する．
さりげなく観察する	じっと見つめる観察では患者さんが意識してぎこちなくなるので，何かを行いながら，さりげなく観察する．

移乗・歩行

⑩ 車いすへは自分で乗り移れますか．そのとき，危ない感じはしませんか

⑪ 一人で歩くことはできますか．どれくらい歩けますか．どれくらいで疲れますか

Check Point!

☑ 車いすや杖などの補装具が近くにあるか
☑ 補装具の使用によって，日常生活動作がどの程度可能になるのか
☑ どの程度，自立して歩けるのか

　まず，患者さんの周囲に，移動するときに使う道具があるかどうか確認する．杖や車いすがあれば，何らかの原因による歩行困難があることを示している．その場合は移動の距離が限られるので，行きたいところに自由に行かれない状態であると考えられる．

　洗面や排泄など他の日常生活動作においても制限が生じる．ベッド上で洗面や排泄を行う場合は，ベッドの汚染や臭気・音などが気になって爽快感を得られないことが多く，患者さんにとってつらいものである．排泄の自立は誰もが希望する，優先順位の高いものである．

　上肢に障害がある場合にも，日常生活動作は大きく影響を受ける．日常生活動作の一連の行動や動作のうち，何がどこまでできるのか，どこができないのかを十分に観察し，その患者さんの希望を聞くことによって，その人に合った看護実践につなげる．

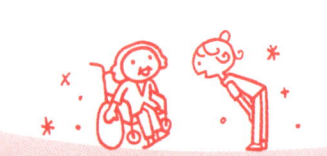

D 活動・運動

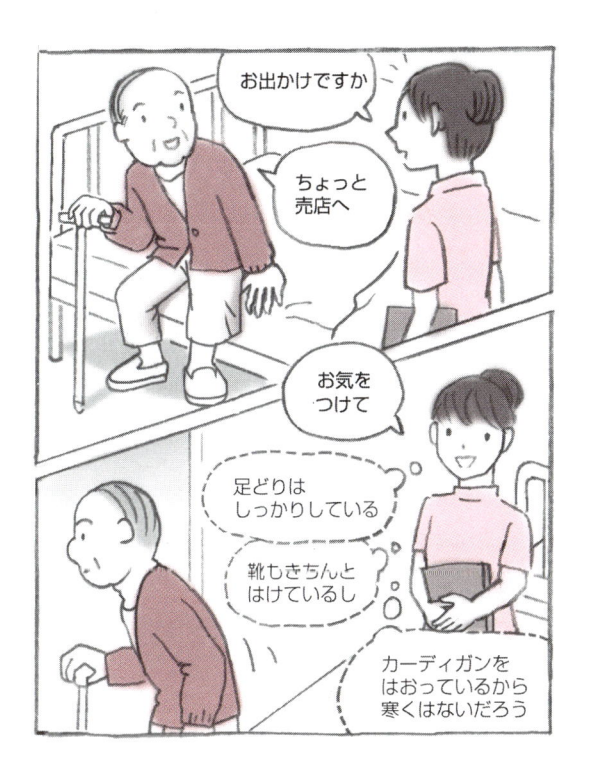

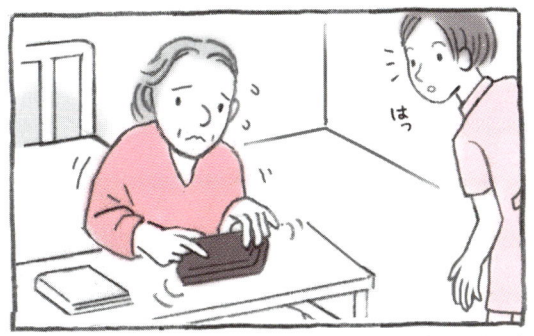

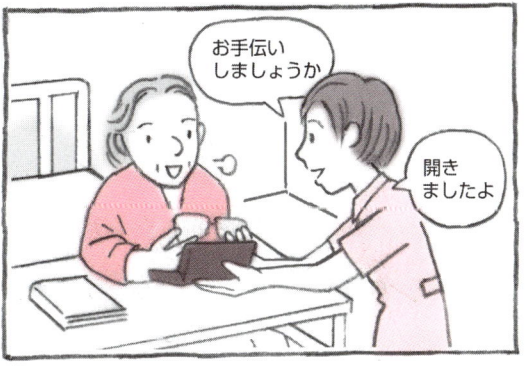

移乗・歩行

⓬ ［ベッドの上や周囲に何が置いてあるか］
⓭ 何か運動や訓練をしていますか．内容と時間を教えてください

Check Point!
- ☑ ベッド周りに何があるか，それをいつ使用するか
- ☑ 運動量はどのくらいか

⓬について，ベッド上やその周囲には患者さんのよく使う物が置いてある．それらの物品を知るだけでも活動状況がかなり推測できる．疑問に思った物品についてだけではなく，一とおり使い道などを確認すると，思い込みで看護介入の計画を立ててしまうことにならずに済む．たとえば，尿器は夜間のみ使用することなどを最初に確認しておくと，効率よく情報収集することができる．

また⓭で，どのような運動をどれくらい行っている（いた）かたずねることによって，運動量の限界を知ることができる．その運動について「つらい」「楽しい」などの本音を聞けることも多く，リハビリテーションや看護介入の継続・終了の判断材料としても有効である．

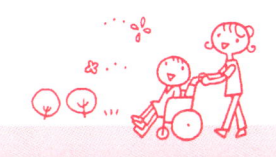

身体の保清など

⑭ 洗面，歯みがき（入れ歯のお手入れ）はできますか．手は洗えますか
⑮ くしやドライヤーを使って髪を整えられますか
⑯ 着替えはできますか．ボタンやファスナーをかけられますか
⑰ お風呂に入れますか．身体を洗えますか．髪を洗えますか
⑱ 食事は自分で一人でできますか．箸は使えますか
⑲ トイレでは最後まで自分で用が足せますか．何かに手間取りますか
⑳ トイレまで間に合わないことがありますか

Check Point!
- ☑ 寝衣や下着はどのようなタイプのものか
- ☑ ポータブルトイレ，尿器を使用しているか

　身体の保清，更衣，整容，食事，排泄の動作には，大きい動作から指先などを使う巧緻性の高い動作まであり，使われる筋肉も広範囲に及ぶ．疾患によってもできる動作が大きく異なるので，⑭〜⑳の質問から，何がどこまでできるかを明らかにすることが大切である．

　特に麻痺が不随意に起こる神経系の疾患，関節拘縮や筋萎縮が起こる疾患では，動作を細かく観察し，具体的な看護介入の計画を立てる．さらに，麻痺などの原因や誘因を探ることで日常生活動作の拡大につなげることもできる．

　日常生活動作の範囲が広がることは自立に近づくことであり，患者さんの喜びも大きい．

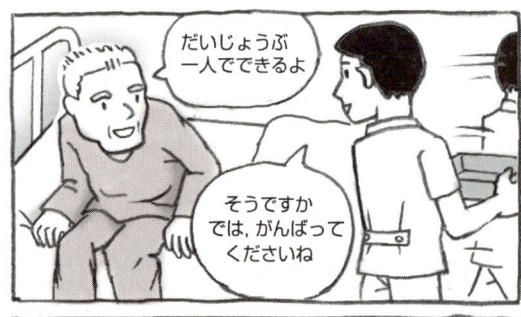

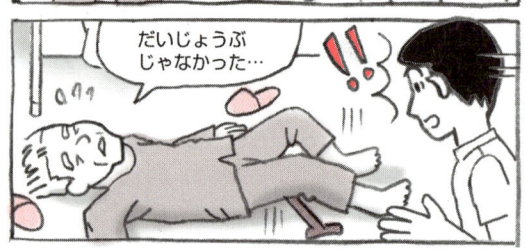

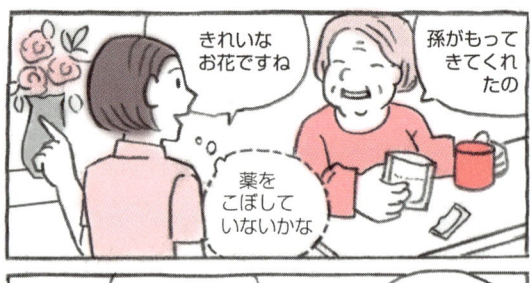

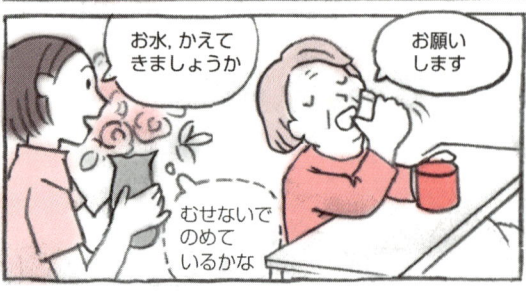

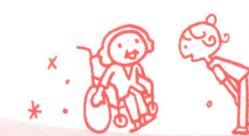

D 活動・運動

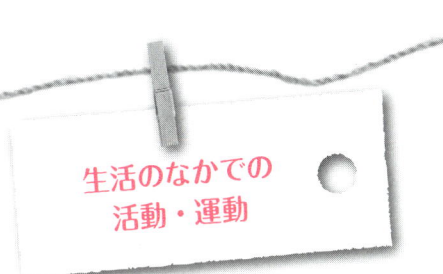

生活のなかでの活動・運動には，起きる・立つ・座る・歩くなどの大きな動きもあれば，手指の細かい動きもある．また，同じ姿勢を保持したり，ある動作を繰り返したりするなど，様々である．

目標達成は，退院後の安心した生活にもつながるため，患者さんがどのような生活活動を望んでいるのか具体的に確認することが重要である．

生活のなかでの活動・運動

現在と入院前の生活

㉑ 現在と入院前の平均的な一日の生活，日課などを教えてください

Check Point!
- ☑ 入院前の一日の過ごし方はどうであったか
- ☑ 日課などがあるか

㉑で得られる情報は，タイムリーに看護介入を行うために欠くことのできないものである．清拭を始めたが，終わらないうちにリハビリテーションの時間になってしまったというのでは，本来気持ち良さをもたらすはずの清拭も患者さんにとって迷惑なものになりかねない．看護計画を立案する際には，どのような時間に何を実践すると効果的であるかを十分に考えて行うことが要求される．

また，入院前の平均的な一日の過ごし方を知ると，その患者さんの短期目標，長期目標を考えるときに役立つ．当然，今後の病状を予測し，治療方針を考慮したうえでのことである．

仕事・家事

㉒ 会社での仕事はできそうですか
㉓ 掃除，洗濯，料理などはできそうですか
㉔ 字を書くことや電話することなど，細かいことはできますか

Check Point!
- ☑ 仕事や家事などはできそうか
- ☑ （退院時の）目標として設定できるか

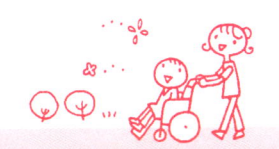

㉒㉓㉔のような項目については，その患者さんが，ある程度できそうであると判断できる状態になってから情報収集する．質問の内容やしかたによっては，信頼関係を損ねるおそれがあるので注意する．

回復期にある患者さんや退院が近い患者さんには，目標として設定することもできるので，有効な情報である．

趣味・娯楽・遊び

㉕ 趣味や好きなことは行えますか．好きなおもちゃで遊べますか

Check Point!
- ☑ 気分転換になるような趣味があるか
- ☑ 日常生活動作の訓練などにつなげられるか

　入院生活は単調になりがちである．患者さんの気分のよい日には痛みなどの様子をみながら，趣味や好きなことで気分転換を図ることを考える．同室者とのコミュニケーションを広げることも，いい気分転換になるため大切にしたい．そのなかで，その患者さんが元気になる話，いきいきとする話や活動は何であるか把握できるとよい．㉕の情報に基づいて，趣味と実益を兼ねた日常生活動作の訓練を行えるような看護介入を考えたいものである．

　しかし，身体の苦痛が強く，趣味どころではないときもあるので，これらの情報収集は状態のよいときにタイミングをみて行う．

　小児や高齢の患者さんでは，遊びや趣味についての情報は欠かせない．小児は遊びながら成長発達する対象であるから，本人からの情報収集が困難であっても，母親など家族の協力を得たい．高齢者は入院して行動範囲が狭まると認知症初期のような症状（健忘，不眠，抑うつ，日常生活能力の低下など）が出現することがあるので，適度な刺激となるよう趣味や娯楽の情報を生かしたい．

　自宅での生活や趣味に関連させた情報収集は会話がはずみ，看護上の効果も期待できる．普段は無口で話したがらない人も，興味・関心のあることについては表情が明るくなり，口数も多くなるものである．

　ここでは，得られた情報を効果的に看護介入に生かすことを考える．

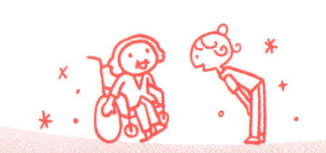

D　活動・運動

活動に対する意欲・意思

㉖ 自分でやりたくてもできないことはどんなことですか．できないのは何が原因だと思いますか

㉗ さしあたり，どのようなことができるようになりたいですか

Check Point!
- ☑ どんなことができるようになりたいか
- ☑ それはどうすればできるようになるのか

　ここで得られる情報は，㉖㉗の質問に対する答えとしてだけでなく，それまでの会話のなかで聞かれたものであったり，患者さんが行動とともにつぶやいたり，突然ボソッと話すことも多いので，日常の何気ないやりとりにもよく耳を傾ける．あらためて質問してみると意外な言葉が聞かれる場合もあるので，ぜひ確認しておきたい．

　患者さんと意見交換をすることは，医療者の意図を理解してもらうことや，患者さんの深い思いを知ることにつながる．医療者の思い描く患者さんの理想の姿が，本人の望む姿と異なっていたのでは，たとえ看護介入の成果が得られたとしても，患者さんからのよい反応は期待できない．当然，信頼も得られない結果となる．

　患者さんと主治医とのコミュニケーションがとれていない場合もあるので，治療方針を受け入れているかどうかを確認する必要がある．受け入れていないと感じられるときは，早急に看護師から主治医に連絡をとるなどの対処が必要である．患者さんは，なかなか思い切って医師や看護師に思いを伝えられないものである．そのことを念頭において情報収集する．

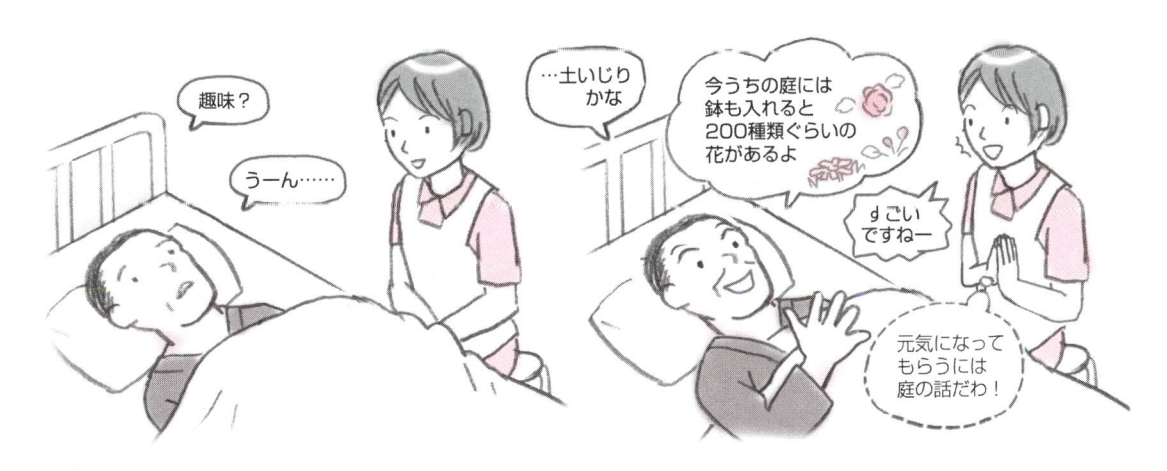

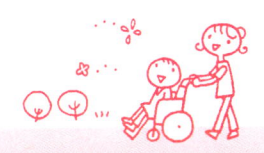

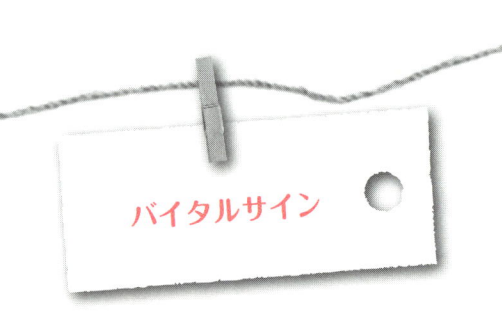

バイタルサイン

バイタルサイン（体温，呼吸，脈拍，血圧）の測定によって得られる呼吸器・循環器に関連する情報は，最も優先される基本的な情報である．

呼吸器系・循環器系の障害は生命存続の危機感・恐怖感をもたらすので，その発現や自覚は活動・運動の妨げとなり，精神面にも影響を及ぼす．

体温

- 28 [顔面紅潮，発汗の状態はどうか]
- 29 熱っぽくありませんか
- 30 平熱はどれくらいですか

Check Point!
- ☑ 発熱しているか，低体温ではないか
- ☑ 熱型はどうか
- ☑ 他のバイタルサインとの関係はどうか

体温は，発熱の有無を知るとともに，体温の上昇や下降の経過から，生理的な状態や疾病の経過を知るのに役立つ．また，熱型や脈拍数・呼吸数との関係をみることは，全身の呼吸循環状態を把握する手がかりとなる．

1．体温の基礎知識

a．標準体温

一般には，腋窩温で36〜37℃を標準体温とし，37℃を超えると「微熱」とする．しかし平熱が37℃以上の健康者もおり，年齢差，日差など個人の状態によって値は変動する．日本人の腋窩温の平均値は36.89±0.342℃とされる．

b．体温の日差

午前2〜6時が最低で，午後3〜8時が最高になる．日内変動は1℃以内．

c．体温の年齢差

乳幼児は体温の調節機能が十分に発達していないため，環境条件に影響されやすい．生後100日頃から37℃以下になる．2歳を過ぎると日差が現れ，10歳くらいで体温の調節機能が安定してくる．高齢者は一般的に体温が低く測定されるが，これは皮膚の熱伝導度が小さいためであり，十分に時間をかけて測定する．

d．体温の個人差

患者さんの平熱を確認する．個人差は，自律神経系や内分泌系の機能の違いによるものと考えられる．

2．熱型，脈拍・呼吸との関係

まず，熱型を確認する．稽留熱，弛張熱，間欠熱，波状熱，二峰熱，不定熱などではないかをみる（「B 栄養・代謝」p.47の図13を参照）．

体温の経過と脈拍数・呼吸数の増減は並行し

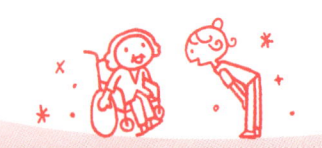

ていることが多いが，疾患によって，たとえば腸チフスでは体温が高いのに脈拍数の増加がみられない，過呼吸症候群では呼吸数が著しく多いのに体温は平熱である，といったことがある．バイタルサインの項目を同時にみることによって，患者さんの状態をより正確に把握し，病気の診断，経過，治療の効果判定に役立てることができる．

3．体温測定の方法

a．測定部位

腋窩，耳孔，口腔，直腸で測定する．測定部位による体温の差異は以下のとおりである[3]．

- 直腸温－口腔温＝0.4〜0.6℃
- 直腸温－腋窩温＝0.8〜0.9℃
- 口腔温－腋窩温＝0.2〜0.3℃（臥床時）
  　　　　　　　　0.3〜0.5℃（椅座時）

すなわち，直腸温＞口腔温＞腋窩温，となる．

b．測定時間

体温計には，30秒計，1分計，5分計がある．腋窩の温度が安定するには10分以上の時間を要するが，5分程度でも一定に近い値に達する（図2）．また，電子体温計には直示式と予測式がある．予測式では短時間で予測した値を表示するが，そのまま続けると実測されるものもある．測定値に疑問が生じた場合は，体温計の種類を変えて再度測定する．

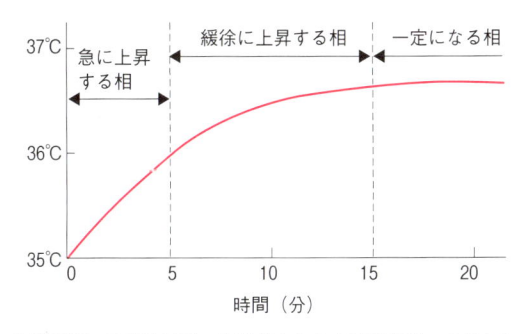

図2　体温計の示度と測定時間の関係
阿部正和：看護生理学；生理学よりみた基礎看護．メヂカルフレンド社，1985．p.5 より引用．

c．体温測定の実際

体内温に近い温度が測定されるように行う．

腋窩検温法

❶ 腋窩検温では，腋窩の深部の最高温度の部位に体温計の先が当たるように挿入する（図3）．

❷ 測定時間は10分間以上とする．
- 入浴直後や運動後の測定は避ける．
- 測定前には腋窩を閉じておく．測定前に40分間腋窩を開放しておき，皮膚温が下がった状態で測定を始めた場合，一定の温度に達するのに40分要するといわれている[4]．
- 小児は体動が激しく，同じ体位を継続することが難しい．また，高齢者は脂肪が少なく腋窩のくぼみが深いので，体温計の先端部を腋窩に密着させることが難しい．こうした対象の場合は，腕や体温計を支持するなどの援助が必要である．

❸ 健側で測定する
- 片麻痺の場合は，麻痺側のほうが低くなるので，健側（障害のない側）で測定する．
- 側臥位では，下になっている側の体温が低くなる．

耳孔検温法（図4）

❶ 耳介を上方に引き上げる．

❷ 挿入部を外耳道の走行に沿わせる．

❸ 挿入部先端（プローブ部）が鼓膜の奥の動脈温（赤外線）を感知し，表示する．

口腔検温法（図5）

❶ 舌下に体温計を入れ，口唇を閉じて鼻での呼吸とする．

❷ 測定時間は通常5分間．
- 口腔温は，冷たい飲料，含嗽，食事，会話，運動などによって変動する．これらの条件がなくなって30分以上経過してから測定する．

直腸検温法

❶ 直腸用の体温計を肛門からゆっくり挿入する．患者さんの様子を観察しながら，安全性を考慮して行う．また次のような点に留意する．

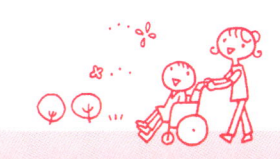

図3 腋窩皮膚温の分布状態

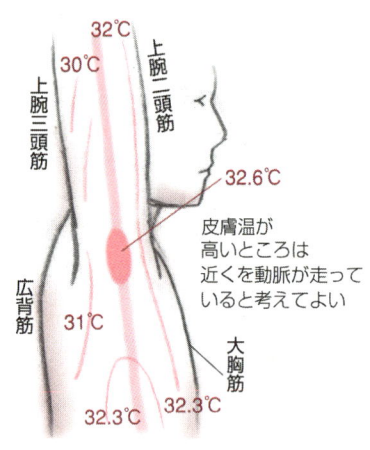

阿部正和：看護生理学；生理学よりみた基礎看護，メヂカルフレンド社，1985，p. 4 より引用，一部改変．

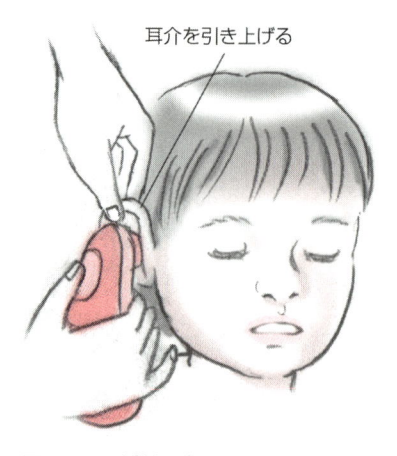

図4 耳孔検温法

・プライバシーに配慮する．

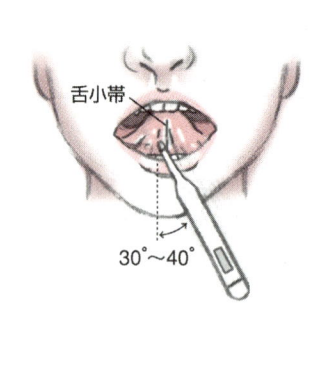

図5 口腔検温法

・糞便があると，正確な体温測定が妨げられる．
・正確な体温データが必要な場合を除いて，一般には用いられない方法である．

脈拍・心拍

31 脈が乱れることがありますか

Check Point!
- ☑ 脈拍数はどうか
- ☑ 脈拍のリズムはどうか，欠損はあるか
- ☑ 脈拍の強弱（大小，緊張）はあるか

脈拍は心臓の拍動を伝える重要な情報である．また，全身状態の変化（身体的・精神的）を知る手がかりでもある．

1．脈拍の基礎知識

a．脈拍数（頻脈，徐脈）

正常な脈拍数の目安
・新生児：110〜140回/分
・幼児：90〜110回/分
・学童：70〜90/分
・成人：60〜80回/分

脈拍数の異常

頻脈（成人：100回/分以上）
原因：体温上昇，甲状腺機能亢進症，交感神経系の興奮，循環血液量の減少，低酸素血症，不安，疼痛

徐脈（成人：60回/分以下）
　原因：頭蓋内圧亢進（髄膜炎，脳腫瘍，脳出血），黄疸，ジギタリス中毒，心筋の極度の衰弱，完全房室ブロック，迷走神経緊張（運動性徐脈：訓練を積んだスポーツマンに多い）

b．脈拍欠損（欠滞，欠代，結代）

　心臓から十分な拍出量がないことや，末梢に脈が伝わらないことによって生じる．心室性期外収縮や心房細動を伴う心室頻拍でみられる．

c．脈拍のリズム（整脈，不整脈）

　不整脈がみられる場合には，期外収縮，心房細動，完全房室ブロック，洞性不整脈，呼吸性不整脈が疑われる．

d．脈拍の強弱，緊張

大脈：心臓の1回の送血量が多く，脈圧の大きい脈．血圧上昇時，発熱時，大動脈弁閉鎖不全，左心室肥大時にみられる．健康な人でも激しい運動をした後にみられる．

小脈：心臓が衰弱したときなどにみられる，脈圧の小さい脈．健康な人でも，寒冷時に末梢の動脈が収縮して橈骨動脈まで脈波が届かないために小脈となることもある．

硬脈：収縮期血圧が高いときにみられる緊張の強い脈．高血圧，動脈硬化症のときにみられる．

軟脈：収縮期血圧が低いときにみられる緊張の弱い脈．低血圧，心臓衰弱，貧血のときにみられる．

2．脈拍測定の方法

a．測定部位

　橈骨動脈で測定する場合を図6に示す．

b．触診のしかた

❶ 示指，中指，薬指の3指の指先（指腹よりもやや先）を動脈の上にそろえて置く．
　・母指を用いないのは，母指の動脈が太く自覚しやすいので，測定者の母指の拍動と対象者の脈が紛らわしくなるためである．

橈骨動脈

示指，中指，薬指の3指の指先で感知する

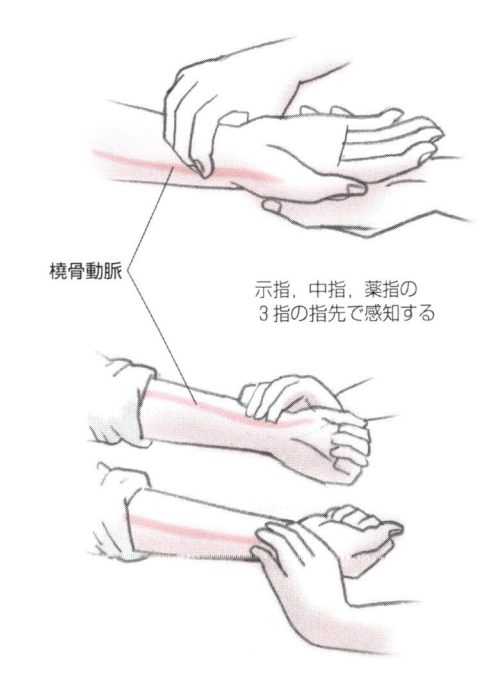

図6　橈骨動脈の触診

❷ 左右どちらかの橈骨動脈で脈拍測定を行う．
　・左右差の有無の観察が必要な場合，たとえば入院時の既往歴聴取時や，循環器疾患（大動脈炎症候群，動脈閉塞性疾患）の患者さんの場合には，必ず両側同時に1分間測定を行う．
❸ 脈拍数は1分間の数で比較する．

c．脈拍測定時の注意点

・初めに左右両側で同時に測定して左右差がないか確認し，差がある場合は数の多い側で測定する．
・心臓疾患がある（疑われる）場合は，脈拍数と心拍数の差も確認する．聴診器を胸部に当てて心音を聞きながら，橈骨動脈に示指，中指，薬指の3指を当てて脈拍を測定し，脈拍と心拍の差をみる．
・脈拍数は，体位，運動，食事，入浴，コーヒーやアルコールの摂取によっても変化するので，安静時に同じ条件で測定する．

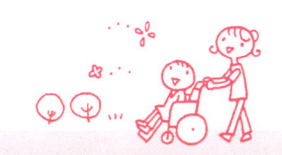

脈拍・心拍

32 動悸（心臓のドキドキ）が続いたり，胸が痛かったり，胸が苦しくなったりすることがありますか．どのようなときに起こりますか．そのときどうしていますか

Check Point!
- ☑ いつ胸痛が起こるか，どこが痛むか
- ☑ 痛み方はどうか
- ☑ 痛みの持続時間はどのくらいか
- ☑ 痛みを和らげる方法があるか

胸痛の原因は多岐にわたる（**表6**）．そのため，痛みの起こる部位，状況，痛み方などの観察は，疾患を知る重要な手がかりとなる．また，**32** で得た情報から早期に異変に気づくことができれば，より重篤な病態に移行するのを防ぐことにも役立つ．

1．胸痛の起こる状況，部位

まず胸痛の起こる状況をたずね，労作，食事，精神的ストレス，安静時，寒冷などとの関係があるか確認する．また，痛いところを自分で示してもらい，部位を特定する．放散痛はないか，痛みの部位は一定しているか，その時々で違う

表6　胸痛の原因

種　類	主な原因
心臓痛	a．虚血性心疾患 　狭心症，労作性狭心症，異型狭心症，不安定狭心症，安定狭心症，安静時狭心症，心筋梗塞 b．心膜の疾患 　急性心膜炎，突発性心膜炎，急性ウイルス性心膜炎，結核性心膜炎 c．弁膜の疾患 　大動脈弁狭窄・閉鎖不全，僧帽弁逸脱症候群 d．心筋の疾患 　心筋炎，肥大型心筋症（閉塞性，非閉塞性）
大動脈痛	解離性大動脈瘤，大動脈瘤，バルサルバ洞動脈瘤破裂
胸膜痛	胸膜炎，自然気胸，がん性胸膜炎
肺痛	肺梗塞，肺高血圧
縦隔痛	縦隔炎，縦隔気腫
食道痛	逆行性食道炎，食道痙攣，食道憩室炎
腹腔内臓器痛	胃潰瘍，胆石症，膵炎，横隔膜裂孔ヘルニア
胸壁痛	帯状疱疹，肋骨骨折，腫瘍の骨転移
その他	精神的な理由（頭痛，イライラ，痙攣，緊張・疲労）

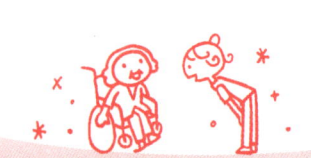

2. 痛み方，持続時間

患者さんの言葉で，痛み方（キリキリ，チクチク，圧迫されるよう，焼けつくよう，絞めつけられるよう，など），痛みの起こり方，治まり方（突然に，ジワジワと，など）を表現してもらう．また，痛みの持続時間を確認する．

3. 痛みを和らげる方法

痛みを和らげる方法として，すでに行っていることがあるか確認する．特に薬剤を使用している場合は注意が必要である．狭心症に有効であるニトログリセリンは，心筋梗塞には無効であるなど，薬剤は疾患により有効性が異なるため，薬剤名や使用状況について患者さんから情報を得る．

脈拍・心拍

- ㉝ 心臓に問題があると言われたことがありますか
- ㉞ 心電図をとったことがありますか．そのときに何か言われましたか
- ㉟ 心臓に関係する薬をのんでいますか．1日に何回，量はどれくらいですか
- ㊱ 身内に，心臓に問題がある方はいますか

Check Point!
- ☑ 心臓に関係する既往歴はあるか
- ☑ 薬の内容・管理のしかたはどうか
- ☑ 家族歴，生活習慣との関連があるか

循環器系の疾患では，既往歴，家族歴，生活習慣，薬の管理状況などの情報収集が欠かせない．

1. 既往歴

既往歴と今回の入院の原因となった疾患（状態）との関連がありそうか検討する．

2. 薬の内容，管理

薬の内容と量（1日に何回，どれくらいずつのむか）を聞く．毎回，欠かさずのんでいるか，時々のまないことがあるか，のまなかったときに何か症状が出るか確認する．また，薬の副作用はあるか，誰が薬の管理をしているか把握する．

3. 家族歴，生活習慣

心臓の問題には，遺伝的要素が関与している場合がある．血縁関係でなくても，一緒に生活している人に心臓に問題のある人がいるかどうか確認することにより，その家庭の食事の様子，たとえば，脂肪の多い食事をしている，全体に食事の摂取量が多い，時間が不規則であるなど，疾患と生活との関連が予測できる．

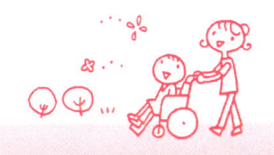

呼吸

37 [呼吸状態はどうか]
38 息が苦しくなることがありますか．それはどのようなときで，どうしていますか

Check Point!
- ☑ 呼吸の回数と深さはどうか
- ☑ どのような呼吸のリズムか
- ☑ どのような呼吸の型か
- ☑ 呼吸困難の種類と程度はどうか

呼吸の状態（正常・異常）は，身体の生理的変化を知る重要な指標となる．また，呼吸困難の程度は病期の指標となる．

1．呼吸の回数・深さ

a．正常な呼吸数の目安
- 新生児：40〜60回/分
- 乳児：30〜40回/分
- 幼児：20〜30回/分
- 学童：18〜20回/分
- 成人：12〜20回/分

b．呼吸回数の異常（成人）
頻呼吸：25回/分以上．深さは変わらない．心因性の呼吸促進など．
徐呼吸：12回/分以下．深さは変わらない．睡眠，麻酔による呼吸中枢の興奮性低下時など．

c．呼吸の深さ（正常）
1回換気量（安静呼吸に際して，肺内に出入りする空気の量）は，日本人の成人男子で平均400〜500mLである．

d．呼吸の深さの異常
過呼吸：1回換気量が増加．呼吸数は不変のため換気量が増加する．大脳皮質からの刺激（精神的興奮），視床下部にある呼吸中枢が刺激されたとき（疼痛，高体温，寒冷の皮膚への刺激），組織の酸素需要量の増大（激しい筋肉運動時），血中のCO_2増加時またはO_2減少時などにみられる．
減呼吸：1回換気量が減少．呼吸数は不変のため換気量が減少する．呼吸筋麻痺や肺気腫でみられる．

e．呼吸回数と深さの異常
多呼吸：呼吸数と換気量が増加．過換気症候群などでみられる．
少呼吸（希少呼吸）：呼吸数と換気量がともに減少．死亡前の重篤な時期などにみられる．

2．呼吸のリズム

a．呼吸のリズム（正常）
規則的で，左右は均等．呼吸と呼吸の間に短い休止がある．吸息期に比べ呼息期がわずかに長い．

b．呼吸のリズムの異常（図7）
呼気の延長：呼気が非常に長いのが特徴で，喘息，気道分泌物が貯留している場合，慢性の呼吸器疾患がある場合などにみられる．ほとんどが喘鳴を伴う．
チェーン・ストークス呼吸：無呼吸の状態が20〜30秒続き，次いで深い呼吸，過呼吸の状態となり，再び呼吸が浅くなり無呼

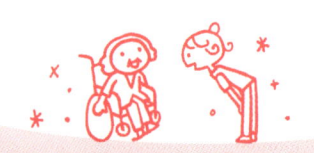

図7 呼吸のリズムの異常（同期性呼吸）

吸になる．周期は45秒〜3分．

ビオー呼吸：無呼吸の状態から急に4〜5回の深い頻呼吸となり，再び無呼吸になる．周期は不規則．

クスマウル呼吸：異常に深い呼吸がゆっくりしたリズムで持続し，高い雑音を伴う．

3．呼吸の型

a．呼吸の型（正常）

胸式呼吸：肋骨呼吸運動による呼吸．呼吸の際に胸が突き出て肩が上がる．一般に女性に多い．

腹式呼吸：横隔膜呼吸運動による呼吸で，吸気の際に腹部が膨隆する．一般に男性や小児の呼吸はこの型．

胸腹式呼吸：胸式呼吸と腹式呼吸の混合．

胸郭の動き：胸郭とそれを囲む胸鎖乳突筋，斜角筋などの補助呼吸筋の動きが左右対象．

b．呼吸の型の異常

努力性呼吸：頸部の補助呼吸筋が働いて，鎖骨上窩や肋間腔が陥没する．鼻翼呼吸，下顎呼吸，口呼吸，口すぼめが観察される．また，口唇や爪床にチアノーゼがみられる（図8）．

4．呼吸の観察方法

呼吸は随意に変動させることができるため，患者さんに気づかれないように観察する（図9）．

❶ 脈拍の測定を行いながら，または測定を終えたら，そのまま脈を測っているように見せながら，患者さんの腹壁や胸郭の動きを見て，呼吸の深さ，規則性，1分間の数（規則的であれば，30秒数えて2倍にしてもよい），努力性呼吸の有無，喘鳴を観察する．

❷ 乳児や，呼吸困難があって鼻翼呼吸を行っている患者さんでは，鼻翼の動きで観察できる．

5．呼吸困難

a．呼吸困難の種類

労作性呼吸困難：歩行などの労作で息切れが生じる（NYHAのⅡ〜Ⅲ度に相当：**表7**）．

安静時呼吸困難：安静時でも呼吸困難を生じる（NYHAのⅣ度に相当）．

発作性夜間呼吸困難：夜間睡眠中に急に呼吸困難を起こす．臥床して身体を水平にすると，静脈

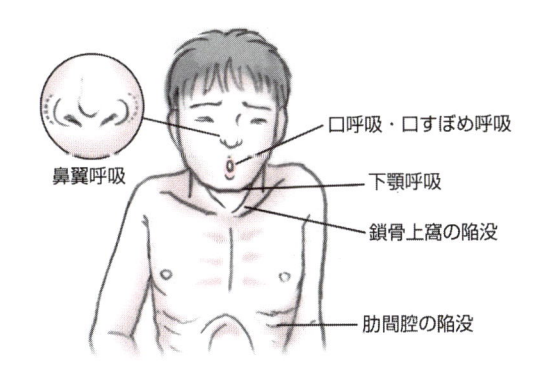

図8 努力性呼吸の徴候

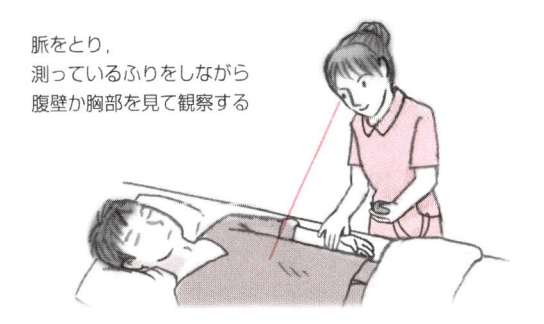

図9 呼吸の観察

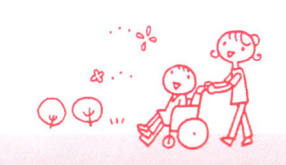

表7　NYHA (New York Heart Association) の心機能分類

分類	症状
Ⅰ度	心疾患があるが症状はなく，通常の日常生活は制限されないもの
Ⅱ度	心疾患患者で日常生活が軽度から中等度に制限されるもの．安静時には無症状だが，普通の行動で疲労・動悸・呼吸困難・狭心痛を生じる
Ⅲ度	心疾患患者で日常生活が高度に制限されるもの．安静時は無症状だが，平地の歩行や日常生活以下の労作によっても症状が生じる
Ⅳ度	心疾患患者で非常に軽度の活動でも何らかの症状を生じる．安静時においても心不全・狭心症症状を生じることもある
神経症状	頭痛，イライラ，痙攣，緊張・疲労

血の還流が増加して肺うっ血が生じるために起こる．

急性肺水腫：左室機能不全によって肺胞内にまで水が貯留した重篤な状態．高度の呼吸困難と頻脈，喘鳴，ピンク色の泡沫状の痰を喀出する．

b．呼吸困難をまねく循環器疾患

急性：急性うっ血性心不全（急性肺水腫，夜間発作性呼吸困難ないし心臓喘息を含む），急性心筋梗塞，肺塞栓，肺梗塞

慢性：慢性うっ血性心不全（弁膜症，高血圧性心疾患），短絡（心房・心室中隔欠損），肺性心

c．呼吸困難の程度

呼吸困難の重症度は，ヒュー・ジョーンズの分類を用いて評価する（「C 排泄」p.66の表6を参照）．

呼吸に伴う症状

- ㊴ 咳は出ますか
- ㊵ 痰は出せますか

Check Point!
- ☑ どのような咳か．どのくらい続くか
- ☑ 痰の性状，量はどうか

咳（咳嗽）は，肺内の空気が気道を通じて爆発的に吐き出される反射で，咽頭，気管，気管支粘膜の刺激により起こる．本来は，気道内の異物を排出しようとする生理的現象である．咳や痰は下気道から肺に至る部位の異常な状態を示唆し，痰の性状は病態・病期の判断の指標になる．診断，治療，看護に欠かせない情報である．

1．咳の分類

咳には，痰を伴う湿性咳嗽と，痰を伴わない乾性咳嗽がある．咳をきたす主な疾患については，**表8**に示す．

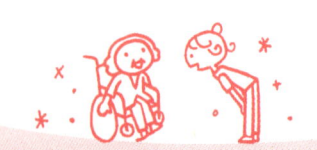

2. 痰の性状

痰の性状については以下の点を確認し，疾患との関連をみる（表9）．

色：透明，白色，黄色または緑色，3色，血液の混入

量：多い，少ない

性状：粘液性痰，粘液膿性痰，膿性痰，漿液性痰，漿液膿性痰，さび色痰，血痰

臭気：腐敗臭，不快臭，甘酸っぱい刺激臭，無臭

頻度

表8 咳をきたす主な疾患

種類		主な疾患
湿性咳嗽	気管支	急性・慢性気管支炎，気管支拡張症，肺気腫，気管支肺炎
	肺	大葉性肺炎，肺化膿症，肺結核，肺ジストマ，肺がん，肺水腫（心不全），肺梗塞
乾性咳嗽	咽頭・喉頭	慢性炎症，結核，喉頭がん
	気管	気管の圧迫（縦隔腫瘍，肺門リンパ節結核，動脈瘤）
	肺	びまん性間質性肺炎，気管支炎・肺炎の初期
	胸膜	胸膜炎

＊このほか，精神的な要因によるものがある．

表9 痰の性状と主な疾患

種類	性状	疾患名など
粘液性痰	灰白色	急性気管支炎，慢性気管支炎，気管支喘息
粘液膿性痰	やや塊状，黄色〜黄緑色，褐色	気管支炎の経過中，気管支拡張症，肺結核
膿性痰	塊状，黄白色ないし黄緑色	肺結核，肺化膿症
漿液性痰	水様，泡沫を伴う	肺水腫，気管支炎の早期，肺結核
漿液膿性痰	膿性痰が多量	3層膿性痰ともいい，粘液性で泡沫を伴う上層，白濁〜やや透明の漿液性の中層，顆粒を伴う膿性の下層からなる
血性膿性痰	さび色痰	大葉性肺炎
血痰	鮮血〜褐色〜黒ずんだ血液	肺がん，肺結核，気管支拡張症

＊痰が出る場合には，痰の性状のほか，咳，呼吸困難，発熱，胸痛などの症状についても確認する．

呼吸器・その他

㊶ 最後に胸のX線検査を受けたのはいつですか
㊷ 自宅や会社の周囲の環境はどのようですか

Check Point!
- ☑ 呼吸音はどうか
- ☑ その他，呼吸器系の問題がないか
- ☑ 生活環境，職場の環境に問題はないか
　（交通量が多い，ほこりっぽい，化学物質やガスの臭いがするなど）

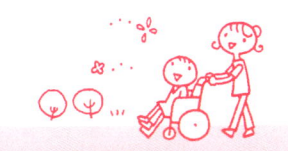

既往歴や生活環境から，呼吸器系疾患に関連する原因を予測し，観察時の参考にする．

1．呼吸音

a．正常な呼吸音
呼吸音の種類と特徴を，表10に示す．

b．呼吸音の異常
呼吸音について，以下のような状態であれば異常を疑う．
- 呼吸音の減弱・消失
- 呼吸音が胸壁に伝わりにくい（肥満，気胸，胸膜肥厚，胸水貯留）
- 呼吸音が弱い（肺実質の病変，気道の閉塞など）

また，正常な呼吸音の性状が以下のように変化するとき，呼吸音の異常を示す．

気管支呼吸音：気管支の呼吸音が末梢で聴かれるとき．胸水貯留などで肺組織が圧縮され，肺胞呼吸音より気管支呼吸音のほうが多く伝わるために起こる．

気管支肺胞呼吸音：気管支肺胞呼吸音が肺上中部以外で聴かれるとき．肺炎などで聴かれる．

喘息様呼吸音：気管支喘息や閉塞性肺疾患の際に聴かれる．吸息が短く，呼息が著しく延長し，喘鳴を伴う．

c．副雑音
正常では聴取されない呼吸音以外の異常肺音をいう．副雑音には肺から発するもの（ラ音）と，胸膜など肺外から発するもの（胸膜摩擦音）がある．

連続性ラ音

気管腔にやや硬い分泌物や腫瘤などがある，あるいは気管支の痙攣や粘膜の浮腫があることによって，狭くなった内腔を空気が通るときに生じる．

- **笛声音**：高音の「ピー」という笛のような音
- **いびき音**：「ガー」といういびきのような音

断続性ラ音

細い気管支や末梢気管支内に分泌物が貯留し，そこを空気が通り抜けるときに生じる．

- **水泡ラ音**：粗い水泡音と細かい水泡音がある
- **捻髪音**：非常に細かい水泡音
- **喉頭ラ音**：死の前の喉頭音

胸膜摩擦音

胸膜に炎症や刺激があるとき，呼吸時に胸膜が動いて，これが互いにこすれ合うために生じる．胸膜炎，肺炎，肺梗塞，肺がん，結核などで聴かれる．

表10　呼吸音の種類と特徴

呼吸音の種類	音の性質	聴診部位	特徴	異常
肺胞呼吸音	やわらかい，低音，さらさらと鳴るような，ため息のような音	前，後の肺上中部以外のほとんど全野（末梢気管支と肺胞内を空気が通過する音）	呼気時は最初のみ小さく聴かれる	末梢での肺胞音の減弱および消失→肺気腫（たる状の胸部では肺から胸部までの距離が離れている）
気管支呼吸音 気管呼吸音	大きな「管性」の高音	気管の前方（パイプ状の気管・気管支内を空気が通過する音）	肺胞音よりも大きい呼息のほうが長く強い	気管支音が末梢で聴かれる場合→無気肺，浸潤（胸水貯留時など肺組織が圧縮され肺胞音よりも気管支音のほうが多く伝わる）
気管支肺胞呼吸音	中等度の高さと大きさの音	肺尖部（鎖骨上窩）第1，第2肋間の胸骨縁肩甲間部（肺胞呼吸音と，気管・気管支を出入りする空気の音の混合した音．気管・気管支に近い部位で聴かれる）	呼吸音と呼吸音の間に休止がない	気管支肺胞音が末梢で聴かれる場合→肺炎，肺の圧縮

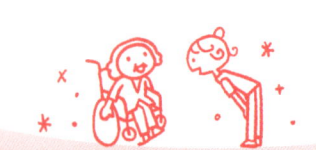

前胸部　　　　　　　　　　　　　　背部

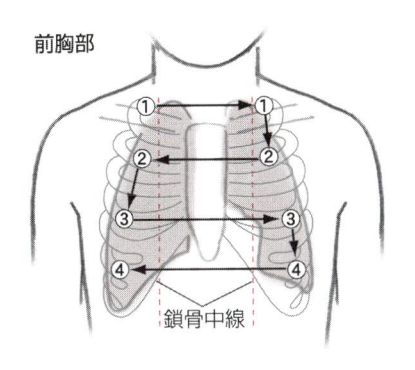

鎖骨中線

図10　呼吸音の聴診（前胸部，背部）

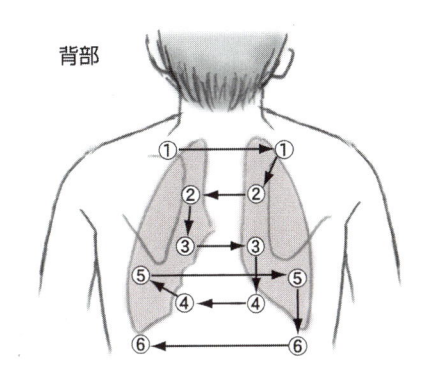

2．呼吸音の聴診の方法

呼吸によって体内で発生した音を，聴診器（膜型）を用いて聴く（**図10**）．患者さんに座位または臥位（側臥位）になってもらい，前胸部，側胸部，背部の順に呼吸音を聴く．

血圧

- ㊸ 血圧が高い，あるいは低いと言われたことがありますか
- ㊹ 起き上がるときにめまいがしたり，気分が悪くなったりしますか
- ㊺ 頭痛や肩凝り，首筋の凝りはありませんか
- ㊻ 血圧に関係することで，自分で気をつけていることがありますか

Check Point!
- ☑ 収縮期血圧と拡張期血圧はいくつか
- ☑ 脈圧はどうか
- ☑ 左右差があるか

血圧を測定することにより，循環器系の状態を知る

1．血圧値

血圧の年齢・病態別の基準値（降圧目標）と，血圧値の分類を**表11・12**に示す．

2．脈圧

収縮期血圧（最高血圧）と拡張期血圧（最低血圧）の差を脈圧といい，左心室の拍出力の大きさを表す．大動脈が硬化すると脈圧が大きくなる．

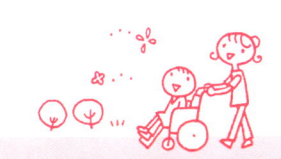

3．左右差

収縮期血圧の左右差が10mmHg以上の場合，低い腕側の血管と心臓との間で血管の狭窄が考えられる．ただし，血圧は安静度や精神的な因子により容易に変化するため，1回の測定で左右の値に違いが認められても，それを直ちに左右差と決めるのは危険である．違いが認められたら，もう1回反対側の血圧を測定してみる必要がある．

一般に高血圧症の人は，正常の人よりも左右差が大きいといわれる．

4．測定の方法

a．測定部位（図11）

- 上腕部（上腕動脈の肘窩部）
- 大腿部（膝窩動脈の膝窩部）
- 下腿部（足背の足背動脈）

b．体位

座位，臥位，立位で測定する．臥位が最も望ましいが，測定時の体位を一定にしておけば座位でもよい（体位を変えたときには，必ず体位も記録しておく）．収縮期血圧の測定値は一般に，立位＜座位＜臥位の順に高くなる．

c．マンシェットの選択

マンシェットの幅は，上腕周囲長の40％のもの，あるいは上腕の2/3を覆うものが適当とされている（通常，成人では12〜14cm）．これが狭すぎると収縮期血圧が高めに測定され，広すぎると低めに測定される（図12）．

【マンシェットの巻き方】

マンシェットのゴム嚢の中央が上腕動脈に沿うように巻く．マンシェットの下縁が肘関節から2〜3cm上に，かつ聴診器と重ならないように巻く．マンシェットと腕と間に指が1〜2本くらい入る程度のきつさに巻く．

d．触診法（図13）

❶ 送気球で空気圧を加えながら，橈骨動脈を触診する．脈拍が触れなくなってから，さらに20mmHg程度加圧する．

↓

❷ ゴム嚢内の圧を少しずつ（脈拍ごとに1〜2目盛りずつ）下げていき，再び脈を触れ始めたときに目盛りを読む（収縮期血圧を予測）．

↓

❸ ネジを開き，ゴム嚢の空気を抜く．

e．聴診法（図14）

❶ 肘窩部の上腕動脈を確認し，聴診器の膜面を脈の上に当てる．

↓

❷ 触診法による測定値より20mmHg程度高い位置まで加圧する．

表11 血圧の基準値（降圧目標）

年齢・病態	診察室血圧	家庭血圧
若年者・中年者	130/85mmHg未満	125/80mmHg未満
高齢者	140/90mmHg未満	135/85mmHg未満
糖尿病患者 慢性腎臓病患者 心筋梗塞後患者	130/80mmHg未満	125/75mmHg未満
脳血管障害患者	140/90mmHg未満	135/85mmHg未満

日本高血圧学会編：高血圧治療ガイドライン，2009より引用．

表12 成人における血圧値の分類

分類	収縮期血圧		拡張期血圧
至適血圧	<120	かつ	<80
正常血圧	<130	かつ	<85
正常高値血圧	130〜139	または	85〜89
Ⅰ度高血圧	140〜159	または	90〜99
Ⅱ度高血圧	160〜179	または	100〜109
Ⅲ度高血圧	≧180	または	≧110
（孤立性）収縮期高血圧	≧140	かつ	<90

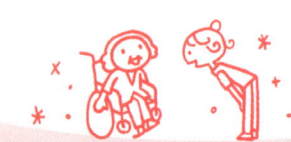

日本高血圧学会編：高血圧治療ガイドライン，2009より引用．

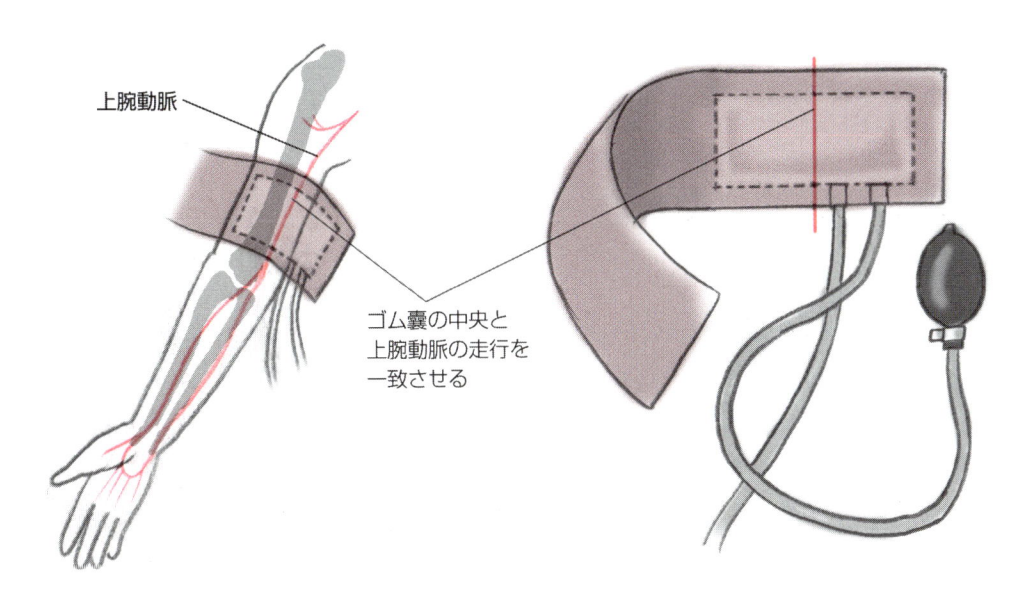

図11　血圧の測定部位

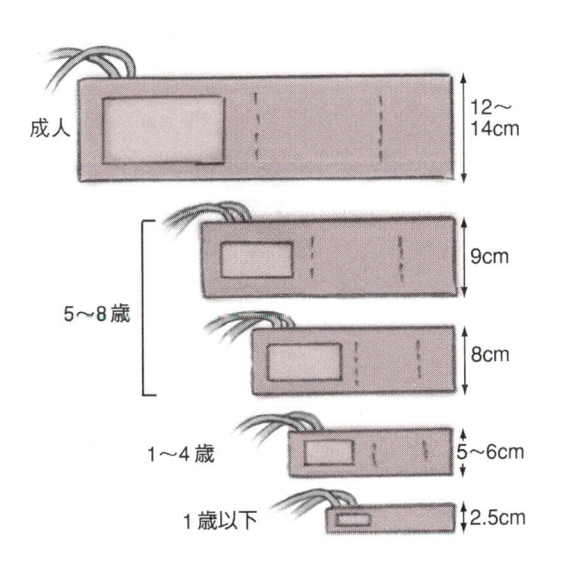

図12　マンシェットの幅

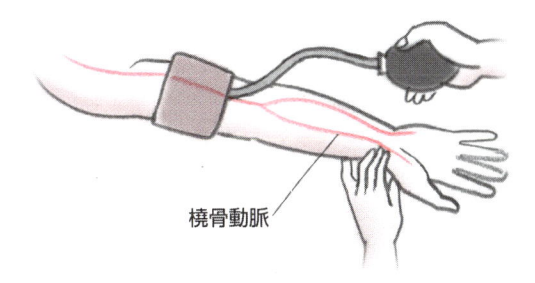

図13　触診法

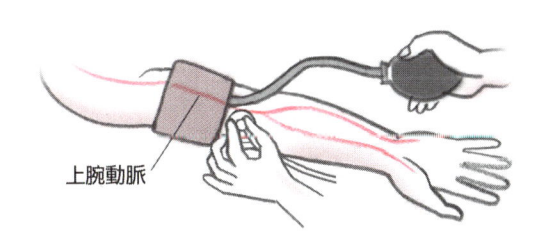

図14　聴診法

↓
❸ 目盛りを見ながら，脈拍ごとに2mmHgの速さで圧を下げていく．
↓
❹ 血管音が聴こえたときの目盛りを読み，収縮期血圧とする．

f．収縮期血圧と拡張期血圧の決め方

　コロトコフ音による血圧測定は，マンシェットの圧を高めて脈拍が触れないところにもっていき，それから徐々に圧を下げる．初めて血管音が聴こえたときをスワンの第1点（収縮期血

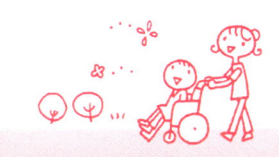

圧）とする．音が変わるにつれて第2点，第3点，第4点と呼ばれる相を経て，血管音が消失した点が第5点（拡張期血圧）である．第5点がはっきりしない場合は第4点を拡張期血圧とする．

g．測定時の注意事項

- できるだけ安静な状態で測定する．運動，入浴，食事後は30分間の安静，その他の場合は5分間の安静の後に測定する．
- 排泄をがまんしていないことを確認する．
- マンシェットは，長さ・幅の適当なものを使用し，巻く位置は心臓と同じ高さになるようにする．
- 不整脈があって測定値がわかりにくい場合は，何回か繰り返して測定し，平均値をとることもある．
- 体位，体格，性，食事，運動，入浴，精神活動，アルコール，たばこ，気温，発熱などは血圧の測定値に影響を与える条件であることに留意する．

血圧

㊼ 血圧の薬をのんでいますか
㊽ 身内に高血圧の方はいますか

Check Point!
- ☑ 既往歴はあるか
- ☑ どんな薬をのんでいるか，誰が管理しているか
- ☑ 家族歴，生活習慣との関連があるか

1．既往歴

既往歴と今回の入院の原因となった疾患（障害の状態）との関連について知る．

2．薬の内容，管理

薬の内容と量（1日に何回，どれくらいずつのむか）を聞く．毎回，欠かさずのんでいるか，時々のまないことがあるのか，のまなかったときに何か症状が出るか確認する．

また，薬の副作用はあるか，誰が薬の管理をしているか把握する．

3．家族歴，生活習慣

血縁関係に高血圧の人がいるか確認し，遺伝的関連について知る．

血縁関係にいない場合も，一緒に生活する人のなかに，血圧に問題のある人がいるかどうか確認する．その家庭の食事の様子，たとえば，塩分の摂取が多い，コレステロールが多い，全体に食事の摂取量が多いなどのほか，ストレスの多い家庭であるなど，疾患と生活との関連が予測できる．

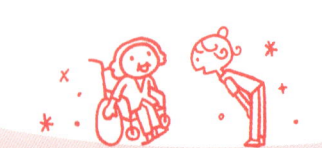

血圧

㊹ どこか（顔，手足）がむくんでいると感じることがありますか

Check Point!
- ☑ いつ，どこに浮腫が出現するか
- ☑ 心不全，腎不全の徴候はあるか
- ☑ 呼吸困難はあるか

　浮腫は，心臓性，腎臓性，肝臓性，内分泌性，低栄養性，リンパ性などに分類され，様々な原因で起こる（塩分や水分の摂り過ぎの後に一過性の症状として現れる場合も多い）．

　心不全では，心臓のポンプ機能の低下のため血液の循環量が減少し，静脈血が末梢にうっ滞し，浮腫や呼吸困難が起こる．心不全の初期症状を見逃さないよう注意が必要である．

1．浮腫の出現部位

　心不全による浮腫は，主に下肢に現れやすい（図15）．足背部または脛骨部前面を10秒くらいかけて圧迫し，皮膚に圧痕が残るかどうかをみる．他にも，顔面，瞼，背部における浮腫の有無，胸水，腹水の有無を確認する．

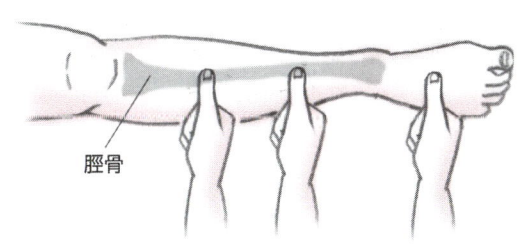

脛骨

母指で5〜10秒ほど圧迫する
浮腫の場合，圧痕が残る

図15　浮腫の有無の調べ方

2．浮腫の出現する時期

　心臓性の浮腫は夕方に出現することが多く，腎臓性の浮腫は朝方に，顔面（特に眼瞼）に現れることが多い．

3．心不全の徴候

a．心不全の初期症状

　初期症状を見逃さないために，下記の項目について観察する．

- ・毎日の水分出納と体重の変化
- ・尿量の減少，尿比重，尿たんぱく，色調
- ・浮腫（足背，下腿脛骨部前面，手，背中，顔面），胸水，腹水の有無
- ・血圧の変動
- ・脈拍（数の減少，不整脈）
- ・動悸の有無
- ・呼吸（数の増加，呼吸困難，咳嗽）
- ・断続性ラ音
- ・発汗の亢進
- ・起座呼吸
- ・末梢のチアノーゼ（口唇，手指）
- ・四肢の冷感
- ・脱力感
- ・不穏状態
- ・白またはピンク色の泡沫状痰
- ・頸静脈怒張，中心静脈圧上昇，肺動脈圧上昇

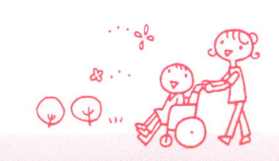

b．心不全の主な原因

心筋の病変：心筋症，心筋炎，心筋梗塞，代謝性心筋疾患（甲状腺疾患）

心臓の機能異常：大動脈弁狭窄，高血圧症，僧帽弁・大動脈弁閉鎖不全，心房・心室中隔欠損，心タンポナーデ，収縮性心膜炎

不整脈：心停止，心室細動，房室ブロック，上室性・心室性頻拍

c．心不全の重症度

表7を参照．

検査値

- ⑤⓪ ［血液検査データ（血算データ）はどうか］
- ⑤① ［呼吸器系の検査値（動脈血ガス分析，肺機能検査）はどうか］
- ⑤② ［循環器系の検査所見はどうか］
- ⑤③ ［胸部X線検査の結果はどうか］

Check Point!
- ☑ 検査値からどのような身体状態がわかるか
- ☑ 異常値を示しているのはどこか

様々な検査値から，酸素が体内を循環できているか確認する．

⑤⓪では，RBC（赤血球数），WBC（白血球数），PLT（血小板数），Hb（ヘモグロビン値），Ht（ヘマトクリット値）などを確認する．

⑤①では，SaO_2（動脈血酸素飽和度），PaO_2（動脈血酸素分圧），$PaCO_2$（動脈血二酸化炭素分圧），pH，換気量，1秒率などを確認する．

⑤②では，心電図（負荷心電図，ホルター心電図）のデータを確認する．

⑤③では，肺炎などの呼吸器疾患や心疾患の有無，心胸比などを調べる．

引用・参考文献

1) 日本整形外科学会，日本リハビリテーション医学会関節可動域合同委員会：関節可動域表示ならびに測定法，1995．
2) Helen, J., 他著，津山直一，他訳：新・徒手筋力検査法，第8版，協同医書出版，2008．
3) 阿部正和：看護生理学：生理学よりみた基礎看護，メヂカルフレンド社，1985．
4) 真島英信：生理学，改訂第18版，文光堂，2000．
5) 日本整形外科学会編：高血圧治療ガイドライン，2009．

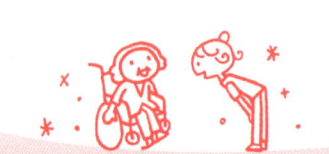

Review

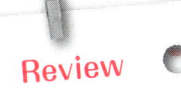

Question 1

成人のバイタルサインの基準値について，❶〜❽に適切な数値または言葉を入れてください．

体温 T	脈拍 P		呼吸 R	血圧 BP	意識レベル
36.0〜37.0℃	❶〜❷回/分 徐脈 ❸回/分以下 頻脈 ❹回/分以上		❺回/分	収縮期 ❻mmHg未満 拡張期 ❼mmHg未満	JCS 0 意識清明

※1：詳しくは高血圧治療ガイドライン（2009）の診察室血圧参照
※2：JCS：ジャパン・コーマ・スケール

・脈拍の観察は，リズム不整や，脈が抜けることすなわち（ ❽ ）も観察する

Question 2

日常生活動作には，どのようなものがありますか？

Question 3

この領域の情報収集について，正しいと思うものに○をつけてください．

1) 外観を見て左右のバランスを観察する．
2) 感覚器系の情報は日常生活動作の範囲には影響しない．
3) 一日の過ごし方などから，おおまかな生活行動の様子を知ることができる．
4) 行動や動作はできるだけ直接観察する．
5) 患者さん本人の希望や思いを確認する．
6) SaO_2とは血色素のことで，血液と酸素の結びつきを示す．
7) 骨や筋肉，神経系も動作に影響するので情報を得る．
8) 精神状態は一般的に日常生活動作には影響しない．
9) その日の体調によって日常生活動作の自立度は異なることを念頭において情報を得る．
10) 耳孔式の体温測定では，耳介を引き上げて大きく広げ，挿入部を外耳道の走行に沿わせる．

Answer

Q1 ❶ 60 ❷ 80 ❸ 60 ❹ 100 ❺ 12〜20 ❻ 130 ❼ 85 ❽ 欠滞

Q2 寝返り，起きる，座る，立つ，移動，歩行，入浴，洗面，整容，食事，排泄，コミュニケーション

Q3 ○=1)，3)，4)，5)，7)，9)，10)

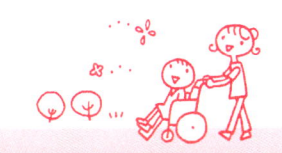

E 睡眠・休息

「睡眠・休息」では何をみるのか

- 心身が良好に活動し回復するための睡眠・休息は十分か.
- 望ましいリズムやパターンで睡眠・休息がとれているか.
- 患者さんは現在の睡眠・休息に満足しているか.
- くつろげる時間はあるか.

　睡眠がとれないことは，心身を消耗させ衰弱させる．回復のためには十分な睡眠を確保することが大切である．
　睡眠・休息を妨げる因子，促す因子について広く考え，観察の視点を考える．個々の患者さんにとって快適であり，かつ身体的・精神的回復の手助けになる睡眠・休息のあり方を見いだしたい．

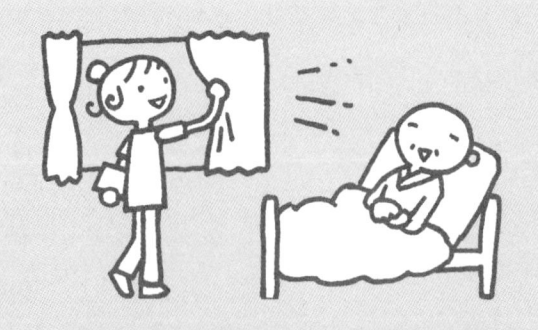

情報収集の内容

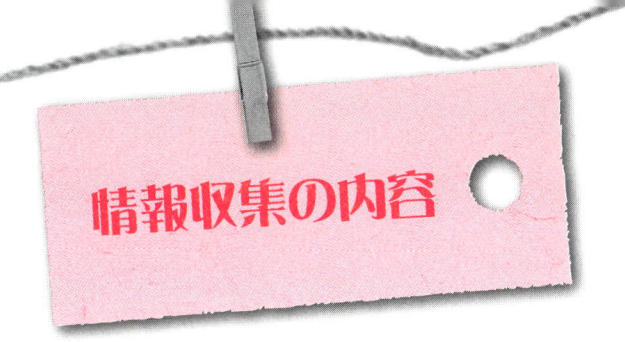

🌱 睡眠

1. ［夜間，患者さんは眠っているか］ …………………………………………114
2. 睡眠時間は十分ですか …………………………………………………115
3. 夜は何時に横になり，朝は何時に起きますか ………………………115
4. 寝つきはどうですか ……………………………………………………115
5. 熟睡できていますか．夢は見ますか …………………………………115
6. 朝，「眠り足りない」「疲れが残っている」「だるい」と感じることがありますか ………115

🌱 休息

7. 何をすることが休息になりますか．くつろげるのはどんなときですか ……………117
8. 休息の時間や，くつろぐ時間はとれていますか ………………………117
9. 睡眠または休息の，決まったパターンがありますか …………………117

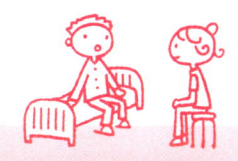

観察のしかた

睡眠

❶ [夜間，患者さんは眠っているか]

Check Point!
- ☑ 顔つきは穏やかか
- ☑ 呼吸は規則的・深大性か
- ☑ 体位とその変化（寝返り）はどうか

　睡眠状態は，患者さんの心と身体の状態を知る重要な手がかりとなる．❶では，眠りの状態（時間・質）だけでなく，日中の生活にどのような支障があるのかも把握する．

　夜間，ベッドサイドで患者さんの睡眠状態を観察する際は，電灯で直接顔面を照らさないようにして顔つきをみる．寝たふりをしている場合があるので，同時に呼吸状態も観察する．顔つきが穏やかで無表情な印象を受け，呼吸が規則的で深大性であればよく眠っているといえる．

　個人差はあるが，睡眠時の体位や寝返りの頻度が，疲労感や熟眠感，体調などと関連していることもある．

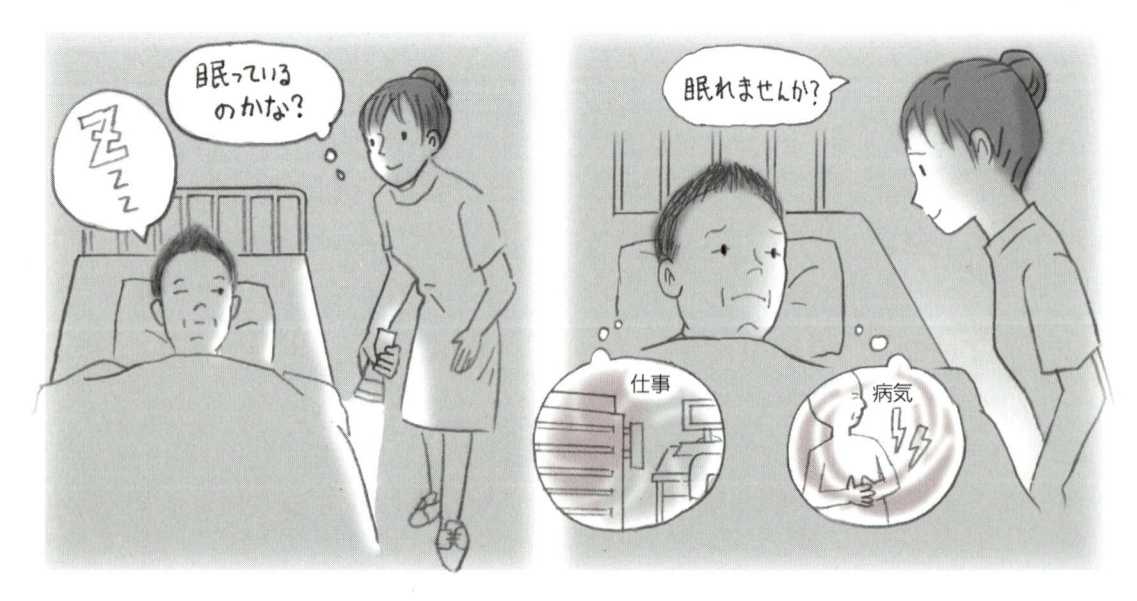

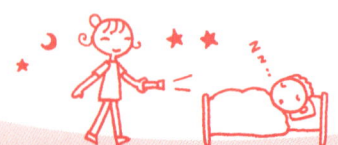

睡眠

2 睡眠時間は十分ですか
3 夜は何時に横になり，朝は何時に起きますか
4 寝つきはどうですか
5 熟睡できていますか．夢は見ますか
6 朝，「眠り足りない」「疲れが残っている」「だるい」と感じることがありますか

Check Point!
- ☑ 身体的苦痛はないか
- ☑ 固定や牽引，点滴などが睡眠を妨げていないか
- ☑ 覚醒作用のある飲食物を摂取していないか
- ☑ 睡眠に関係する薬剤が投与されているか
- ☑ 運動不足ではないか
- ☑ 精神的苦痛はないか
- ☑ 環境の変化が影響していないか

　睡眠の満足感は個人差が大きい．短時間でも熟睡した感じが得られれば満足という人もいるが，その逆に何時間横になっていても不眠を訴えたり，疲労感が残ったりする場合もある．睡眠の満足感は単に時間で測れるものではなく，疼痛などと同様に主観的なものである．

　不安や不満がある場合には，原因は何であると思っているか率直に話してもらい確認する．

　夢は，朝方などの眠りが浅くなったときに見ることが多い．そのため，夢をよく見る，長時間夢を見る，夢見が悪いなどの訴えは，寝ていても疲労を感じるパターンとみることができる．夢の内容は，不安や心配事があるなど無意識の精神状態を反映することがあるので，訴えが続くときには専門医の診断が必要な場合もある．

　睡眠障害には，入眠障害（夜なかなか寝つけない），中途覚醒（夜何度も眼が覚める），早朝覚醒（朝早くに眼が覚める），熟眠障害（十分に眠った感じが得られない）があり，これらによって日中の生活に支障が出る状態が1か月以上続く場合は不眠症とされる．

　次に示す事柄が，睡眠を妨げる要因として影響していないか，情報を収集する．

1. 身体的苦痛

　患者さんのもつ疾患の症状（狭心症発作，がん性疼痛，胃潰瘍，手術後の疼痛，喘息など呼吸器系疾患による呼吸困難，前立腺肥大や膀胱炎などによる排尿障害，下痢，便秘，不整脈や甲状腺機能亢進症などによる動悸，心臓・肝臓・腎臓疾患などによる倦怠感，瘙痒感，発熱，手足の冷感など）が，睡眠の障害となっていないか確認する．

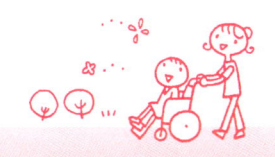

2．体動制限

コルセット，牽引，点滴や尿道カテーテルなどのチューブ類が体動を制限することによる苦痛，不快感が睡眠を妨げていないか確認する．

睡眠の障害になっている場合は，コルセット装着や牽引が正しく行われているか，点滴もれはないか，点滴の薬剤による血管痛はないか，点滴に対する不安（動いたら針が抜けるのではないか，薬液がなくなって空気が入るのではないかなど）がないか確認する．

3．覚醒作用のある飲食物

コーヒー，紅茶，緑茶の類にはカフェインなど覚醒作用のある成分が含まれているため，就寝前（3～5時間）に摂取すると入眠を妨げることがある．また，刺激や香りの強い食品は覚醒作用があるので，成分や効用を確認し，摂取する時間帯を考慮する．

反対に，身体を温める作用や鎮静作用をもち入眠を促す飲食物（ホットミルク，バナナなど）もある．

4．睡眠に影響する薬剤

精神安定薬，鎮静薬，催眠薬，抗うつ薬，降圧薬，覚醒剤，ステロイド薬，パーキンソン病治療薬（MAO阻害薬），麻酔薬などが投与されているかどうかを確認する．

5．運動不足

昼間眠っていないか（何時間ぐらい眠っているか），安静度（床上安静，室内安静，歩行可能など），他者とのコミュニケーションはとれているかなど，入院中の活動状況を確認する．

6．精神的苦痛

人によって内容に違いはあっても患者さんは，疾病の回復は順調か，退院後に生活や仕事が元のようにできるか，経済的な面は大丈夫か，検査は苦しいだろうかなど，様々な心配事を抱えている．ゆっくり話を聞き，場合によっては医療ソーシャルワーカーなどの助けを借りる．

7．環境の変化

就寝時の環境は，睡眠に大きな影響を与える．患者さんは病気のために，慣れない環境で過ごさざるを得ない状況であることを理解して接する．

医師によるインフォームドコンセントの内容やその時間帯も睡眠に影響を及ぼす．家族の都合などで夕方や夜間になる場合は，家族と十分に話ができないまま面会時間が終了し，気持ちの整理ができず，寝つきに影響することがある．

病室の照度を就寝時に向けて下げていくと，自然な睡眠に導くことができる．これは，サーカディアンリズムを生かしたケアである．日中と夜間が同じ照度の環境では，せん妄が生じる危険があると報告されている．病室の照度だけではなく，スタッフステーションや廊下の照度も調整できるとよい．

環境に関する留意点を，以下にまとめる．

・入院したことによる就寝時刻・起床時刻の変化，生活サイクルの変化
・病棟や同室者の声，機器の音，人の足音など
・寝具（マットレス，枕，毛布，ふとん）
・病室の臭い
・就寝時の照度
・空調（温度，湿度）

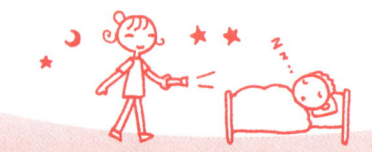

休息

❼ 何をすることが休息になりますか．くつろげるのはどんなときですか
❽ 休息の時間や，くつろぐ時間はとれていますか
❾ 睡眠または休息の，決まったパターンがありますか

Check Point!
☑ どんなときにくつろげるか
☑ 休息できる時間があるか

活動と休息を対比して考えると，休息は横になることや眠ることを指すように思われる．しかし，人間にとっての休息とは，必ずしもそうしたことを指すとは限らない．一人で趣味に打ち込んだり読書にふけったりしている時間であったり，人によっては気分転換のためのちょっとした散歩や，植物や庭を眺めることであったり，家族と団らんのときを過ごすことであったりする．休息について情報収集する場合には，以上のように一見活動と思われることも休息になりうることを理解しておきたい．趣味などで気分転換を図ることは，精神的な休息の時間ということができる．

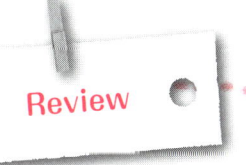

Review

実習生「Aさん，おはようございます．今朝はご気分いかがですか？」
（背を向けたまま，眠そうに）
Aさん「今日は眠いので話したくないよ」

Question
Aさんがこのような行動をとったのはなぜでしょうか．実習生になったつもりで考えられる理由を箇条書きにしてしてください．

Answer
1）自分の昨日の態度が悪く，嫌われたのか？ 長くベッドサイドにいすぎたので疲れさせた？
2）昨晩，同室者か近くの部屋の人に何かがあり，Aさんは眠れなかった？
3）Aさん自身のこと（病状や検査のこと）で医師から話があり，悩みが生じて眠れなかった？ 今も悩んでいる？
4）いつも昼寝をするので夜は眠れず，午前中も寝て過ごすことが多い？
5）昨日はリハビリテーションや面会などがあり，いつもより身体的に疲れた？
6）入院して間もないので，病室の音や明るさ，枕や毛布・ベッドにまだ慣れていない？
7）就眠薬を常用していたが，病院ではのんでいないので眠れなかった？ あるいは，薬をのんだために，まだ薬効が残っている？
8）夕方以降に刺激物やカフェインの入っているものを摂ったので，夜間に眠れなかった？

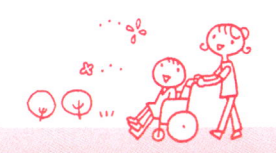

F 認知・知覚

「認知・知覚」では何をみるのか

- どのように考え，どのように感じているのか．
- 感覚器官の状態はどうか．
- 聴覚，視覚，触覚，味覚，嗅覚の感じ方はどうか．
- 言葉が理解できるか．
- 話ができるか．

　認知とは，推理，判断，記憶などの機能を含み，情報を能動的に収集し，処理すること．知覚とは，感覚器官（聴覚，視覚，触覚，味覚，嗅覚）からの刺激作用をとおして対象をとらえることをいう．「認知・知覚」では，その人の話していることや，行動をよく観察し，考え方や感じ方をみる．これは，感覚器官の状態をみることにもつながる．

　また，「認知」をみる場合には，観察者の主観的な解釈にならないよう気をつけなければならない．たとえば会話のなかで相手の反応がない場合，「聞こえていないのか」「言葉が理解できないのか」「言葉が話せないのか」などは，観察者の推測にすぎない．認知・知覚の機能が何らかの理由で障害されている患者さんでは，主観的情報の解釈が困難になるため，とりわけ情報収集が難しい領域である．

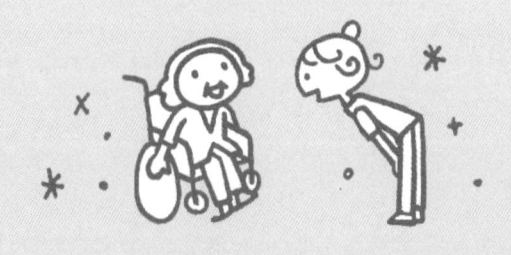

F 認知・知覚

情報収集の内容

意識レベル
1 [意識レベルはどうか] **122**
- [意識がもうろうとしているか]
- [ジャパン・コーマ・スケール，グラスゴー・コーマ・スケールで評価した点数はどうか]

見当識障害
2 [見当識障害があるか] **123**
- 今は何時ですか
- ここはどこですか
- この人（家族などを指さして）は誰ですか
- 最近，物覚えが悪くなったと思いますか
- ごはんを食べたかどうか忘れてしまうことがありますか
- 物をどこかに置き忘れてしまったとき，どうしたらよいかわからなくなったことがありますか

疼痛
3 どこかに痛みや重苦しさを感じますか **124**
- どのあたりですか
- どのような痛みですか
- いつ頃から痛み始めましたか
- 何か思い当たる原因はありますか
- 今の痛みを数字で表すとどのくらいですか（例：5段階のうちの4）

めまい
4 めまいがありますか **125**
- 周囲がぐるぐる回りますか
- ふらふらしますか

しびれ
5 手足などにしびれを感じることがありますか **126**
- 手足の表面がチクチク，ピリピリしますか
- 感覚がなくなることがありますか
- それはどのあたりですか［下肢（右・左），上肢（右・左）］

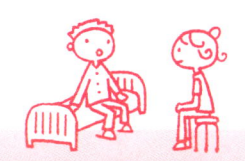

聴覚・発語

6 聴力障害がありますか …………………………………………………………… 127
　・補聴器を持っていますか
　・人の話し声が聞こえないときがありますか
　・質問と答えがかみ合わないと言われることがありますか
　・誰かが話しかけていると思ったときに，幻聴だと言われたことがありますか

7 発声ができますか，話ができますか …………………………………………… 128
　・[きちんと発音できているか]
　・[言葉の理解，表現はできるか]
　・[発声の異常があるか（声がかすれている，ガラガラしているなど）]
　・喉に炎症やポリープがありますか
　・神経系の障害がありますか（意識障害，記憶障害など）
　・うつ病，統合失調症など精神疾患がありますか
　・[知的障害があるか]

視覚

8 視力障害がありますか …………………………………………………………… 130
　・めがね（コンタクトレンズ）を使用していますか
　・最近，視力検査をしたのはいつですか
　・遠い（近い）ところは見えますか
　・物が二重に見えるようなことがありますか
　・物がかすんで見えるようなことがありますか
　・全体が暗く見えるようなことがありますか
　・[眼瞼が下垂しているか]
　・物につまずくことがよくありますか
　・頭痛がありますか
　・見えているものが幻視だと言われたことがありますか

触覚・知覚

9 物に触れて，その物がわかりますか …………………………………………… 131
　・「冷たい」「温かい」の温度感覚はありますか
　・物に触れている感覚はありますか

10 皮膚の感覚で何かおかしいと感じたことがありますか ……………………… 131
　・冷たい物に触れたとき，とても痛く感じるようなことがありますか
　・触れているだけなのに圧力と感じるようなことがありますか

味覚

11 食べ物の味がわかりますか ……………………………………………………… 132
　・味（酸っぱい，甘い，苦い，塩辛い）がわかりますか
　・食べ物の温度（冷たい，熱い）はわかりますか
　・食べ物の味が変化したのはわかりますか（腐りかけているなど）
　・食欲がありますか

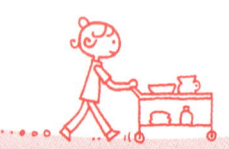

嗅覚

⑫ 臭いはわかりますか ……………………………………………………………………… 133
　・臭いをかぎ分けることができますか
　・酸臭，異臭はわかりますか

認知・記憶

⑬ 知識を得るのに，いちばん簡単で好きな方法は何ですか …………………………… 134

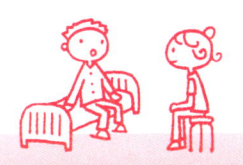

観察のしかた

意識レベル

❶ [意識レベルはどうか]

Check Point!
- ☑ 意識がもうろうとしていないか
- ☑ 体動はどの程度自分で行えるか

　患者さんが自分の意思を伝えようとしてもできない状態にあるときは，家族が患者さんに代わって表現する場合もある．その際は，家族が話している内容を一つひとつ患者さんに確認し，患者さんの表情を観察する．

　意識レベルは変化することがあり，いつも一定とは限らないので，その時々の状態を確認する．意識レベルの評価には，ジャパン・コーマ・スケール（JCS；3-3-9度方式ともいう），グラスゴー・コーマ・スケール（GCS）が用いられる（**表1**）．

表1　ジャパン・コーマ・スケール（意識レベル評価）

Ⅰ：刺激しなくても覚醒している状態	1	だいたい意識清明だが，今一つはっきりしない
	2	時・人・場所がわからない（見当識障害がある）
	3	自分の名前，生年月日が言えない
Ⅱ：刺激すると覚醒する状態（刺激をやめると眠り込む）	10	普通の呼びかけで容易に開眼する 合目的的な運動（たとえば右手を握る，話す）をし，言葉も出るが，間違いが多い
	20	大きな声または身体をゆさぶることにより開眼する 簡単な命令に応ずる（たとえば離握手）
	30	痛み刺激を加えながら呼びかけを繰り返すと，かろうじて開眼する
Ⅲ：刺激しても覚醒しない状態	100	痛み刺激に対し，払いのけるような動作をする
	200	痛み刺激で少し手足を動かしたり，顔をしかめたりする
	300	痛み刺激にまったく反応しない

　　　　：開眼が不可能の場合の応答を表す．
R：不穏状態　　I：失禁　　A：無動性無言・自発性喪失
［記載例］：100-I，20-RI　＊意識清明例では「0」と表現する．

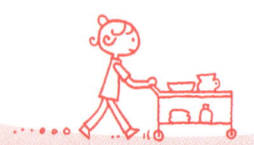

見当識障害

❷ [見当識障害があるか]

Check Point!
☑ 「今は何時ですか」→「ここはどこですか」→「この人（家族などを指さして）は誰ですか」の問いに順に答えられるか

　見当識とは、現在自分がおかれている状況を正しく認識する能力をいう。見当識に障害があるか否かは、以下のような質問をしながら反応を観察し確認する。その際、人によりその反応には大きな違いがあることを意識する。
　まず、次のような内容からたずねる。
　「最近、物覚えが悪くなったと思うことがありますか」
　「物をどこかに置き忘れてしまったとき、どうすればよいかわからなくなったことがありますか」
　質問と観察を繰り返し、以下のような質問を続ける。このとき、病気が進行していない場合には患者さんの自尊心を傷つけるおそれがあるので、注意深い適用が必要である。
　「今は何時ですか」
　「ここはどこですか」
　「今日は何月何日ですか」
　「この人（医師や看護師、家族を指さして）は誰ですか」
　「これ（身近にあるものを指さして）は何ですか」
　「今朝、ごはんを食べましたか」
　このような質問にあいまいに答えるようであれば、患者さんの家族（患者さんと一緒に生活をしている人）に普段の様子を聞いて判断の材料にするとよい。たまたまそのときに答えられなかったという場合があるからである。的確な判断を下すためには、家族の話と自分が観察していることの両方を参考にする。
　認知症や外傷などの脳器質性疾患、コルサコフ症候群などで見当識障害が起こる場合も多い。

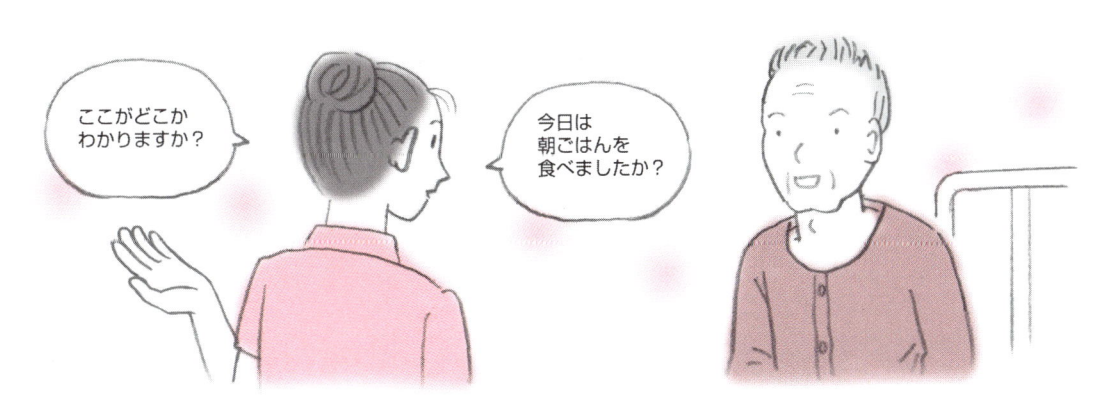

「ここがどこかわかりますか？」
「今日は朝ごはんを食べましたか？」

疼痛

❸ どこかに痛みや重苦しさを感じますか

Check Point!
- ☑ どこが痛むか
- ☑ どんな痛みか
- ☑ 痛みの起こる間隔はどうか
- ☑ 表情はどうか
- ☑ 栄養状態への影響はあるか
- ☑ 体調への影響はあるか（バイタルサイン）
- ☑ 精神状態はどうか
- ☑ 痛みをどう表現するか（フェイス・スケール）

　疼痛は，中枢神経に伝わった刺激が脊髄・脳幹部を経由して視床を通り，大脳皮質まで到達したときに感じる．痛みの種類には大きく分けて末梢性，中枢性，心因性の３つがあり，知覚については，性別，年齢，性格，文化的背景などの様々な要因が影響し，人により表現のしかたに違いがある．また，同じ患者さんであっても，状況によって痛みの感じ方は異なる．

　痛みの表現では，「何となく腰が痛い」「押されると痛いような気がする」など，痛みの種類によっては本人の自覚があいまいなもの，言葉で表現しにくいものもある．しかし，痛みは画像診断や体温測定などのような客観的な方法で判断できるものではなく，患者さんの訴えが重要な情報となることから，痛みのタイプと起こり方をできるだけ詳しく確認する．その際，患者さんの自覚している痛みを尊重し，安易に過小評価しないようにする．

1．痛みの部位

　直接，身体の部位を示して痛む部位や範囲を確認し，その部位の外見の変化なども併せて観察する．腹部の痛みは患者さんに仰臥位になってもらい，触診して確認する．

2．痛みのタイプ・程度

　キリキリ刺すような痛み，ズキンズキンする痛み，焼けつくような痛み，圧迫されるような痛みなど，痛みのタイプを確認する．また，痛みの程度は耐えがたいほどか，我慢できる程度か，それほど気にならない程度かを確認する．

3．痛みの起こる間隔

　一時的な痛みであるか，断続的なものであるのか，断続的であれば痛みの起こる間隔と持続時間を確認しておく．

4．表情

　痛みがある場合，患者さんの顔色（蒼白であるか，紅潮しているか，普通であるか），発汗しているか，口腔内は乾燥していないか，瞳孔の散大はないかを確認する．

5．栄養状態への影響

　痛みによる食欲の減退，体重の変化などから栄養状態を確認する．

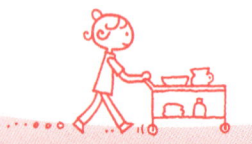

6．体調への影響

バイタルサインに変化はないか，痛みによって不眠となっていないか，疲労感はどうか，精神的疲労の程度はどうかを確認する．

7．精神状態への影響

痛みにより，錯乱状態，うつ状態，徘徊，うめき，泣き叫び，怒りなどが起こっていないかを確認する．

8．痛みの表現のしかた

イライラ，恐怖，不安，困惑の様子がみられないか，患者さんの言動に注意する．また，フェイス・スケールを使って，患者さんの表情から痛みの程度を判断することもできる．

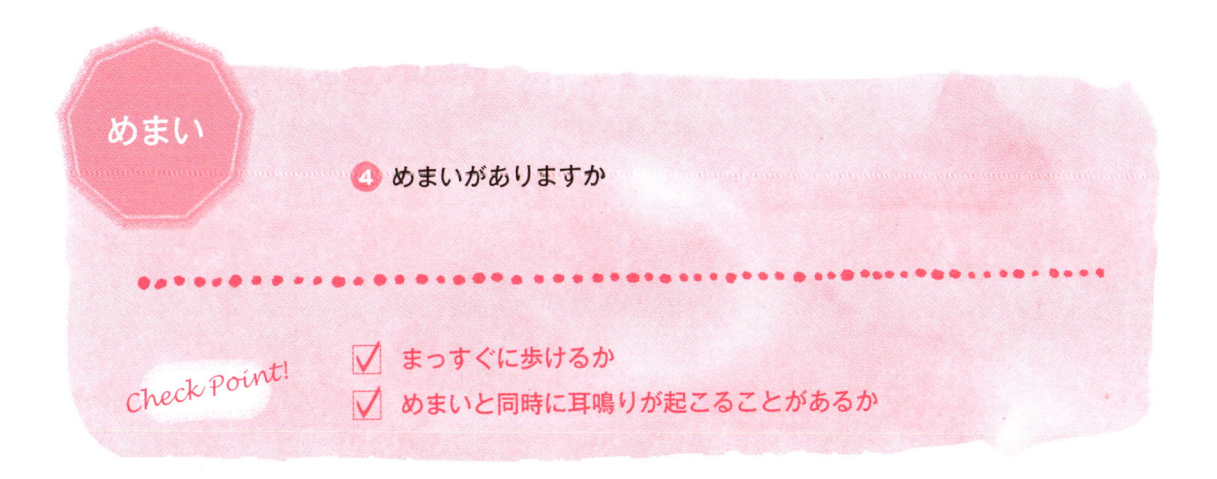

めまい

❹ めまいがありますか

Check Point!
- ☑ まっすぐに歩けるか
- ☑ めまいと同時に耳鳴りが起こることがあるか

めまいの種類には「ぐるぐるする（回転性）」「クラクラする（動揺性）」「フワフワする（浮動性）」「目の前が真っ暗になって意識を失いそうになる（立ちくらみ）」があり，主に平衡感覚器（内耳の前庭），平衡感覚をつかさどる小脳，脳幹の障害が原因で起こる．頭部打撲，てんかんなど脳の障害によるもののほか，貧血，空腹，ヒステリーなどでも起こる．

めまいを客観的にとらえるためには基礎疾患の究明も重要であるが，一方で本人の訴えの聴取や症状の観察を怠りなく行う必要がある．

1．ふらつき

ふらふらしたり，よろめいたりせずまっすぐ歩けるか確認する．患者さんに少し（5〜10歩くらい）歩いてもらい観察する．

めまいのために歩行できない場合には，観察してはっきりわかる場合と，本人の自覚だけで外観からはわかりにくい場合がある．ふらつきには，自然に身体が一定の方向に曲がって身体全体が傾いていくタイプもある．

患者さんからの訴えは，「**身体全体がフワフワと風船に乗っているような**」「**頭がクラクラするような**」など様々な表現でなされるため，じっくり患者さんの言葉を聞き，様子を観察することが大切である．患者さんが大げさに表現しているなどと，独断で解釈してはいけない．

2．耳鳴り，難聴

めまいがあったときに，耳鳴りが起こったり耳が聞こえなくなったりしたかを確認する．めまいと同時に眼球の不随意運動や頭痛，難聴がある場合は，様々な疾患が関連している可能性があるので，十分に観察する必要がある．

しびれ

❺ 手足などにしびれを感じることがありますか

Check Point!
- ☑ 手足の皮膚の表面がチクチク，ピリピリ，ジンジンするような感じがあるか（長く座っていたときに足にしびれを感じる感覚）
- ☑ 手足がはれぼったく，むくんでいるような感じがあるか，触った感じがおかしいか
- ☑ 手足に力が入らないことや，動かなくなることがあるか

　手足の感覚の異常として，患者さんがしびれ感を訴えることがある．これは，患者さんの自覚からの訴えであり，客観的には確認しにくい．そのため，筆先・針先で皮膚に軽く触れて，しびれ感の範囲を確認する知覚検査（**図1**）などを行い観察する．

　しびれには，循環障害によるもの，末梢神経障害によるもの，運動麻痺によるものなどがある．

　患者さんの訴えには，次のようなものがある．

a．「手足の感覚が鈍い」

　知覚神経の障害がある場合に，よくこのように表現される．皮膚が蒼白で冷感がある．

b．「手足がしびれてむくんでいる」

　循環障害によるしびれから手のむくみを感じる場合であり，うっ血やチアノーゼが出現することがある．

c．「手に力が入らない」

　運動麻痺によるしびれは，手に力が入らなくなり，タオルが絞れなくなるようなことがある．主な症状は，手先・足先が動かなくなることである．この場合には，麻痺部位の変形，弛緩などがみられる．

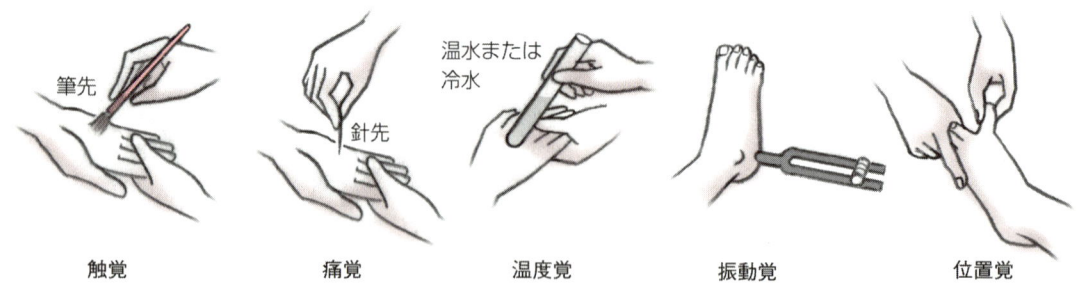

触覚　　痛覚　　温度覚　　振動覚　　位置覚

図1　知覚検査

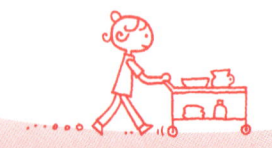

聴覚・発語

❻ 聴力障害がありますか

Check Point!
- ☑ 補聴器を使用しているか
- ☑ 人の話し声が聞こえているか
- ☑ 人の話を理解しているか

聴力に異常がある場合には，言語的メッセージのやりとりがスムーズにできないため，意思伝達に支障をきたすことが多い．また，自分を取り巻く環境についての状況判断ができないために，事故に遭う危険性が高い．

聴力の異常は外見からはわかりにくいが，患者さんとの最初のやりとりですぐに判断できるので，そのときにしっかりと観察し，その後どのような方法でコミュニケーションをとっていくか判断する必要がある．

原因となる疾患によっては，聞こえていても発声ができないために話に応じられない場合がある．また，先天性の聴覚障害がある，生後間もなく聴力を失った，交通事故などに遭い後天的に聴力を失ったなど，原因は人により様々である．そのため聴力に関する情報収集を行う前に，既往歴や現在の病気に関連した通院の状況を把握しておくことが大切である．これが十分に行われていないと，情報収集の視点がずれてしまい，すべてやり直さなければならなくなる場合があるので注意する．

1．補聴器の使用

補聴器の使用の有無は，観察すればすぐ判断できる．しかし，「補聴器をつけているといろいろな雑音が入って余計にわからなくなるので，普段は使用していません」と話す人もいる．患者さんの様子を観察するだけでなく，直接たずねるなど注意深く情報を収集する必要がある．

2．人の話し声が聞こえない

患者さんと話をしているときに，会話が途切れることや，問いかけに対する答えが返ってこないことがある．その理由は，看護師の声が小さい・低い，早口である，専門用語なので何を聞かれているのかわからないなど様々である．その場合，次のような質問で確認するとよい．

「私の話している声が小さいですか」
「私の話している言葉が難しいですか」
「私の話し方が速いですか」
「どちらの耳なら聞こえますか」

3．質問と答えがかみ合わない

質問した内容と答えがかみ合わない場合には，患者さんが早とちりや勝手な解釈をしてしまうなど，性格的なものが影響している場合がある．そのような場合は，再度質問してみるか，言い方を変えてみて患者さんの答えを待ったほうがよい．また，最後まで質問を聞かず，途中で話し始めてしまう人もいるので，「ゆっくり聞いてください」と落ち着きを促すことも大切である．

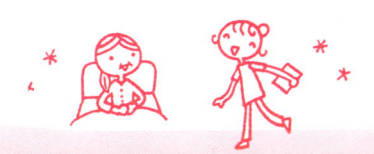

4．幻聴

聞こえないはずの声が「聞こえる」と訴える患者さんの場合，幻聴が疑われる．幻聴の内容には，意味のない音や，人が話しかけてくる声，自分が行っていることを一つひとつ批判する声など様々ある．患者さん自身がそれらをどのように認識しているか，様子を観察したうえで，発問することが大切である．

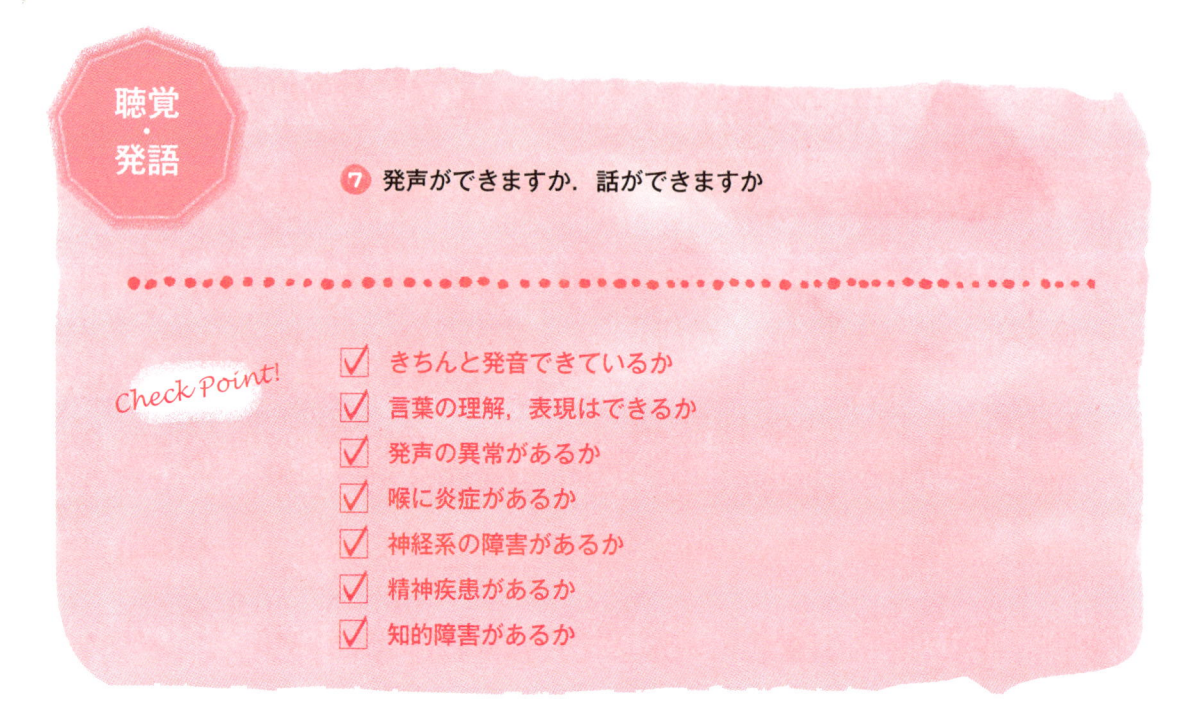

聴覚・発語

❼ 発声ができますか．話ができますか

Check Point!
- ☑ きちんと発音できているか
- ☑ 言葉の理解，表現はできるか
- ☑ 発声の異常があるか
- ☑ 喉に炎症があるか
- ☑ 神経系の障害があるか
- ☑ 精神疾患があるか
- ☑ 知的障害があるか

発声ができないときは，脳の障害が原因である場合がある．また，相手の声が聞こえているのに言葉の構成や言葉を忘れているなど，会話ができない理由は様々である．そのため，構音障害や失語症などについて確認が必要である．

1．構音障害

構音障害とは，発声・発語器官である口唇や舌，口蓋などの形成や運動の異常（話し言葉の表出機能の異常）により，言葉の明瞭度が障害されている状態をいう．発音がおかしい，不正確な言葉を発するなどがこれにあたる．ただし，脳の言語機能の中枢には問題がないため，言葉の意味の理解や書字は可能である．構音障害には，次のようなパターンがある．

a．**パ行がうまく言えない**：顔面神経麻痺があり口唇の動きが上手にできないと，パ行がうまく言えない場合や，口笛が吹けない場合が多い．

b．**ラ行がうまく言えない**：舌に障害がある場合に多い．また，進行性球麻痺の場合には，サ行，カ行も発声できなくなる場合が多い．

2．失語症

失語症は，脳の言語機能の中枢が障害されることで起こり，障害の部位や程度によって以下のように分類できる．

a．**言葉の表現ができない（運動性失語）**：看護師が話す言葉は理解できるため，指示に従うことはできるが，自分から表現し，話すことはできない．

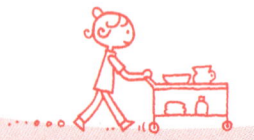

b．**話すことはできるが言葉が理解できない（感覚性失語）**：よく話すが，言葉が理解できないために，意味が通っていない．

c．**言葉の理解も表現もできない（全失語）**：言葉の表現と理解のいずれもが障害されている．

失語症を疑った場合は，言語のどのような機能が障害されているか確認するために，次のようなことを調べる．

❶ **自発言語があるか**

氏名，年齢，住所，職業をたずねて患者さんに話をしてもらう．

❷ **話し言葉が理解できているか**

複雑な話ができない場合，「はい」「いいえ」で答えられるような簡単な質問をする．

❸ **復唱できるか**

単語や文章を機械的に復唱してもらう．

❹ **文字の音読と理解ができるか**

文字・単語・文章が音読できるかどうか，その意味が理解できているかどうかをみる．漢字が読めても，仮名が読めなくなることが多い．

❺ **書字能力はあるか**

自分の名前を書いてもらう．

3．発声の異常

声がガラガラしていたり，かすれていたりする場合（嗄声という）には，神経麻痺や喉頭部の異常などが疑われる．その場合には，無理に発声させずに，筆談で情報収集を行う．

4．喉の炎症

喉に炎症があったりポリープができていたりすると，発声ができないことがある．この場合には，筆談などで確認していく必要がある．

5．意識障害，記憶障害

意識障害や記憶障害がある場合には，患者さんの疾患の種類により様々な症状が現れる．

意識障害の場合には，患者さんとの会話ができなくなることが多く，家族の協力を得て情報を収集することになる．時々意識がはっきりする場合は，そのときに本人に直接確認することもできる．

記憶障害の場合には，患者さん自身に記憶がないので，情報収集は大変困難である．交通事故などで運び込まれた場合，患者さんの記憶が失われていて，患者さんの家族を探すことができず，まったく情報が得られない場合がある．この場合には，時間をかけて継続的に接していく．看護師はゆったりと接することが大切である．

6．精神疾患

うつ病，統合失調症などでは，その時々の病状により，まったく話をしたくないというときがある．声が聞こえ会話もできるが，今は話したくないなど気分が左右することが多いので，強制したり急がせたりせず，時間をかけて情報を収集する．

7．知的障害

知的障害がある場合には，会話において意思の疎通が難しいことがあるが，家族などの協力を得て情報収集を行う．

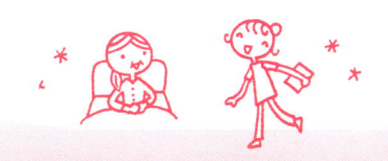

視覚

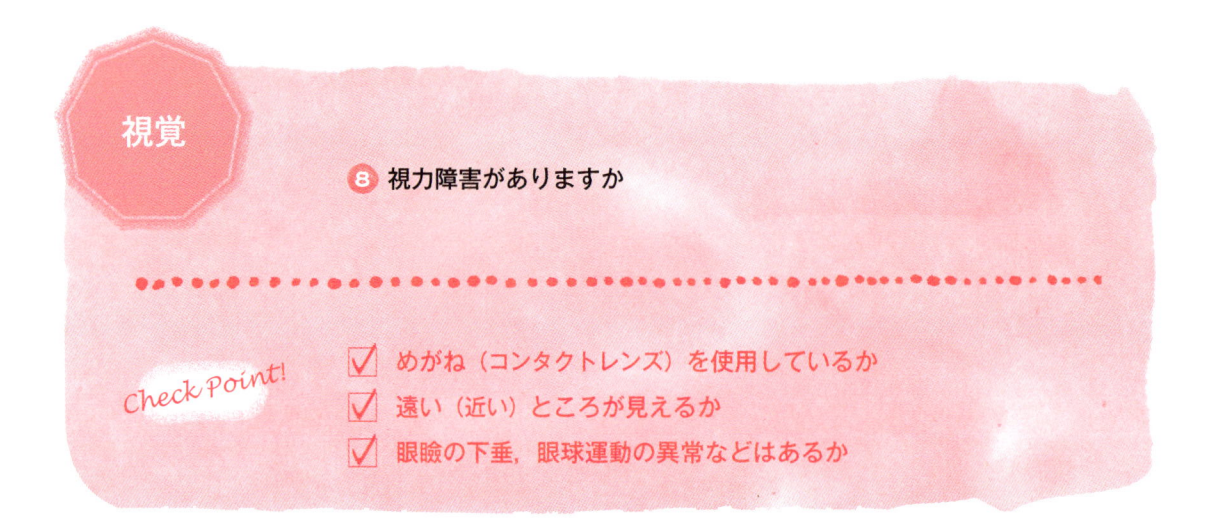

❽ 視力障害がありますか

Check Point!
- ☑ めがね（コンタクトレンズ）を使用しているか
- ☑ 遠い（近い）ところが見えるか
- ☑ 眼瞼の下垂，眼球運動の異常などはあるか

　患者さんに視力障害がある場合には，歩き方などでおおよその把握はできる．しかし，見えにくさには原因により様々なタイプ（視力低下，視野狭窄など）があり，症状に応じた援助が必要となるため，患者さんの行動をよく観察することが重要である．

　また，視力障害は，神経疾患や糖尿病でも起こる．視野狭窄や網膜の異常などは，病気が進行すると失明に至ることがあるので，全身の情報収集が必要である．

1．めがね（コンタクトレンズ）の使用

　めがねをかけていればわかりやすいが，最近はコンタクトレンズを使用する人が多く，外見で判断できる場合が少なくなった．そのため，患者さんにはっきりと質問して情報を得る必要がある．

　視力が変化しているのに何年も視力検査をせず，昔のめがねをそのままかけている場合は，頭痛や疲れの症状が出ていても原因に気づかないことが多い．視力についてだけではなく，全身状態の観察も大切である．**「最後に視力検査をしたのはいつか」**などの情報が，判断の材料になる．

　視力の把握は，身近なもので確かめることから始める．新聞を読むことができるか，また，看護師の指を20cm，30cmと次第に離していき，1mくらいの距離で見えれば0.1の視力があるといえる．

2．見えにくさのタイプ

　物が二重に見えたり，かすんで見えたり，ぼやけて見えたり，全体が暗く見えたりする場合は，近視や老視が進んでいることがある．暗く見えるときには白内障が進行している場合もあるので，見えにくい様子についてしっかりと患者さんに確認する必要がある．

3．眼瞼の下垂，眼振，斜視，瞳孔の異常

　眼瞼の下垂や眼球振動，斜視の場合には，本人からの訴えよりも外見で判断できる．

　視野欠損の測定は，患者さんと向かい合い，片方の指を見ることに集中してもらい，他方の指を動かしていって見える範囲（距離）を測ることで行う．

　瞳孔の異常がある場合は，脳神経に何らかの障害があると考えられるので，十分な注意が必要である．瞳孔の測定には，瞳孔計付スケールを使用すると簡単であるが，ない場合には30cmくらいの定規で左右の瞳孔の大きさを測定することもできる．

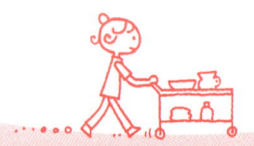

a．眼球運動の測定

脳神経支配の障害を知ることにつながる．患者さんと向かい合い，看護師の指の動く方向を追ってもらう方法で簡単に測定できる．このとき，頭は動かさず眼だけで指先を追ってもらう．運動制限があるか，左右共同で動くか，複視の有無などが観察できる．

b．眼振の測定

眼振とは意思と無関係に起こる眼球の往復運動で，眼球が一定の方向に絶えず小刻みに動いているかをみる．耳，脳の疾患でも起こり，病巣の部位により診断がつけられる．

c．対光反射の測定

ペンライトを斜めから患者さんの眼に当て，反射（縮瞳）の度合いを測定する（図2）．

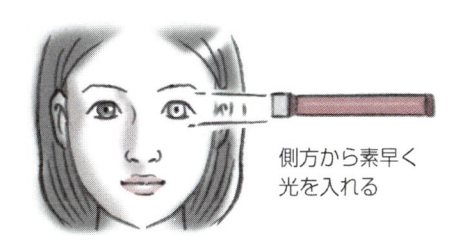

側方から素早く光を入れる

図2　対光反射

4．物につまずく

よく物につまずいて転んだり，転びそうになったりする場合には，視力が弱い場合もあるが，運動不足が原因の足腰の筋肉の衰えによる場合もある．そのため，特に下半身の筋力や，日常的な運動の状況などの情報も得る．

5．幻視

精神疾患がある場合，そこにないものを「見える」と訴えることがある．話ができる状態であればその内容を説明してもらい，そうした（幻想，幻視の）場に入ることを自制できるか確認する．

触覚・知覚

❾ 物に触れて，その物がわかりますか
❿ 皮膚の感覚で何かおかしいと感じたことがありますか

Check Point!

☑ 「冷たい」「温かい」の温度感覚があるか
☑ 触った感覚があるか
☑ 知覚異常はないか（痛み，圧力など）

1．触覚

眼を閉じて物に触れて，それが何かわからなかった場合には，手の感覚の麻痺，あるいは触っていることはわかっても，その物の名前を忘れてしまっていることがある．また，「冷たい」「温かい」の温度感覚がない（鈍っている）場合には，脳神経の異常であることがある．

そのような場合には，

「物を持った重さを感じますか」

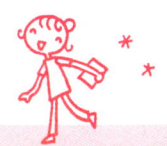

「何かはわからなくても，触っているように感じますか」
などの質問で情報収集を試みる．

2．知覚

知覚障害は，表在する知覚神経の触覚・温度覚・痛覚などの障害である．たとえば，針で皮膚の1か所を突いたとしても，無数の針で突かれたように感じる，筆で皮膚を触っただけでも皮膚を切られたように感じる，冷たい物に触れると痛く感じる，触れているだけなのに圧力と感じる，などのようなことがある．これらの異常の有無を調べるために，知覚検査を行う．

【知覚検査における留意点】
知覚検査では，対象者の訴えから情報を得るので，患者さんの知能，意識，精神状態をあらかじめ把握しておく必要がある．知覚は，観察によって一概にわかるものではないということを理解する．

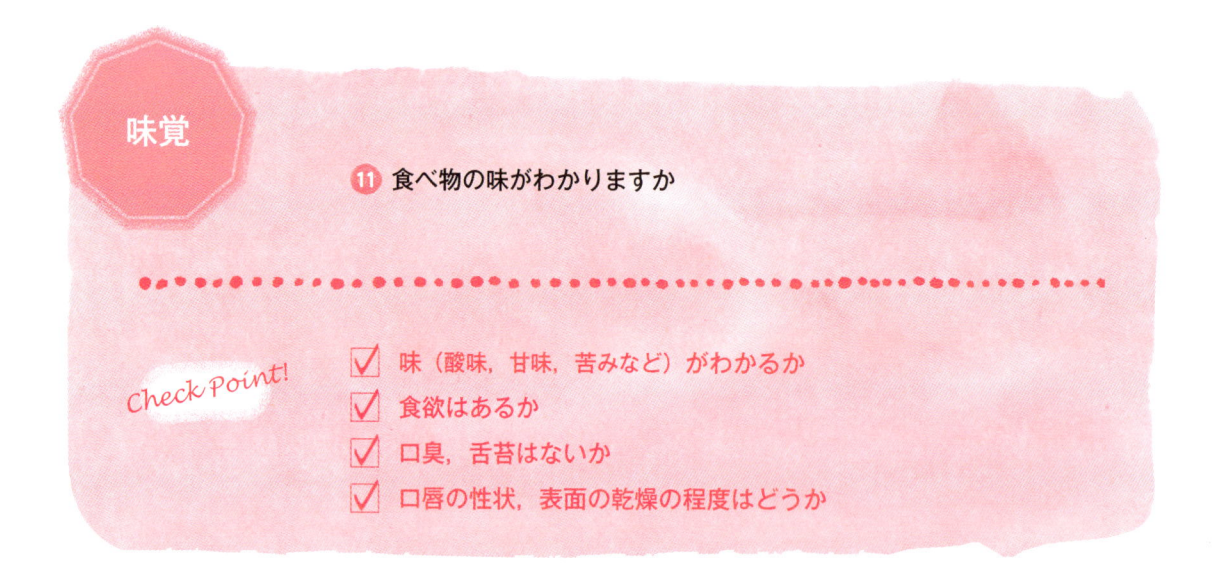

味覚

⑪ 食べ物の味がわかりますか

Check Point!
- ☑ 味（酸味，甘味，苦みなど）がわかるか
- ☑ 食欲はあるか
- ☑ 口臭，舌苔はないか
- ☑ 口唇の性状，表面の乾燥の程度はどうか

味覚の障害は，そのほとんどが舌の異常による．味覚異常には，（酸っぱい，甘い，苦い，塩辛いなどの）味わいを感じにくくなる味覚減退や，本来の味わいと異なった味に感じられる異味症などがある．情報収集の際は，味覚の感じ方には個人差があることに留意する．

1．味覚

甘味は主として舌の先端，酸味は舌の外側縁，苦みは舌根，塩味は舌全体で感じとる（図3）．味覚をつかさどるのは顔面神経，舌咽神経，迷走神経などである．味覚検査で，舌の異常の有無を調べることができる．

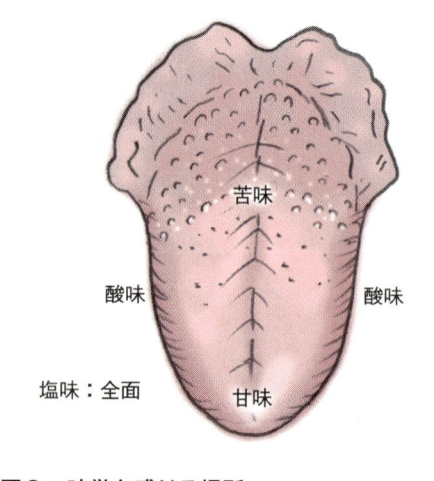

図3 味覚を感じる場所

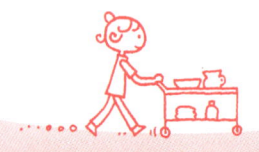

2. 食欲

口腔内に潰瘍ができている場合や，舌苔，腫瘍，出血，乾燥などがある場合は，痛みに敏感になる．そのために食欲がなくなることもある．

3. 口臭

虫歯があるか，「口臭がある」と言われているか，などを確認する．

4. 舌

色，表面の性状などを観察する．脱水症や咽頭炎の場合などは，舌が乾燥して舌苔（白い層）で覆われることがある．

5. 口唇

口唇の性状，表面の乾燥の程度を観察する．

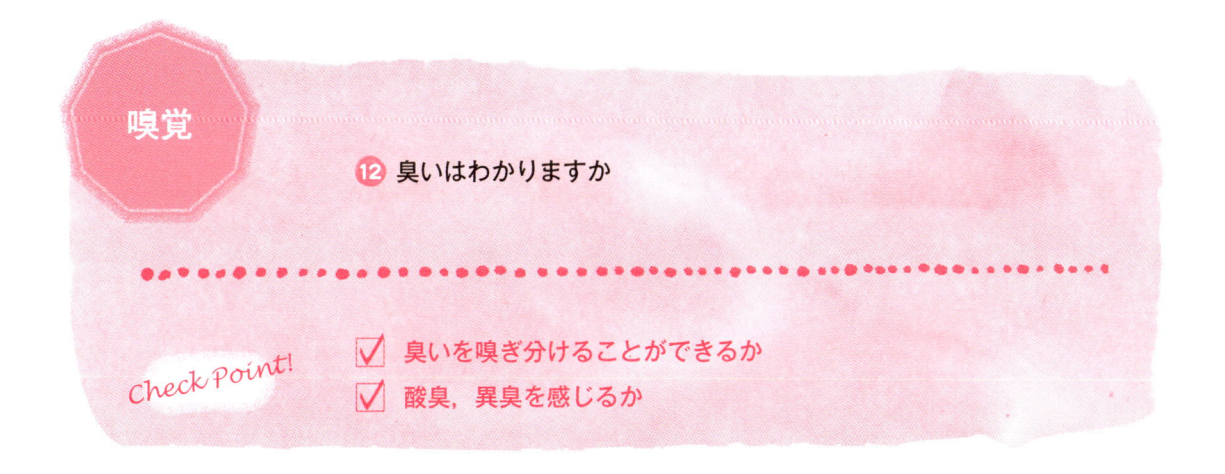

嗅覚

⑫ 臭いはわかりますか

Check Point!
- ☑ 臭いを嗅ぎ分けることができるか
- ☑ 酸臭，異臭を感じるか

嗅覚とはにおいを感じる感覚であり，嗅覚器は，においを嗅いだり，嗅ぎ分けたりする機能をもつ．嗅覚障害は，鼻腔の通気性や鼻粘膜が障害され，臭素を感知する鼻腔臭部に臭素が到達しない状態をいう．これは頭部外傷，頭蓋内の疾患により嗅覚野が障害されることでも起こる．酸臭，異臭を感じない場合には脳神経の異常が考えられる．

患者さんから症状として訴えられるものには，嗅覚消失（まったく臭いを感じない），嗅覚減退（臭いを嗅ぐ力が低下している），嗅覚過敏（臭いを異常に強く感じる）などがある．異臭症では，本来ない臭い（不快な臭い）を感じていることがある．

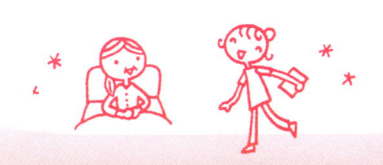

認知・記憶

⑬ 知識を得るのに，いちばん簡単で好きな方法は何ですか

Check Point!
- ☑ 新しい物事への関心があるか
- ☑ 最近の出来事の記憶があるか

　本で調べたり，人に聞いたりするなど，自分の努力で知識を得ることが好きな場合には，物事に挑戦する力や新しいものへの関心があると考えられる．しかし，自分で努力しないで人に聞いて済ませることが多いと，自分で知識を得ることが苦手になり，刺激を受ける回数が減って，行動力もなくなっていくことになる．

　記憶の診断では，「今朝，ごはんを食べましたか」など，最近のことが記憶されているかどうかを確認する．

　健忘症では，ある期間のことが思い出せなくなる．また，逆行性健忘では，ある時より前の記憶がなくなる．記憶保持検査では，電話番号や人の名前，物の名前をあげてもらい確認する．

　記憶の障害は物忘れなどうっかり忘れてしまった程度のものから，ごはんを食べたことを忘れてしまうものまで様々である．記憶障害の程度を評価する場合は，患者さん一人から情報を得ようとしても不明点が残ることがあるので，家族からも情報を収集することが望ましい．

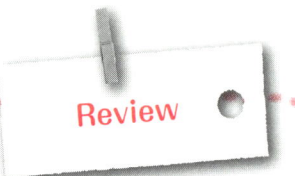

Review

Question 1
「認知・知覚」の領域では，患者さんの情報をどのように収集すればよいですか？ 具体的な質問項目を，質問する順にあげてください．

Question 2
次の文章の❶〜⓴に適切な言葉を入れてください．

1）勤務先で突然倒れ，救急車で来院した53歳の男性Aさん．バイタルサイン（体温，呼吸，脈拍，血圧）および（ ❶ ）を調べます．（ ❶ ）は，（ ❷ ）・スケールやグラスゴー・コーマ・スケールなどを用いて評価することができます．Aさんの場合，痛み刺激を与えても開眼せず，わずかに手足を動かしました．Aさんの（ ❶ ）は（ ❷ ）スケールで（ ❸ ）と評価できます（p.122参照）．

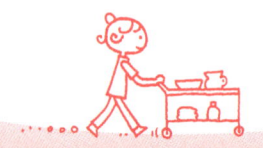

2）見当識障害とは，意識障害や脳器質性疾患のため，（ ❹ ），（ ❺ ）などが正しく認識できなくなることをいいます．❹や❺について患者さんにたずねることで，見当識障害の有無や程度を確認することができます（p.123参照）．

3）骨盤骨折で緊急入院となった患者Bさん．保存療法となりましたが，入院直後から痛みを訴えています．この患者さんに対して，痛みのある（ ❻ ），痛みの（ ❼ ）や（ ❽ ）についてたずね，（ ❾ ）などへの影響を確認します．痛みの（ ❼ ）は患者さんの（ ❿ ）からも判断することができます．このとき，痛みは主観的なものであり，人によって（ ⓫ ）が異なることに留意します（p.124参照）．

4）「身体がフワフワするような感じがする」と訴える患者Cさん．自覚している症状を十分に聞いた後，少し歩いてもらい，（ ⓬ ）を観察します．また，疾患との関連をみるために，（ ⓬ ）と同時に（ ⓭ ）や頭痛，（ ⓮ ）などがないかを確認します（p.125参照）．

5）看護師の問いかけに返答がない患者さんに対しては，（ ⓯ ）と（ ⓰ ）の機能を確認します．看護師の声が（ ⓱ ）などで単に聞き取りにくかったのか，あるいは，（ ⓲ ）が障害され発声できないのか，脳の言語中枢が障害され会話ができない（ ⓳ ）であるのか確認します．また，同時に（ ⓴ ）の有無についても確認する必要があります（p.128参照）．

Answer

Q1 近頃，以前に比べて物忘れがあると感じますか．
↓
今日は何月何日ですか．ここはどこですか．あの人は誰ですか．
↓
感覚器官に何か変化を感じますか（聴覚，視覚，触覚，味覚，嗅覚の項目を選んで聞く）．
↓
痛みがありますか，どの部位がどのように痛みますか，フェイス・スケールの5段階で，どのくらいの痛みですか．
↓
めまいがありますか，そのときどのような感じがしますか．

Q2 1) ❶ 意識レベル　❷ ジャパン・コーマ　❸ Ⅲ－200
2) ❹ 日時　❺ 場所
3) ❻ 部位　❼ タイプ・程度　❽ 間隔　❾ 栄養状態，体調
　 ❿ 表情　⓫ 表現のしかた
4) ⓬ ふらつき　⓭ 眼球の不随意運動　⓮ 耳鳴り・難聴
5) ⓯ 聴覚　⓰ 発語　⓱ 小さい・低い　⓲ 構音機能　⓳ 失語症
　 ⓴ 意識障害や記憶障害

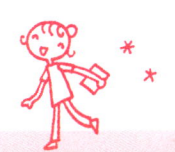

G 自己知覚・自己概念

「自己知覚・自己概念」では何をみるのか

- 自分の性格をどのように思っているか.
- 不安や悩みはあるか.
- 情緒は安定しているか.
- 手術後にどのような体調の変化があるか.
- ボディイメージの変化による悩みはあるか.

　患者さんが時として抱く絶望感,恐怖感,不安感などは,その人の性格と関連している場合がある.そのため,まず患者さんが自分自身の性格についてどのように思っているのかをたずね,現在の感情と関連づけて考えることが大切である.
　検査や手術について不安を経験したことがないという患者さんがいる一方で,看護師の想像以上に大きな不安を抱えている患者さんもいる.こうした感情は,すべてが言葉で表現されるわけではなく,態度や表情に現れる場合が多い.したがって看護師には,その時々で患者さんが何を感じ考えているのかを,自分の経験や観察力によって推し量ることが求められる.

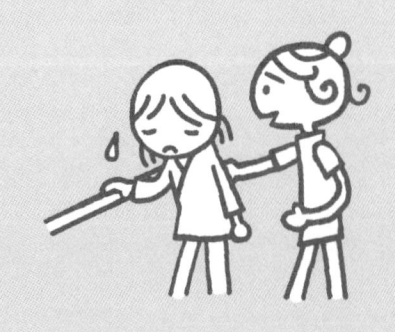

情報収集の内容

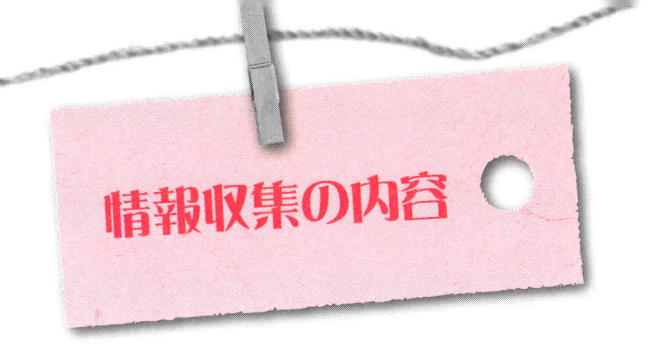

性格
1. 自分の性格をどのように思っていますか …… **138**
2. 自分の性格で，好きなところと嫌いなところはどこですか …… **139**

不安
3. 現在もっている不安について，手助けできることがありますか …… **140**
（検査・治療・予後などについて，手術により自分の身体がどうなるのかについて）

悩み
4. 悩んでいることがありますか …… **141**

情緒の状態
5. ［情緒不安定ではないか，言動にイライラ感はないか］ …… **142**

倦怠感・無力感・恐怖感
6. ［倦怠感などがみられるか］ …… **143**

ボディイメージ
7. 手術後の身体の状態について悩みがありますか …… **143**
8. 身体の外観や機能の変化で悩みがありますか …… **143**

観察のしかた

性格

① 自分の性格をどのように思っていますか

Check Point!

- ☑ どのような性格の特徴があるか
  - 人から何か言われるとすぐにくよくよ悩む
  - 感情が顔に出やすい
  - ゆっくり考えないと納得しない
  - 何でも十分な説明がないと気が済まない
  - せっかちで物事が迅速に進まないとイライラする
  - 落ち着いて人の話が聞ける
- ☑ 悩んだときにどう対処するか

その人がもともともっている気質と，環境によって後天的に備わったものとで形づくられる「性格」は，人によって様々であり，日常の生活様式や行動様式の違いとなって現れる．自分の性格はもちろんのこと，かかわりをもつ相手の性格を知ることは，人間関係を円滑に保つことにつながる．

医療の場においては，患者さんの性格が病気に影響したり，病気が性格の変化をもたらしたりする．また，看護師が同じようにかかわっていても，患者さんの性格によって受け止め方が異なることがある．

情報収集を行う際にも，患者さんの性格を把握しておくことでスムーズに進めることができる．性格に関する情報はコミュニケーションの基礎となるため，患者さんとの会話からだけでなく，カルテなどからも情報を得ておくとよい．

1. くよくよ悩む

くよくよ悩むのは性格によるところが大きく，ひと言注意されると自分はダメなのだと思ってしまう人がいるものである．特に自尊心の強い人に，このような傾向がみられる．また，身近に心から信頼できる人がいない場合もくよくよ悩みやすい．悩んでいる様子がみられたときは，成し遂げたいことがあるのに，自分が目指している方向に進んでいない場合がある．

自分の頭の中だけで堂々めぐりをしていることが多いため，しっかり話を聞き，現在悩んでいることは何なのかを，きちんと整理できるよう働きかけることが大切である．

またこのような傾向は，社会的地位が得られると，アイデンティティが確立して前向きな思考になるため，解消される場合がある．

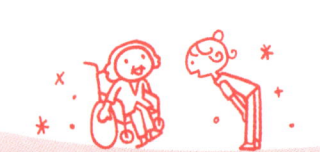

2．感情がすぐ顔に出る

　自分の考えと違うことを言われたり，普段から自分の気にしていることを指摘されたりすると，かっとしてすぐ表情に出してしまう人がいる．特に自分の性格に関することなどでは，怒ったような表情がみられる場合がある．
　このような人の場合には，プライドを傷つけないようていねいに接し，必ず反応を観察する．

3．ゆっくり考えないと納得しない

　このような性格の場合は，一つひとつ，どうしてそうするのか考えて，納得しないと行動に移せない．自分の思考回路で順々に整理するので，行動がゆっくりに見える．しかし，納得すれば自分の思考がはっきりするため，着実に進むことができる．

4．十分な説明がないと気が済まない

　人は誰でも，自分を大切にしてもらっていると思える対応を望むものである．身体の状態についての説明は，医学的知識を十分にもたない一般の人には難しく感じられるので，特にそのような対応を望む気持ちが強くなる．
　十分な説明は，どの患者さんにも必要なことである．図を描いたり検査データを示したりしながら，その人がわかるまで根気よく説明する必要がある．
　注意しなくてはならないのは，説明を短時間で済ませようと思わないことである．ほかの仕事をしていて話をする余裕がない場合には，その時間がとれるまで患者さんに待ってもらう．患者さんが説明を理解できたかどうか，最後に確認することを忘れない．

5．迅速に進まないとイライラする

　一般にせっかちといわれている人や面倒くさがりの人にみられる．このような人は，相手の話を半分しか聞かないで勝手に納得してしまうなど，勘違いが多くなりがちである．そのため話の途中で，意図が伝わっているか，必ず確認の作業を行う．また，説明に時間をかけると，イライラして聞いていられなくなるので，要領よくポイントをおさえて説明することが大切である．文章にする場合には，説明を箇条書きなどで簡潔に示すとよい．

6．相手の話をゆっくり聞ける

　このタイプは，相手に自分を合わせられる人が多い．一見，話をよく聞いているようであっても，自分自身の身体に関することなので，冷静に聞けているかどうかはわからない．そのため，患者さんの目を見てしっかり確認していく必要がある．

性格

❷ **自分の性格で，好きなところと嫌いなところはどこですか**

Check Point! ☑ **自分の長所と短所をはっきり言えるか**

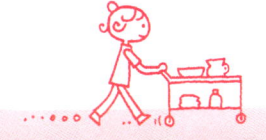

❷の質問にはっきり答えられるようであれば，自分自身を理解しているといえる．

ただし，これについては，ある程度会話が進んだところで聞いてみること．単刀直入に聞くと患者さんが驚いてしまうことがある．何かのきっかけでせっかちそうに見えたり，何かにイライラしているところが見えたりしたときなどは，前述した性格の特徴に留意して聞くようにするとよいだろう．

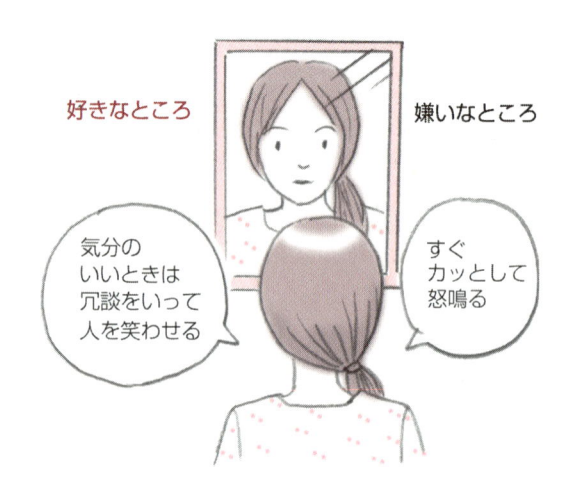

好きなところ　　**嫌いなところ**

気分のいいときは冗談をいって人を笑わせる

すぐカッとして怒鳴る

不安

❸ 現在もっている不安について，手助けできることがありますか

Check Point!
- ☑ 不安にどう対処してきたか
- ☑ 今，どんな不安があるのか

1．不安への対処のしかた

患者さんの不安には，いろいろなことがあり，そのすべてについて看護師が手助けできるわけではない．❸の質問には，話を聞くことが手助けになるのであれば，一人で悩まないで話してほしいと伝える意図もある．

一般に患者さんは，予後のこと，経済的なこと，家族のこと，子どものこと，仕事のことなど様々な不安を抱えている．看護師が手助けできることは限られており，実際に解決へと導けるようなことはあまりない．しかし，話をすることによって，いくらかでも気が楽になるということはある．そのため，看護師は常に，患者さんの不安や悩みを聞こうとする姿勢をもっていることが大切である．

2．不安の内容

病気について不安がある場合，患者さんは，医師から説明を受けていても何度でも聞いて確認したくなるものである．また，納得していても再度確認しようとすることもある．患者さんにとっていちばん心配なのは予後がどうなるかであって，そのことをいろいろな人から聞いて納得しようとする場合が多い．

こうしたときは，何度でも話を聞き，質問には具体的に答える必要がある．

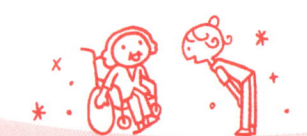

悩み

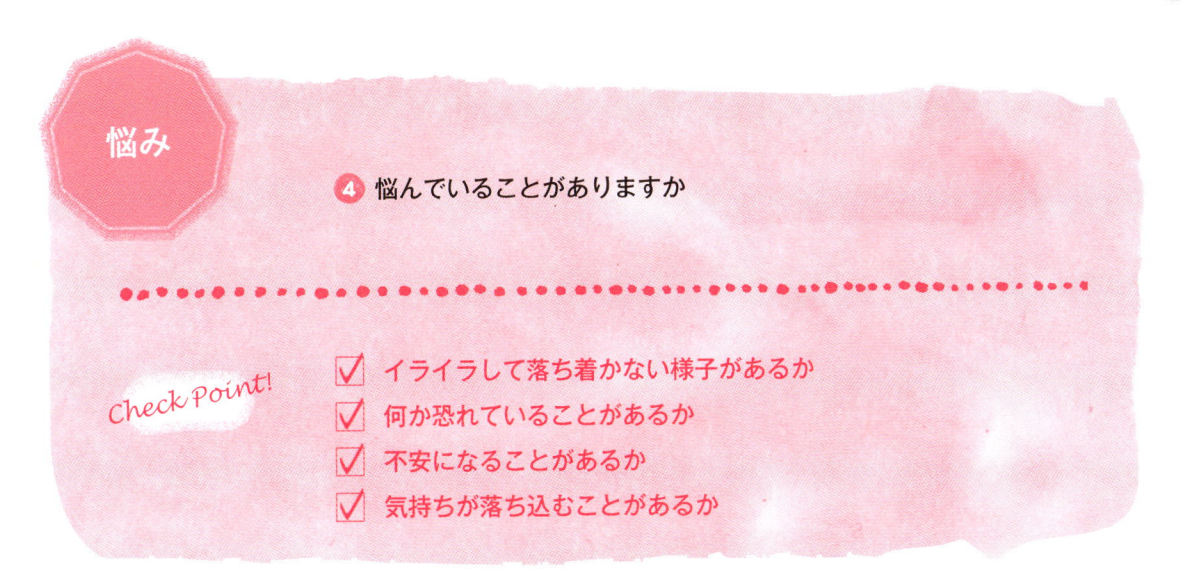

④ 悩んでいることがありますか

Check Point!
- ☑ イライラして落ち着かない様子があるか
- ☑ 何か恐れていることがあるか
- ☑ 不安になることがあるか
- ☑ 気持ちが落ち込むことがあるか

　患者さんの悩みは数限りなく存在する．そして，人によって悩みの内容は違い，感じ方や表現のしかたも異なる．専門職である看護師にとっては，患者さんがなぜそんなことで悩んでいるのか不思議に思えることもあるかもしれない．しかし，患者さんにとっては，些細なことでも悩みの種になり，一つひとつが重大な問題に感じられるのである．

　したがって，どの患者さんに対しても，悩んでいる様子を敏感にとらえること，今の悩みを一緒に考えていく姿勢を示すことが大切である．患者さんの悩みの内容によって，看護師が示す態度や対応に差があってはいけない．

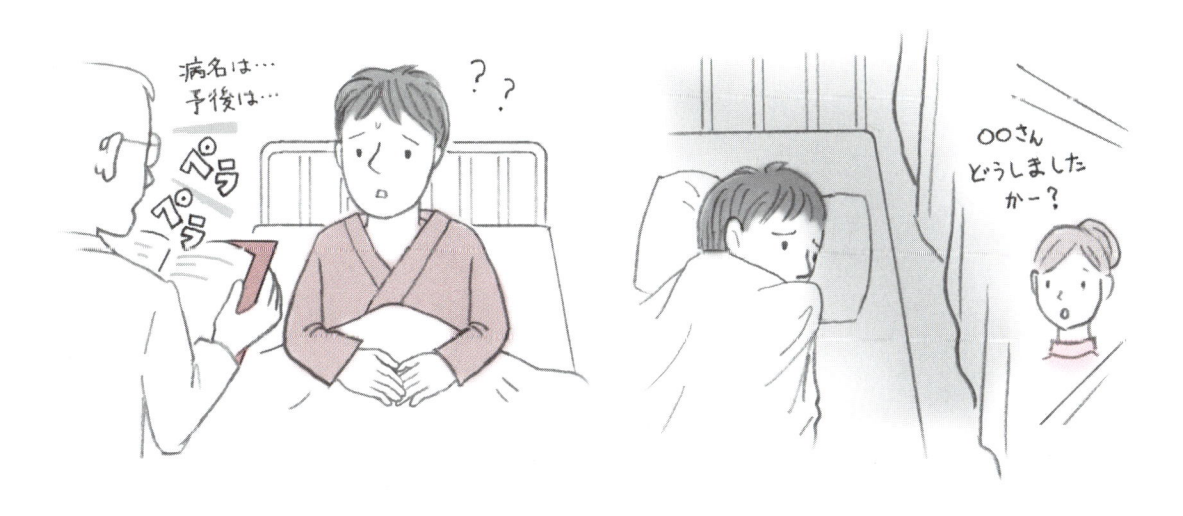

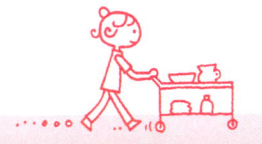

情緒の状態

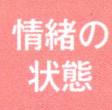

❺ [情緒不安定ではないか，言動にイライラ感はないか]

Check Point!
- ☑ 集中力はあるか
- ☑ 情緒不安定な様子はないか

初めて会った患者さんから情報収集する場合には，どう接したらよいか，また，どのような問いかけをしたらよいかわからないものである．看護師がどう対応したらよいか迷っているときに，患者さんにいつもと違う様子や気になる態度がみられた場合には，疑問に思ったことを率直に聞いてみるとよい．

たとえば，集中力が欠ける患者さんには，「そわそわしているようですが，何か気になることがありますか？」とたずねてみる．また，不安な様子が見える患者さんには，「どこか痛いところがありますか？」などと質問のしかたを変えてみるとよい．

1．集中力の有無

集中力がない状態では，次のような様子がみられる．
・会話が混乱する
・話の流れについていけない
・看護師が話している言葉の内容や意味を考えようとせず，自分の頭に浮かんだことを口走る

2．情緒不安定な様子

情緒不安定な場合は，気持ちの揺れ，過剰な反応，無感動，短気，不安な様子などがみられることがある．その理由として，初めての入院で混乱している，病気になりこれからのことをどう考えてよいかわからない，看護師の態度が気に入らない，病名を知ったことで心の整理がつかない，などが考えられる．

情緒が不安定になる要因には，その患者さんの性格もあるが，看護師がプライバシーを尊重して接していないなど，様々な要因が関係している場合も多い．そのため，情緒不安定な様子を安易に性格上の問題として決めつけないようにする．

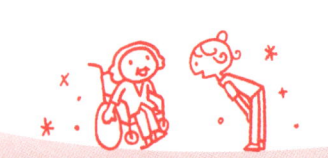

倦怠感・無力感・恐怖感

6 [倦怠感などがみられるか]

Check Point!
- ☑ だるそうな様子（倦怠感）があるか
- ☑ 虚脱したような感じ（無力感）があるか
- ☑ おびえた様子（恐怖感）があるか

　どの患者さんにもみられる状態として，倦怠感と無力感がある．発熱，食欲不振，下痢による脱水でぐったりしている様子がこのように見える場合もある．

　何かにおびえているような様子がみられるときは，病名を聞いて途方に暮れ今後の生活をどのように考えたらよいかわからない状態，あるいは，数日後に迫った手術にどのように対処すればよいのかわからない状態なども考えられる．

　人は，自分一人でそのことを考えなければいけない状態におかれると大変な苦痛を感じ，それが倦怠感，無力感，恐怖感となって現れる場合がある．

　そのようなとき，看護師が患者さんのそばにいて一緒に時間を過ごすことで，それらの苦痛が和らぐということがある．誰かがそばにいて，自分が今おかれている状態とその時間を共有してくれるだけで，いくらか気分が安らぐというのは，誰しも経験のあることだろう．

ボディイメージ

7 手術後の身体の状態について悩みがありますか
8 身体の外観や機能の変化で悩みがありますか

Check Point!
- ☑ 手術前には考えられなかった体調の変化などがあるか
- ☑ 身体の一部（上肢・下肢・手指・眼球・乳房）喪失があるか
- ☑ 身体の機能喪失があるか
- ☑ 化学療法による肥満，不妊があるか
- ☑ 化学療法や放射線療法による脱毛があるか

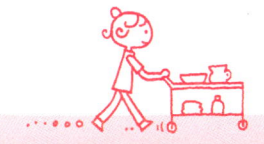

1. 外観の変化

ボディイメージとは，自分の身体について，自分自身が思い描く姿である．人は，毎朝毎晩，鏡の前で顔を洗う．または，トイレの行き帰りに鏡の前に立つ．そのとき，必ず自分の顔や自分の姿を見ている．この行為は無意識であるかもしれない．それほど見慣れている自分の顔であり，自分の姿である．しかし，自分が思い描くその姿が，事故や病気，手術などによって，変化してしまったらどうだろう．

見慣れていた自分の姿が，容易には受け入れがたいものに変化してしまったら，その出来事は本人に大きなダメージを与えることは言うまでもない．その結果，自分の殻に閉じこもるといった反応を示す患者さんもいるだろう．

外観の変化に伴う患者さんの悩みには以下の2つの側面がある．

a．手術後の身体の変化を受け入れられない

人は誰でも自分の身体にメスを入れられることに抵抗を感じるが，外科的治療でしか回復を図ることができないとなれば，手術は避けて通れない．しかし，納得して手術に臨んだつもりでも，終わってから，こんなはずではなかったという気持ちを抱く場合がある．

傷口の痛みや出血量，予想もしなかった傷口の大きさ，手術後の機能回復訓練の苦しさなどが，言葉にできないほど大きな悩みになり，こんなはずではなかったという気持ちになって落ち込んでいくのである．

たとえば乳がんの患者さんが乳房切除の手術後に，自分の姿を見ようとしない，あるいは見られない状況に陥ってしまう場合がある．これは，自分の姿がこれまでとは違うものになったことを頭では理解していても，それを心の中の自分の姿と一致させることができず，現実を受け入れられないためだと考えられる．

b．身体の変化について他人がどう見ているのかを過度に気にする

ボディイメージをめぐる問題には，身体の外観の変化が他人の目にどう映っているかを意識し，他人の目に異常と映っているのではないかと悩むという一面もある．自分で自分の姿を受け入れられないことと，他人の目にどう映っているかを意識することとはかかわり合っている．これらは，ふさぎ込むなどの抑うつ的な反応につながり，大きな問題に発展する場合がある．また，色素性母斑，すなわち大きな「あざ」が生まれつき皮膚にある場合なども同様であると考えられる．

2．機能の喪失

ボディイメージをめぐる問題は，手術，交通事故，熱傷，化学療法による脱毛などによって身体の外観が変化した場合だけでなく，歩けなくなった，子どもを産めなくなったなど機能を喪失した場合にも生じる．

3．看護師のかかわり方

手術後の傷の状態や，体力・機能回復訓練は，患者さんのその後の回復過程に大きな影響を及ぼす．看護師は，一緒に頑張ろうという姿勢を示し，患者さんの意欲を喚起し，意欲を維持できるように支援することが大切である

また，患者さんが現実を受け入れられない場合，自分の姿を見ることを拒否したり，自分の身体の一部を隠してしまったり，自分の身体に触れることさえしなくなることがある．

患者さんが自分の姿を受け入れられるようになるためのかかわりとして，看護師は，共に考え，共に悩み，できることから徐々に進めていくよう支えることが大切である．患者さんが落ち込んでいるときには，決してあせらず，時間をかけて，ゆっくりと話を聞く姿勢を忘れてはならない．

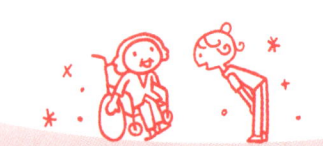

Review

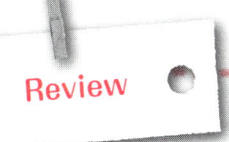

Question 1
「自己知覚・自己概念」の領域ではどのようなことを観察・確認しますか？

Question 2
入院直後からイライラした様子がみられる患者Aさん．家族に話を聞くと，普段はとても穏やかだという．どのような言葉かけで必要な情報を得ますか？

Question 3
3日後に乳房切除術を控えた患者Bさん．入院時は落ち着いている様子に見えたが，同室の患者さんとも話をしなくなり，表情が暗い．バイタルサインの確認時に声をかけると，いつも「大丈夫です」と答える．どのようなかかわりが必要と考えますか？

Question 4
次に示す文章の❶〜❺に適切な言葉を入れてください．

ボディイメージをめぐる問題の主なものは，❶　，❶　である．これらは，ふさぎ込むなど❸　につながり，大きな問題に発展する場合があるため，看護師は患者さんの様子（❹　や❺　）を観察し，小さなサインを見逃さないようにすることが大切である．

Answer
- Q1 患者さんの性格，不安・悩み，情緒の状態，ボディイメージの変化による悩みなど
- Q2 「何か気になることがありますか？」「心配なことがありますか？」
- Q3 「ここにいてもいいですか？」と言葉かけをしたうえで，患者さんのそばで一緒の時間を過ごす．ここでは不安なこと，悩んでいることなどを無理に聞き出すようなことはしない．
- Q4 ❶ 自分の身体の変化を受け入れられないこと
  ❷ 他人が自分をどう見ているのかを過度に気にすること
  ❸ 抑うつ的な状態
  ❹ 言葉
  ❺ 態度

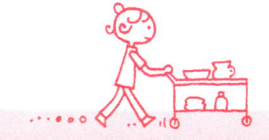

H 役割・関係

「役割・関係」では何をみるのか

- どんな集団に属していて,どんな役割をもっていると考えているか.
- 役割の変化を理解し,対応できているか.
- 所属する社会で望ましい行動がとれているか.
- 生活に必要な制度を活用しているか.

　患者さんが家庭や社会のなかでどんな役割や責任を負っていると考えているのかを明確にし,これらに対する責任感や満足感,心配などについてアセスメントする.また,役割や責任が果たせない場合はその理由も明らかにする.さらに,患者さんが所属する社会で望ましいとされる行動がとれているか,生活に必要な制度が活用できているかについても観察する.

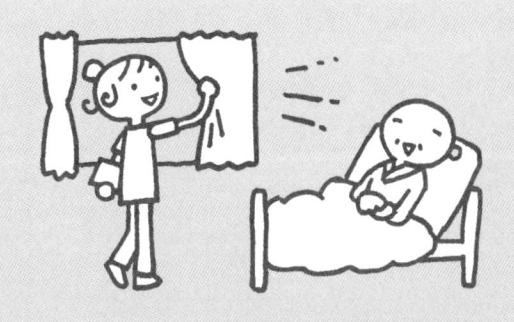

H 役割・関係

情報収集の内容

🌳 家族構成
1. 誰と一緒に暮らしていますか ……………………………………… 148
2. 家族のなかでの役割は何ですか ……………………………………… 148
3. 家庭内でのあなたの責任は何ですか ……………………………… 149

🌳 社会との関係
4. 仕事は何ですか ……………………………………………………… 150
5. 自宅の周囲はどんな環境ですか …………………………………… 151
6. 社会のなかで孤立していると感じますか ………………………… 152

🌳 コミュニケーションの障害
7. 自分の気持ちを表現できますか …………………………………… 153

🌳 抱えている問題
8. 何か心配事（問題）がありますか ………………………………… 157

🌳 支援者
9. 家族以外に支えになる人や交流している人がいますか ………… 158

🌳 医療に要する費用
10. 収入の範囲で医療が受けられ、生活ができますか …………… 158
11. どのような保険（医療保障）に入っていますか ……………… 160

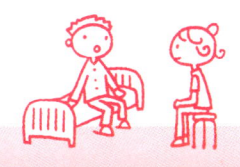

観察のしかた

家族構成

1. 誰と一緒に暮らしていますか
2. 家族のなかでの役割は何ですか

Check Point!
- ☑ 家族構成はどうか
- ☑ 家族の役割分担はどうなっているか

1．家族構成

家族構成は，家族内での役割分担を知る手がかりとして必要な情報である．そこから看護の対象となる人物の家族内での役割や位置付けについて知ることができる．また，人数だけでなく，一緒に生活している家族の性別と年齢についても確認すること．通常は入院時に既往歴とともに，家族歴を聴取する（**図1**）．

2．家族の役割分担

家族には，それを構成する人それぞれに役割がある．しかし，その役割が明確でなかったり，役割があっても受け入れられなかったりすると，家族として機能しない．そのため，誰がどんな役割をもっているか確認する必要がある（**図2**）．明確に役割分担がなされている場合，適切な人物を選択し，その人を核として家族指導を行う．

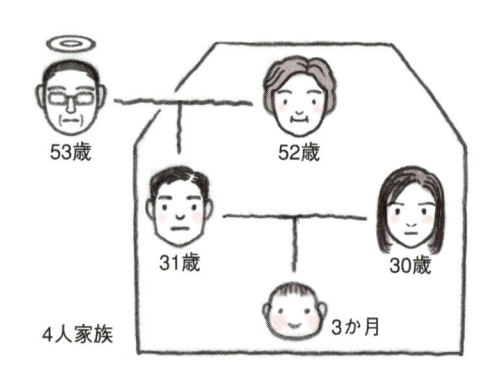

図1　家族構成

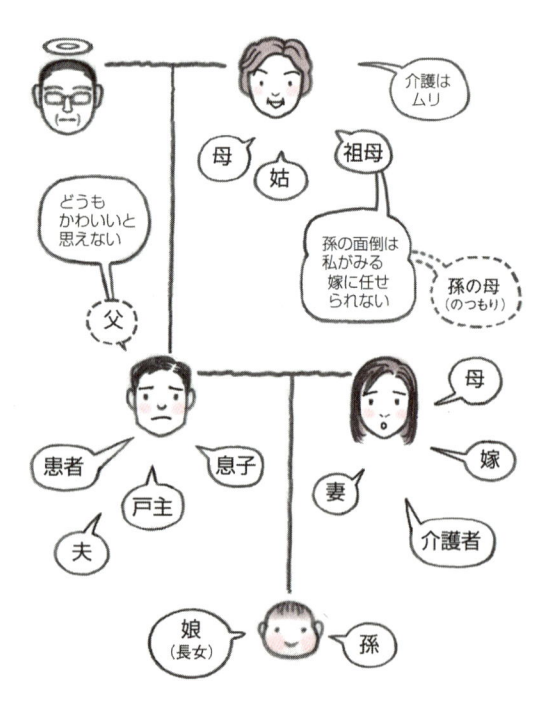

図2　家族のなかでの役割

介護などのように、継続を必要とする新しい役割については、それを担う家族の健康状態や生活パターン、思いなどを経過を追いながら確認する。そして、家族としての機能が果たせているかアセスメントする。

❶❷などの質問は、患者さんや家族に直接確認する必要がある。しかし、患者さんは自分の役割を果たせないことがストレスになっていたり、問題の原因になっていたりする場合がある。また、自宅でのケアを担う家族は、患者さんの気持ちや家族の事情を考えて本心が言えないこともある。そのためカウンセリングの技法を活用し、患者さんや家族とラポールを形成しながら聞いていく。

家族構成

❸ 家庭内でのあなたの責任は何ですか

Check Point!
- ☑ 家庭内でどのような責任を負っているか
- ☑ 患者さんに代わってその責任を受け継ぐ人物は誰か

役割が明確になると、家庭内での責任の範囲も明らかになる。それぞれが自分に課せられた責任を果たさないと、家族として機能しない。健康な家族ならば、生活の変化に合わせて役割や責任の程度、人間関係のあり方を変化させ、家族としてのまとまりを維持することができる。このような調整ができない場合、看護師が入って患者さんとその家族とともに調整を図ることになる。家庭内での責任の内容は、そのために必要な情報である（図3）。

1. 責任の内容

患者さんに❸のような質問をしても、通り一遍の答えが得られただけで、情報として活用できないことがある。その場合には、家族との面会の様子などを観察するとともに、家族に確認するなどして情報を収集していく。また、人生経験が豊富なベテランの師長や主任が聞き手であるときには家庭内の事情を話す場合もあるので、適切な人物が情報収集にあたるような配慮も必要である。

2. 責任を受け継ぐ人物

家族構成からある程度は推測できるが、患者さんや家族に直接確認する必要がある。しかし、家族内でトラブルが発生している場合には、患者さんも家族も看護師への情報提供を避けがちになるので、患者さんおよび家族との信頼関係を築きながら、無理なく進める必要がある。

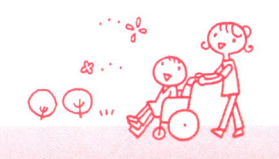

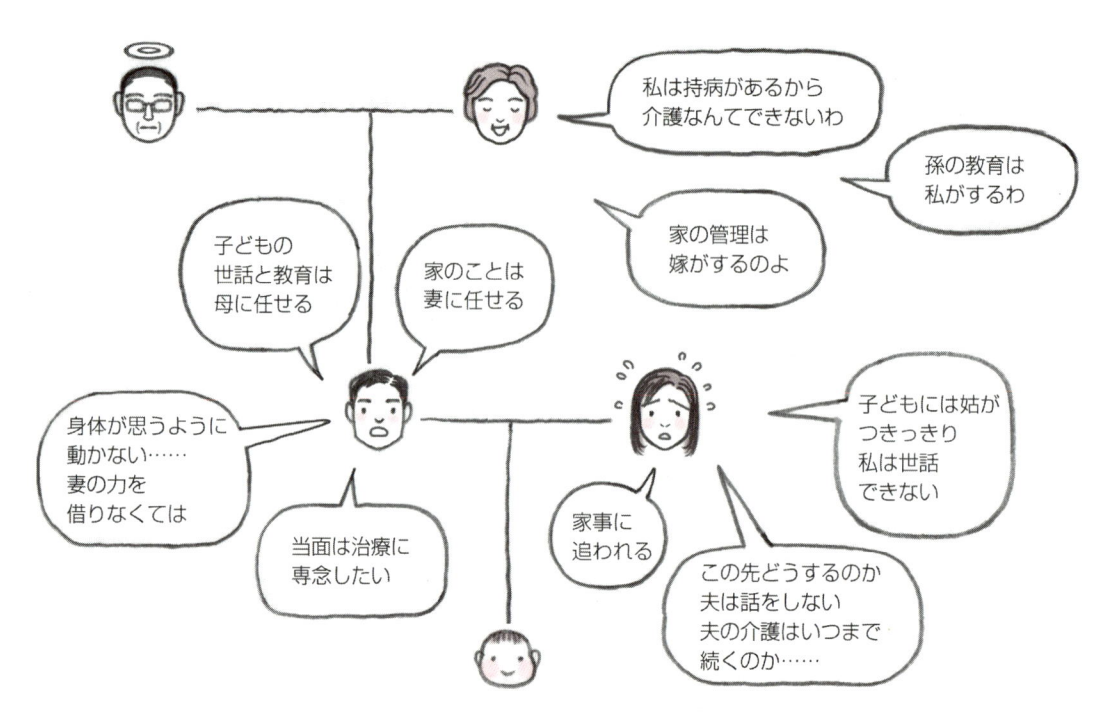

【図中の吹き出し】
- 私は持病があるから介護なんてできないわ
- 孫の教育は私がするわ
- 子どもの世話と教育は母に任せる
- 家のことは妻に任せる
- 家の管理は嫁がするのよ
- 身体が思うように動かない……妻の力を借りなくては
- 当面は治療に専念したい
- 家事に追われる
- 子どもには姑がつきっきり私は世話できない
- この先どうするのか夫は話をしない夫の介護はいつまで続くのか……

図3　家庭内での責任の内容

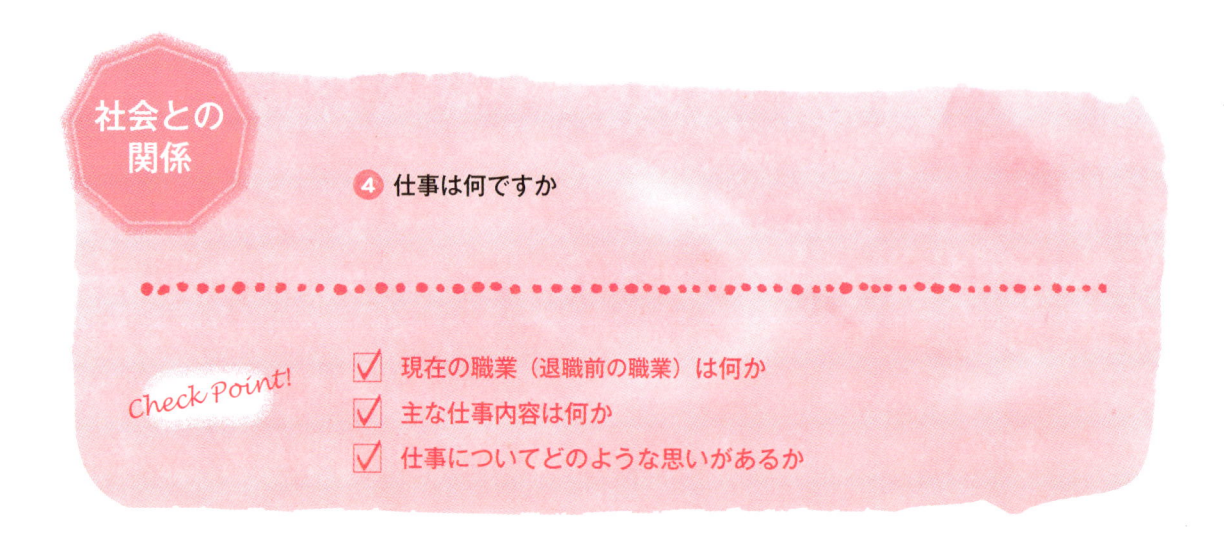

社会との関係

❹ 仕事は何ですか

Check Point!
- ☑ 現在の職業（退職前の職業）は何か
- ☑ 主な仕事内容は何か
- ☑ 仕事についてどのような思いがあるか

　仕事は個人の人格に影響を与えるため，仕事に関する情報は患者さんの人となりを知る手がかりとなる．

　また，疾病の原因が職業に関連しているか確認できる．いわゆる職業病の場合などは職業の変更を余儀なくされることもあり，このような場合は患者さんの身体的・精神的援助の方向を決定するものとして活用できる情報となる．

1．職業，主な仕事内容

　通常，仕事に関する情報は，入院時に既往歴などを聴取する際に患者さん本人から聞く．し

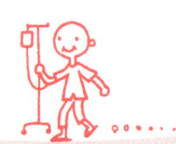

かし入院時にはあまり詳しく情報収集をしないことがある．その場合は患者さんの状態に合わせて，仕事で取り扱っている物や事柄，職場内の環境などについて会話を進めていく．

2．仕事に対する思い

仕事に対する考えや思い，そのような思いを抱いている理由について明らかにしていく．それらの内容は，直接患者さんに確認しなければ正確な情報にはならない．本人から十分な情報が得られない場合でも，同僚や家族の話を足がかりに，徐々に本人から情報を収集していくようにする．

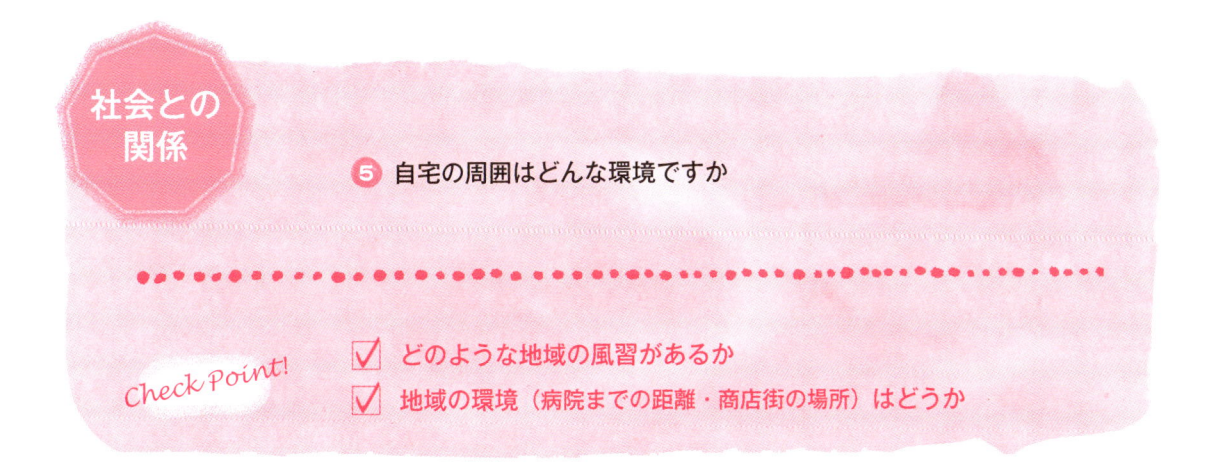

社会との関係

❺ 自宅の周囲はどんな環境ですか

Check Point!
- ☑ どのような地域の風習があるか
- ☑ 地域の環境（病院までの距離・商店街の場所）はどうか

地域特有の考え方や風習などについての情報は，患者さんを理解するのに欠かせないものである．また，自宅周辺の環境を聞くことにより，患者さんの退院後の生活をイメージすることができる．それは，患者さんが自立して安全に生活するのに必要な退院指導を行うために必要な情報となる．

❺についての情報収集は，患者さんとの会話をとおして行う．同室の患者さんや看護師などの話を足がかりに（同郷の患者さんがいる場合は，患者さん同士を引き合わせて一緒に）会話すると，情報収集が行いやすくなる．

また，地域の環境を知るには地図を活用するとよいが，視力が低下している場合や，集中して話をすることが困難な場合は適切ではない．必要であれば患者さんの自宅周辺の地域を訪問してみる．

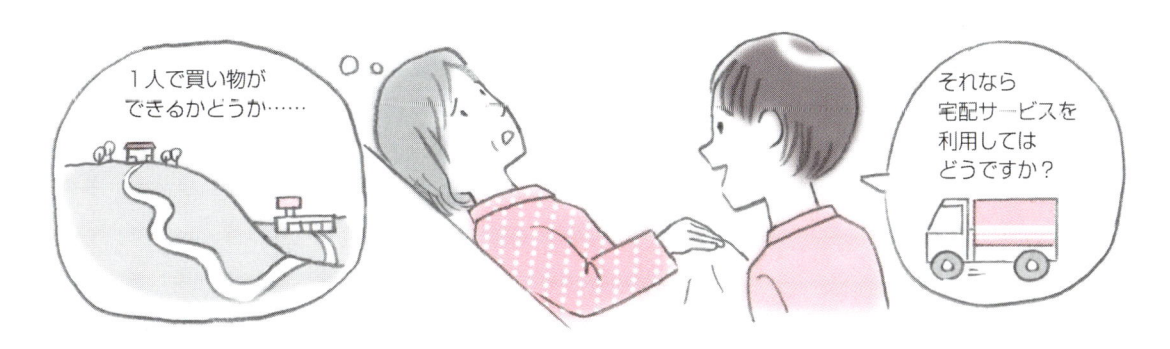

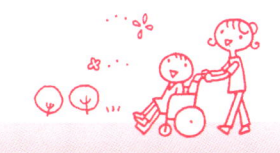

社会との関係

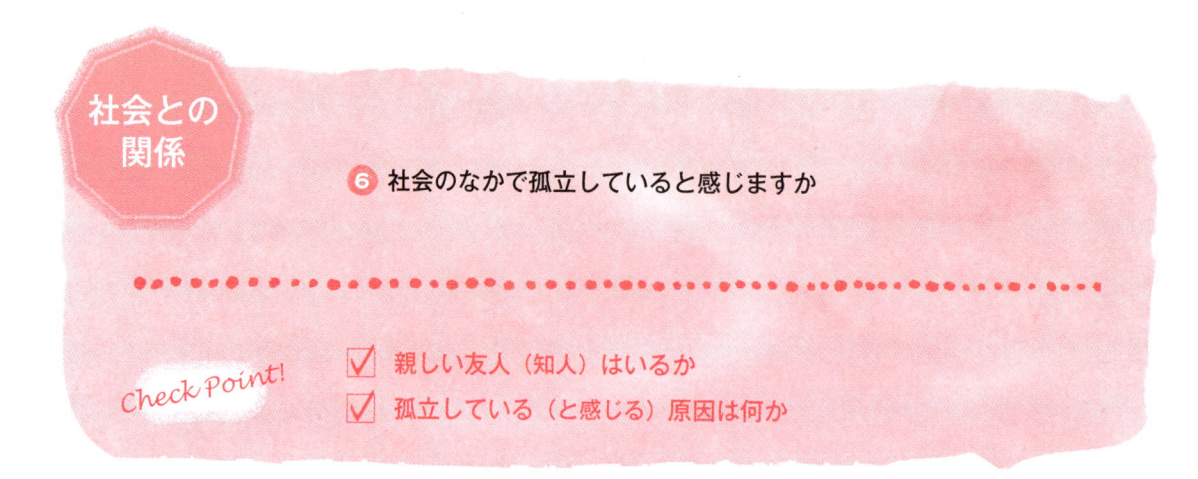

❻ 社会のなかで孤立していると感じますか

Check Point!
- ☑ 親しい友人（知人）はいるか
- ☑ 孤立している（と感じる）原因は何か

　家族や親戚・友人との関係をうまくもつことができないと，社会のなかで孤立しやすくなる．友人の有無や親戚とのかかわりは，社会的孤立が生じているかどうかを把握するための情報の一つになる．原因は様々あるが，孤立は患者さんの社会的適応を妨げて依存性を高めるため，望ましい状況ではない．❻は，社会のなかで孤立しないで健康な生活を送る方法を患者さんと一緒に模索するために，必要な情報である．

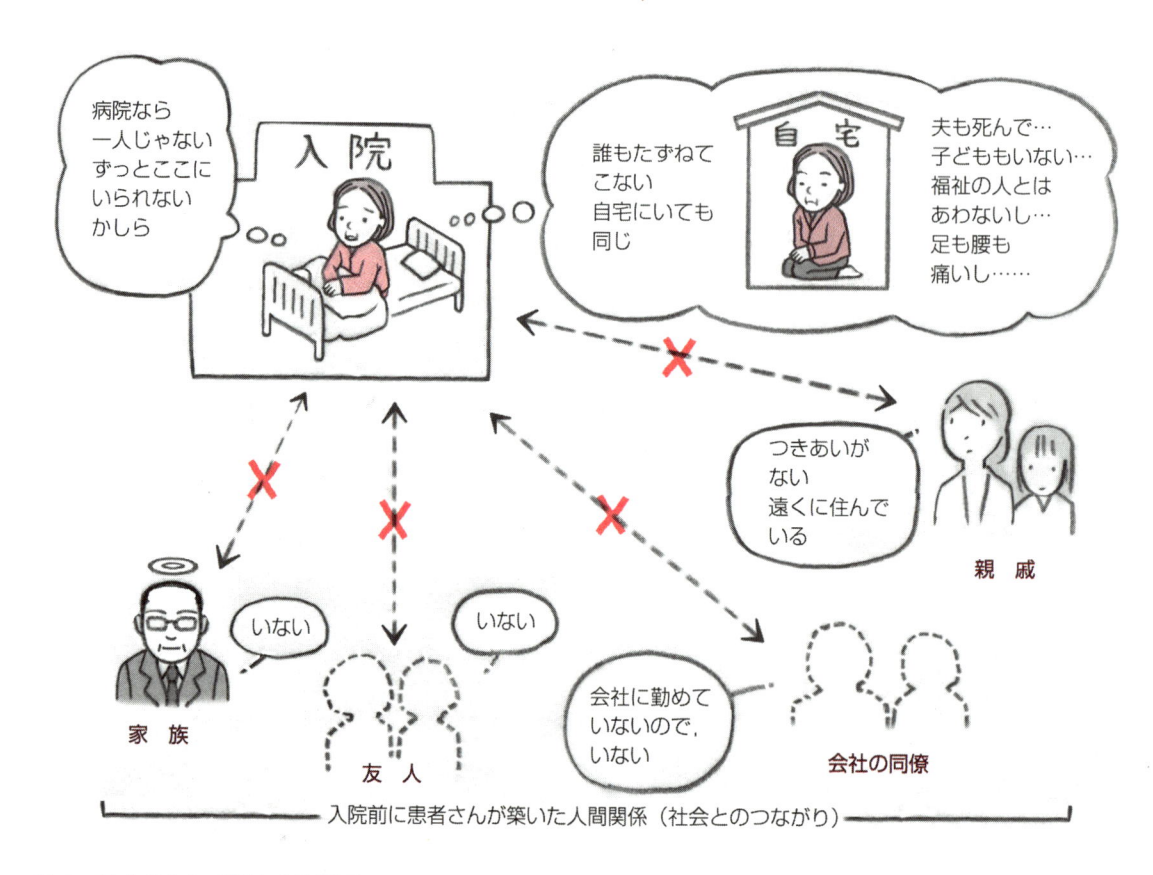

図4　社会のなかで孤立する原因

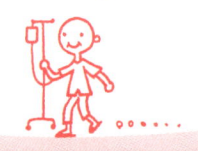

まず，親しい友人（知人）について，患者さんから直接話を聞く．親しい友人がすぐに思いつかない場合は，過去にさかのぼって会話を進める．

孤立する原因については，患者さんと生活の状況を踏まえて話し合う（**図4**）．友人や家族，親戚との関係など，プライバシーにかかわる事柄が話題になるので，患者さんとの信頼関係を築きながら話を進める．また，主体を患者さんに置いて，本人が孤立している原因に気づくように話し合いを進めていくことが重要となる．

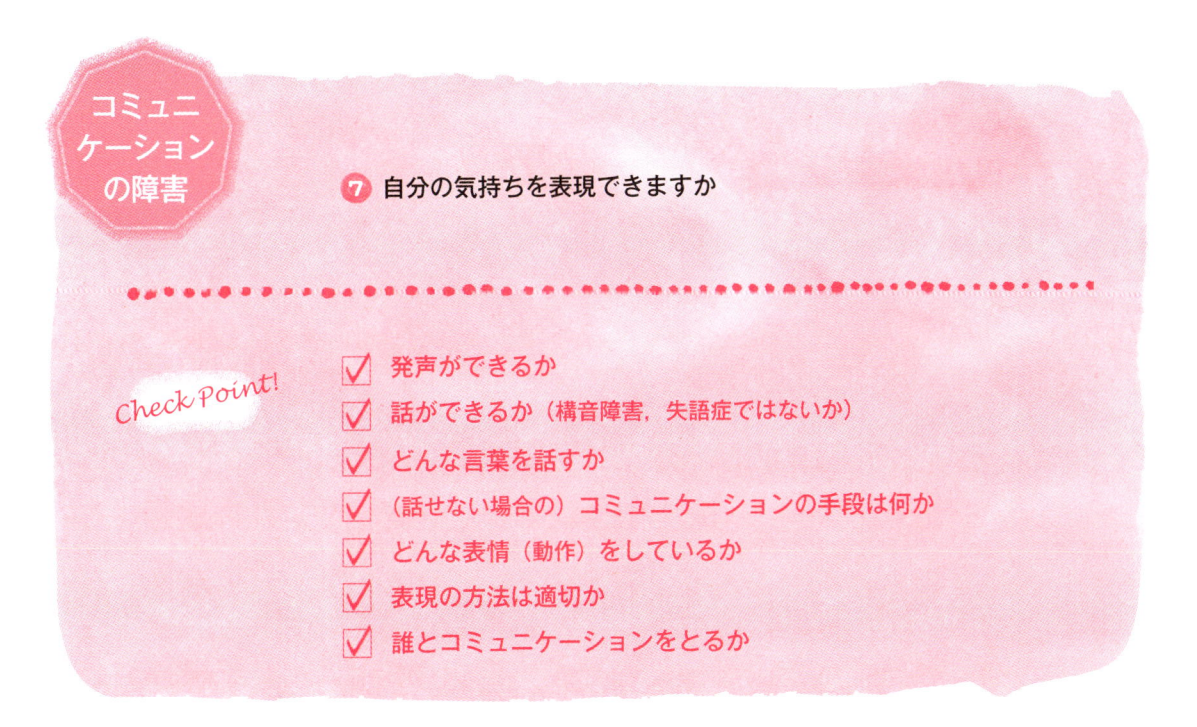

コミュニケーションの障害

7 自分の気持ちを表現できますか

Check Point!
- ☑ 発声ができるか
- ☑ 話ができるか（構音障害，失語症ではないか）
- ☑ どんな言葉を話すか
- ☑ （話せない場合の）コミュニケーションの手段は何か
- ☑ どんな表情（動作）をしているか
- ☑ 表現の方法は適切か
- ☑ 誰とコミュニケーションをとるか

7は，自分のストレスを調整しながら他者と交流をもち，健康的な社会生活を営んでいるかどうかを判断する一つの情報となる．また，看護に必要な情報源の特定と情報収集，患者さんとの関係構築に不可欠な情報である（聴覚・発語については「F 認知・知覚」のp.127～を参照）．

1．発声ができるか

発声は，呼吸の呼気が喉頭にある声帯を振動させることで起こる．そのため，以下に示す状態では発声できなくなる．
- ・喉頭全摘手術などで声帯を失った状態
- ・気管切開などの処置により呼気が声帯を通過しない状態

ただし，声帯を使わなくても発声できる方法がある．その方法は次のとおりである．

a．**喉頭形成術**：気管と食道に細いろう孔を造設する．気管口を閉じて，ろう孔を振動させながら食道に呼気を吐くことで発声する．

b．**食道発声**：食道に取り込んだ空気を吐き出しながら，食道入口部の粘膜を新しい声帯として振動させて音声を発する．

c．**人工喉頭**：器具を声帯の代用として発声する．

気管を切開したまま生活していかなければならない場合，病状に応じて，発声できる構造のカニューレ（呼気が咽頭に流れる構造）に交換

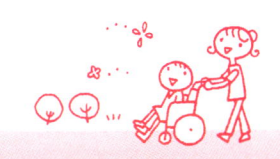

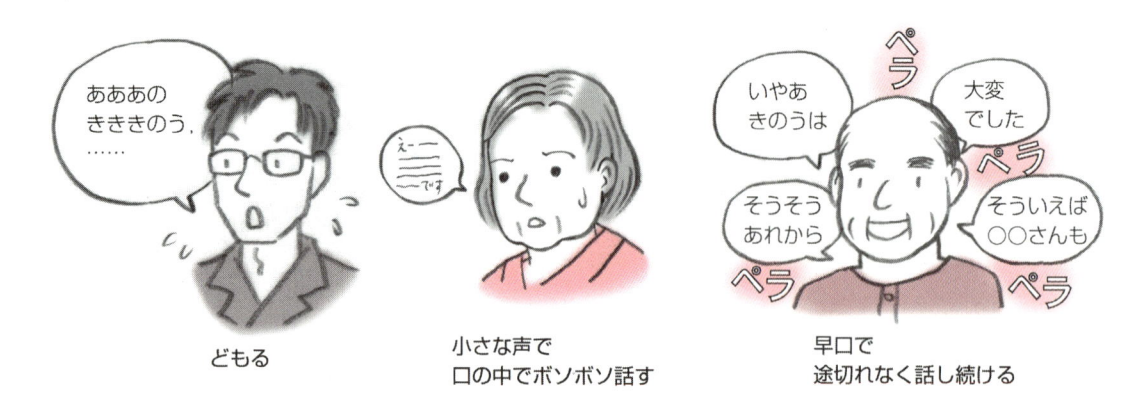

図5 聞き取りにくい話し方

する場合がある．

患者さんが受けた治療や処置の内容については，事前に看護記録や医師のカルテから情報を収集する．また，患者さんが実施した発声練習や現在使用している器具については，記録物からの情報収集に加えて，本人から直接話を聞く．

2．話ができるか

声帯で発声ができても，ある一定の音しか出せないようでは話ができない．話すためには声帯での発声を口唇や舌，口蓋を調節し，口腔や鼻腔で音を共鳴させたり爆発させたりしながら音を変える必要がある．この機能を構音機能という．構音機能の障害が起こるとある一定の音を発声できなくなり，話が聞き取りにくくなる．

構音機能が正常であっても，大脳の器質的な障害が原因となる失語症の場合は，言葉を理解したり話したりすることができないため，会話がスムーズに進まなくなる（構音障害と失語症の観察方法は「F 認知・知覚」のp.128を参照）．

構音障害も失語症もなく，話す能力があっても，次のような聞き取りにくい話し方になってしまう場合がある（図5）．

・どもる
・声が小さい
・口の中でボソボソ話す
・早口で話す
・途切れなく話し続ける

3．どんな言葉を話すか

患者さんの母国語が日本語でない場合，パスポートなどを手がかりにして国籍と母国語について確認する．通訳が付き添っている場合はその人に通訳を依頼して会話する．患者さんとの

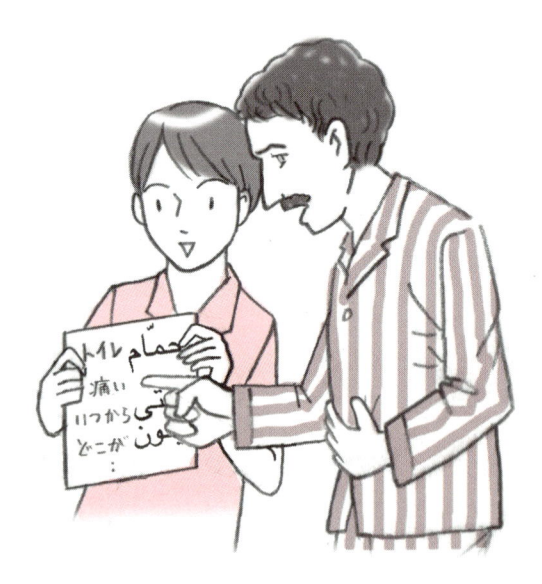

図6 日本語を母国語としない患者さんとのコミュニケーション例

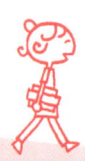

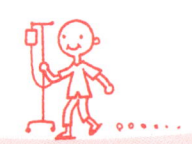

会話で多く用いられる単語（症状，場所，時間を表す単語）と訳を用紙に記入し，指し示してもらって会話する方法もある（図6）．

また，日本語であっても，方言が理解しにくい場合がある．イントネーションや言い回しなどに違いがあるため，必要に応じて本人に確認する．

4．（話せない場合の）コミュニケーションの手段は何か

話せない場合は，文字を使って意思の疎通が図れるか観察する．文字を使ったコミュニケーションには次の方法がある．
- 50音順に並んだ文字盤の活用
- 白紙の用紙に文字を記入する方法

a．文字盤の活用法

文字盤の活用方法を以下に，「みず」を例にして説明する（図7）．

❶ 文字の大きさが患者さんの視力に合っているか確認してから始める．
↓
❷「あ」行の文字を指し示していくと（❶），患者さんは「ま」の文字で合図をする．
↓
❸ 患者さんが合図をしたら「ま，み，む，め，も」の順に文字を示していく．
↓
❹ 患者さんが「み」で合図をしたら（❷），この文字でよいか確認する．
↓
❺ 同じ要領で「す」の文字を確認し，「濁点」をつけるか確認する（❸）．

＊文字盤には「濁音」や「半濁音」の文字があらかじめ記入されているものもある．

b．白紙の用紙に文字を記入する方法

白紙の用紙に文字を記入してもらい，やりとりする場合は，画用紙のようなしっかりした用紙とサインペンなどを準備する．その際，筆記用具は患者さんに合ったものを選択する．サインペンは鉛筆などと比べると，筆圧が弱くても文字が書きやすい．

臥床したまま文字を書く動作や，文字を指し示す動作は患者さんの負担が大きいので，患者さんの状態をみながらやりとりを続ける．

c．文字を使用しない方法

文字を使わない方法には次のものがある．
- 手話
- 身体のサイン（図8）

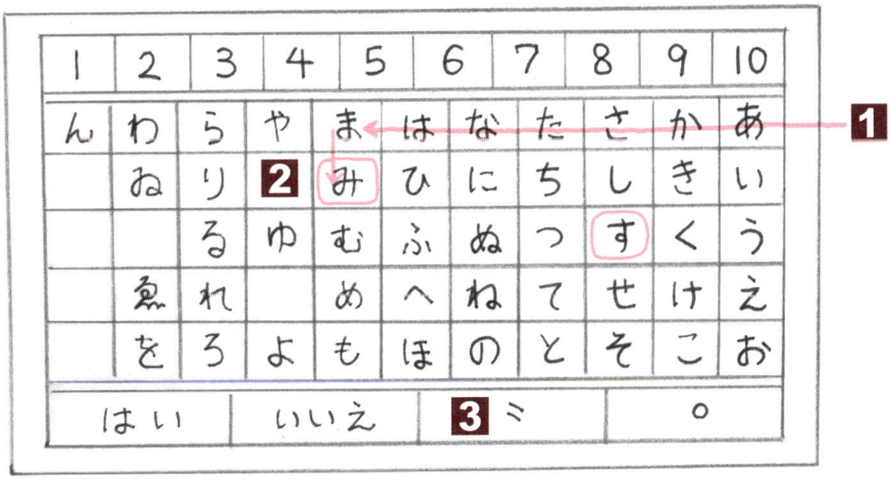

図7　文字盤の活用法

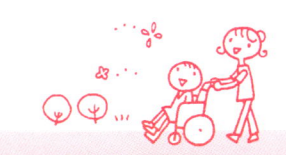

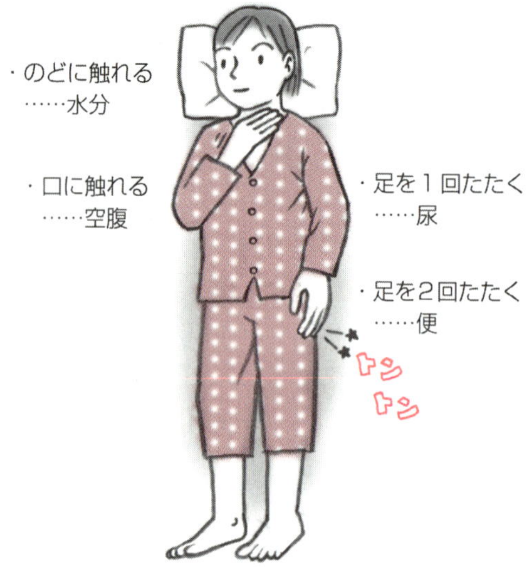

図8　身体のサイン

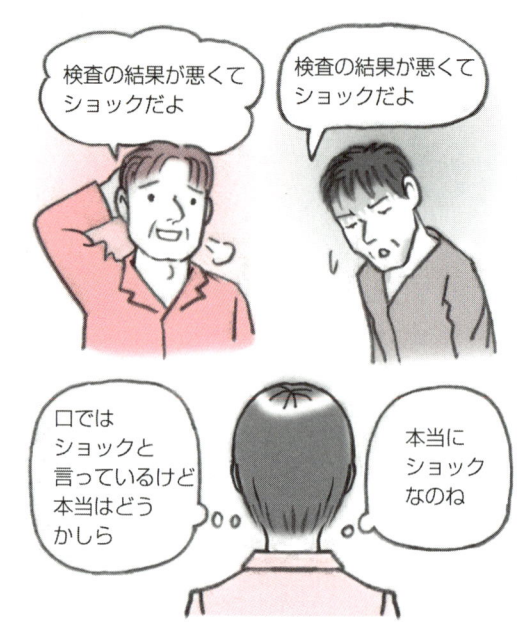

図9　表情の観察

　手話は，書籍などを参考にしながら行うと理解しやすくなる．手話以外の身体のサインについては，それが何を表現しているのかわかる人物（家族など）に聞く．入退院を繰り返している場合は，以前入院したときの看護サマリーから，サインとその意味について情報を得る．

5．どんな表情（動作）をしているか

　表情（動作）には感情の変化が現れる．また，表情によって話が強調されたり，信頼性が生まれたりするため，相手の顔を見ながら会話することで自然に観察できる（図9）．しかし，初対面であったり，患者さんが表情に乏しかったり，観察者の感度が低かったりした場合は，観察していても表情の変化が確認できない場合もある．

6．表現の方法は適切か

　患者さんが自分の気持ちを適切に表現できないとき，押し黙ったり，看護師に怒りをぶつけたり，暴力を振るおうとする場合がある．このとき，行動を観察するだけでは患者さんが何を表現しようとしているのか理解できない．行動とともに，その場にふさわしくない行動を取るに至ったプロセス（話題や会話の流れなど）も同時に観察することで，患者さんの気持ちの表現方法を探っていく．

7．誰とコミュニケーションをとるか

　親密に会話している相手は誰か，社交辞令的に会話している相手は誰かなど，誰とどのようにコミュニケーションしているか観察する．また，スムーズに意思の疎通が図れている相手，まったく会話が成立しない相手は誰なのかについても観察を続け，相手に応じて無理のないコミュニケーション方法を提案できるようにする．

　面会制限が指示されていると観察するタイミングが限られるため，医師から面会制限についての情報を得ておく．

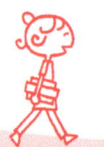

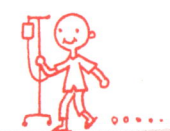

H 役割・関係

抱えている問題

❽ 何か心配事（問題）がありますか

Check Point!
- ☑ 家庭内のことで心配事があるか
- ☑ 仕事上の問題があるか

　病気に伴う入院や療養によって生じた，家庭内や社会（職場）での役割の変化に対応できているかを判断する手がかりになる．

1．家庭内の心配事

　家庭内の問題は，通常安易に他人には話さないものである．患者さん自身が問題を認識していても，認めたくないという葛藤があることも考えられる．患者さんが問題を抱えている様子ならば，本人と直接話をすることはもちろん，家族にも心当たりがないか聞いてみる．

　また，学生や若い看護師の場合，患者さん（家族）に聞いても答えてもらえない場合がある．そこで，師長や主任に間に入ってもらうのも一つの方法である．ただし，これはあくまで情報収集のきっかけにすぎないので，患者さんとの関係を保ちながら，問題が解決されるまで情報収集を続ける．

2．仕事上の問題

　情報収集の方法は，上記1と同じである．疾患によっては職業の変更が必要となるため，医師からこれらの情報を得ておく．

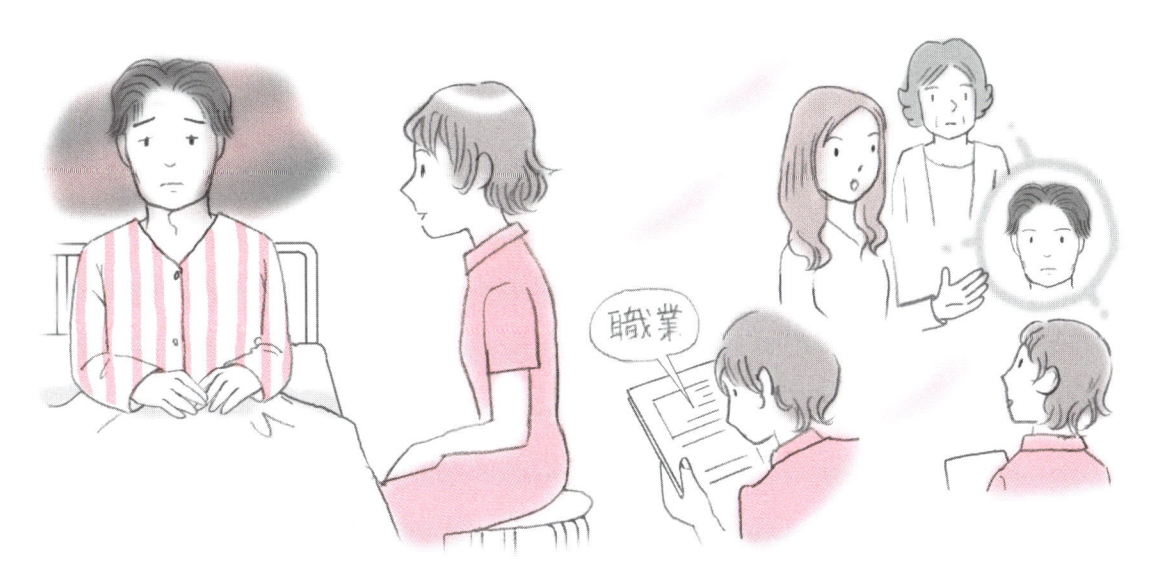

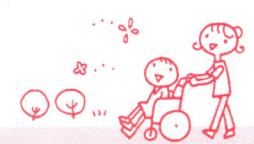

支援者

❾ 家族以外に支えになる人や交流している人がいますか

Check Point!
- ☑ 必要な（利用していた）社会資源はあるか

　患者さんが，家族の支援だけで健康な社会生活を維持していけるか確認する．患者さんや家族が必要とする支援の内容を確認し，情報を得ておくことで，手続きを円滑に進めることができる．

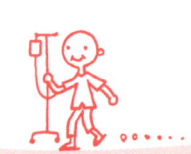

　利用できる社会資源などには次のようなものがある．

❶ 社会保障制度
❷ 社会福祉（生活保護など）
❸ 保健医療施設や機関
❹ 公共施設，機関，団体
❺ 上記❹の施設で働く人々
❻ 家族，友人（知人），近隣の人々，宗教関係者など

　図10は，❶〜❻の関連について，高齢の患者さんを例にしてまとめたものである．

　以前利用していた，あるいは現在利用している支援はあるか，または，今後どんな支援を必要としているのか，患者さんや家族に直接確認する．必要とする支援と，それを担当する職種が明らかになったところで，関係機関の担当者を交えた話し合いを始め，手続きなどを含めた退院準備を具体的に進めていく．

　この話し合いに同席すると，患者さんの背景について詳しい情報が収集できる．しかし，プライバシーにかかわる内容が話されるため，同席する場合には事前に患者さんや家族の了承を得ておく必要がある．

医療に要する費用

❿ 収入の範囲で医療が受けられ，生活ができますか

Check Point!
- ☑ 経済的に支えているのは誰か
- ☑ 雇用の状況はどうか
- ☑ 所得保障を受けているか

H 役割・関係　159

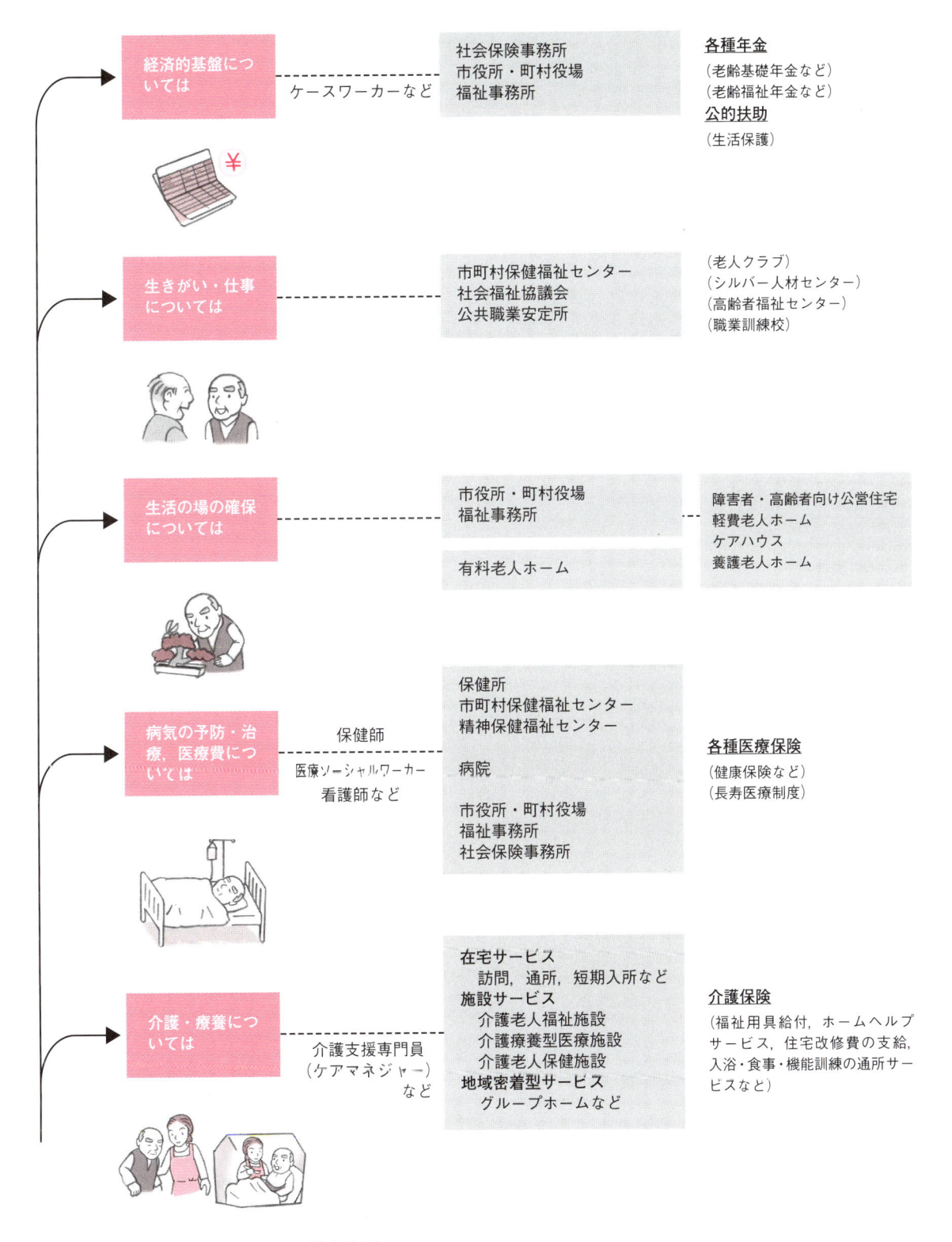

| 経済的基盤については | ケースワーカーなど | 社会保険事務所
市役所・町村役場
福祉事務所 | **各種年金**
(老齢基礎年金など)
(老齢福祉年金など)
公的扶助
(生活保護) |

| 生きがい・仕事については | | 市町村保健福祉センター
社会福祉協議会
公共職業安定所 | (老人クラブ)
(シルバー人材センター)
(高齢者福祉センター)
(職業訓練校) |

| 生活の場の確保については | | 市役所・町村役場
福祉事務所

有料老人ホーム | 障害者・高齢者向け公営住宅
軽費老人ホーム
ケアハウス
養護老人ホーム |

| 病気の予防・治療，医療費については | 保健師
医療ソーシャルワーカー
看護師など | 保健所
市町村保健福祉センター
精神保健福祉センター
病院
市役所・町村役場
福祉事務所
社会保険事務所 | **各種医療保険**
(健康保険など)
(長寿医療制度) |

| 介護・療養については | 介護支援専門員
(ケアマネジャー)
など | 在宅サービス
　訪問，通所，短期入所など
施設サービス
　介護老人福祉施設
　介護療養型医療施設
　介護老人保健施設
地域密着型サービス
　グループホームなど | **介護保険**
(福祉用具給付，ホームヘルプサービス，住宅改修費の支給，入浴・食事・機能訓練の通所サービスなど) |

図10　高齢者と家族が利用できる社会資源

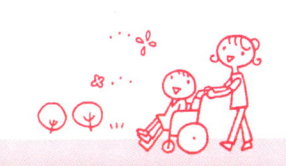

病気による入院や療養は，仕事の停止を余儀なくさせ収入を減少させる．さらに，多額の医療費の支出が経済的な負担を大きくする．❿は経済的な援助の必要性について検討し，各種制度の利用を紹介するために必要な情報である．

1．経済的に支えている人物

患者さん（家族）の職業から収入の有無やその額についてある程度の推測はできるものの，患者さん本人または家族に直接確認することなしには，生活に十分な収入が確保できているのかどうか判断できない．

情報収集にあたっては入院費用（治療を含む）についての知識が必要になるので，師長や主任をはじめ適任者が面接するときに同席させてもらうとよい．

2．雇用の状況

患者さんと家族それぞれの職業，雇用の状況を確認する．患者さんについて，休職中の場合は，どれだけの期間休職できるのか，その間どのような取り扱いになるのかについても確認する．

3．所得保障

おおよその所得については，必要に応じてカルテなどで確認する．所得保障の制度には次のようなものがある．

社会保険	年金保険（老齢，障害，遺族）
	医療保険（傷病，出産）
	労働者災害補償保険［労災保険］（労働・通勤災害）
	雇用保険（失業）
公的扶助	生活保護制度
その他の手当てなど	

医療に要する費用

❶ どのような保険（医療保障）に入っていますか

Check Point!
☑ 加入している保険の種類は何か
☑ 保険が適用されるか

保険診療の負担の程度は，経済状態をアセスメントするのに必要な情報である．

1．保険の種類

保険の種類については，カルテの「保険」の欄に記入してある場合や，病院によっては入院手続きの用紙に記入してある場合があるので，これらを確認する．患者さんに直接確認してもよいが，時と場所を選び，プライバシーに配慮する必要がある．

医療保障の種類には次のようなものがある．

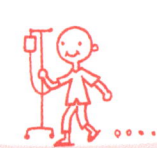

表　保険外併用療養費の対象

	医療技術に関する内容	先進医療	
評価療養	医薬品・医療機器に関する内容	治験に係る診療	医薬品
			医療機器
		薬価基準収載前の承認医薬品の投与	
		保険適用前の承認医療機器の使用	
		薬価基準に収載されている医薬品の適応外使用	
選定医療	快適性・利便性に関する内容	特別の療養環境の提供（差額ベッド）	
		予約診療	
		時間外診療	
	医療機関の選択に関する内容	200床以上の病院の未紹介患者の初診	
		200床以上の病院の再診	
	医療行為などの選択に関する内容	制限回数を超える医療行為（精神科・リハビリなど）	
		180日を超える入院	
		歯科診療	前歯部の材料差額
			金属床総義歯
			小児う触の治療後の継続管理

社会保険庁ホームページ：保険給付(被保険者に関する給付)http://www.sia.go.jp/seido/iryo/kyufu/kyufu03.htmより引用．

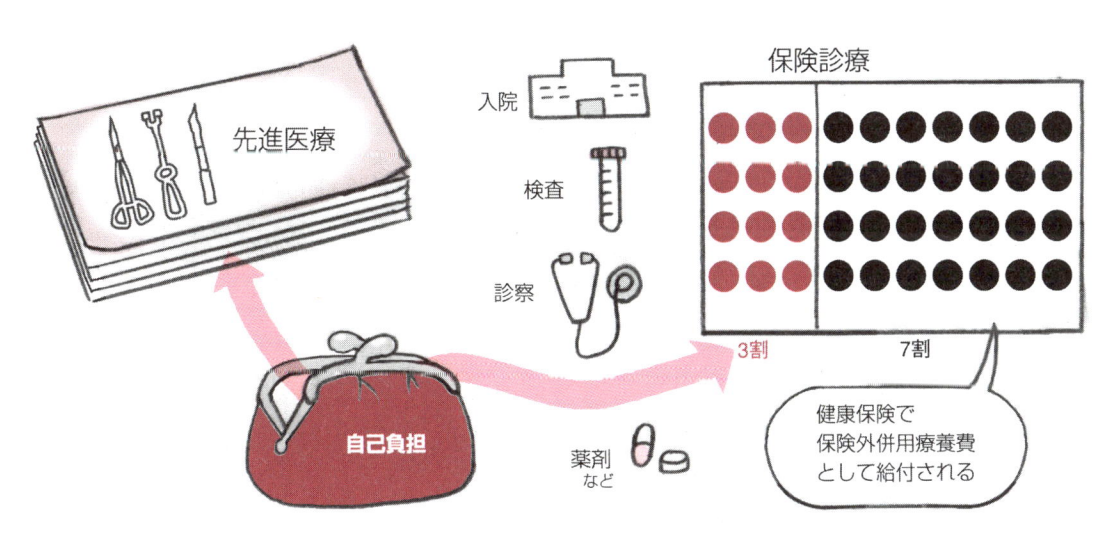

図11　保険外併用療養費の費用負担

❶ **医療保険制度**：健康保険，船員保険，各種共済，国民健康保険，長寿医療制度（後期高齢者医療制度）
❷ **生活保護制度**：医療扶助
❸ **公費医療制度**：結核医療，措置入院，養育医療，特定疾患など

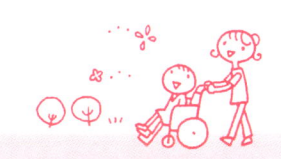

2．保険診療と保険外の診療

　保険が適用されない診療を受ける場合は，患者さんの全額負担となるのが原則である．しかし，保険が適用されない診療を受ける場合でも，「評価療養」と「選定医療」は保険診療との併用が認められている．「評価療養」「選定医療」の対象は**表**に示すとおりである．

　「評価療養」「選定医療」の費用は自己負担となり，通常の治療と共通する診察，検査，薬剤，入院料などの費用は保険診療として扱われる（**図11**）．

　保険外診療となる場合，医師は費用も含めて治療方針を患者さんや家族に説明し，同意を得ることになるため，その場に同席させてもらい情報を収集することもできる．

3．保険診療の自己負担の割合

　保険診療の自己負担割合は，医療保険の種類と同じようにカルテなどから情報を得ることができる．「負担率〇割」と記入されているときには，その数字を確認する．

引用・参考文献
1）ゴードン，M．著，草刈淳子，他訳：改訂　看護診療マニュアル，へるす出版，1993．
2）福田素生，他：専門基礎分野　社会福祉　健康支援と社会保障制度［3］〈系統看護学講座2〉，第12版，医学書院，2009．
3）T．ヘザー・ハードマン著，日本看護診断学会監訳：NANDA-I　看護診断　定義と分類　2009-2011，医学書院，2009．
4）社会保険庁ホームページ：保険給付；被保険者に関する給付．http://www.sia.go.jp/seido/iryo/kyufu/kyufu03.htm

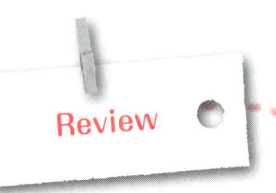

Review

Question

「役割・関係」の領域では患者さんの情報をどのように収集しますか？
以下の問いに答えてください．

1）家族のなかで患者さんのケアを担っている人に対しては，どのようなことを確認しますか．その際，留意すべきことはどのようなことですか？

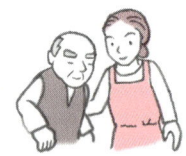

2）患者さんに自宅周囲の環境についてたずねるのは何のためですか？

3）社会とのつながりについて，患者さんにどのようなことを確認しますか？　また，それは何のためですか？

4）コミュニケーションに障害がみられる患者さんの場合，どのようなことを確認しますか？　話すことのできない患

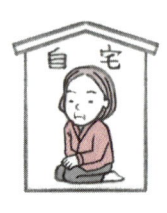

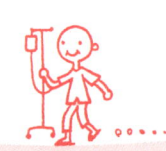

者さんとはどのような方法でコミュニケーションをとりますか？

5）退院を控えた高齢の患者さん．入院前は一人暮らしをしており，面会者も少ない様子です．退院支援にあたって，どのようなことを確認しますか？

6）がん治療のため入院することになった患者さん．35歳の男性で，家族（妻，子ども）があります．医療にかかる費用について，どのようなことを確認しますか？

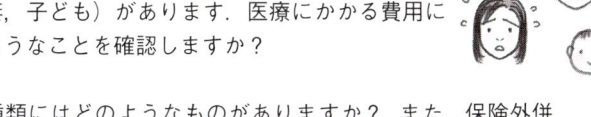

7）医療保障の種類にはどのようなものがありますか？　また，保険外併用療養費とは何ですか？

Answer

1）自身の健康状態や生活パターン，思いなど（経過に沿って）．
　　患者さんや家族との信頼関係を築いておくこと，気兼ねなく本心が言えるよう環境に配慮すること（p.149参照）．

2）その地域に特有の考え方や風習を知ることで，患者さんへの理解を深めるため．また，患者さんの退院後の生活をイメージし，自立して安全に生活できるよう支援するため（p.151参照）．

3）家族や親戚，友人との関係について．
　　身近な人とうまく関係が築けていない場合，孤立しがちであるため（p.152参照）．

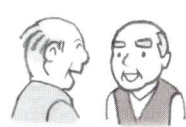

4）発声ができるか，話ができるか（構音障害はないか，失語症ではないか），どのような言葉を話すか
　　文字盤を使う，筆談，手話，身体のサイン（p.154参照）．

5）退院後の生活をサポートできる人がいるか，経済面に問題はないか，その地域で利用できる社会資源にはどのようなものがあるかなど（p.158参照）．

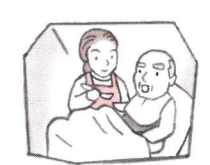

6）家族を経済的に支えている人物，雇用の状況（本人および家族），加入している保険の種類，保険適用の有無など（p.160参照）．

7）医療保障の種類には，医療保険制度（健康保険など），生活保護制度（医療扶助），公費医療制度がある（p.161参照）．
　　保険が適用されない診療を受ける場合，「評価療養」「選定医療」については保険診療との併用が認められており，一部（通常の治療と共通する項目）が保険診療扱いとなって健康保険から支払われることになる．その費用を保険外併用療養費という（p.161参照）．

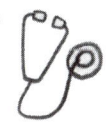

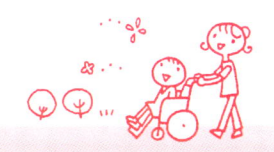

I 性・生殖

「性・生殖」では何をみるのか

- 生殖器・生殖機能の障害はないか．
- 自分の性に関する心配や不安はあるか．それはどのようなことか．
- 性行為・性的役割について悩みや不安はあるか．

　この領域で扱う内容は，患者さんからは，なかなか話しにくいものである．年齢に応じた生殖器・生殖機能の変化や障害との関連については，患者さんをよく観察し話を聞くなかで情報収集し，悩みや不安の解消に導きたい．
　また，避妊や性感染症に関しても必要に応じて情報を提供できるよう準備しておく必要がある．

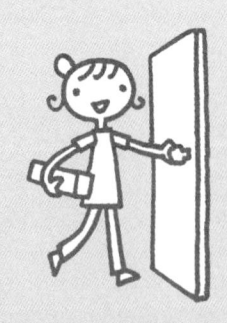

情報収集の内容

生殖機能

1. 生殖器・生殖機能について、「おかしいな」と感じているのはどのようなことですか. それはいつ頃からですか ……………………………………… 167
2. 生殖器に関して、「〜のときはいつも気になる」というときがありますか. どのような状態で、程度はどれくらいですか ……………………………………… 167
3. だいたいの年齢を聞かせてください ……………………………………… 167
4. 月経は規則的ですか ……………………………………… 167
5. 以前に、尿道、肛門、腸の手術や、婦人科系の手術や検査を受けたことはありますか. それはいつ頃、どのようなものでしたか ……………………………………… 167
6. 妊娠・出産の経験はありますか ……………………………………… 167

情緒の変動

7. 気分はどうですか ……………………………………… 170
8. イライラしたり、くよくよしたり、明るくなったりするなどの変動に、時期的・周期的な傾向はありますか ……………………………………… 170

ボディイメージ・性同一性

9. 自分の性（男性らしく、あるいは女性らしくあること）に満足していますか ……………………………………… 171
10. 自分が思う性別と現実の性別は一致していますか ……………………………………… 171

性役割

11. 家庭内での性的な役割について疑問や悩みはありますか ……………………………………… 172
12. 妊娠・出産を望みますか ……………………………………… 172

性行為

13. 避妊の方法を知っていますか ……………………………………… 172
14. 性感染症の予防をしていますか. 恐れや不安はありませんか ……………………………………… 172

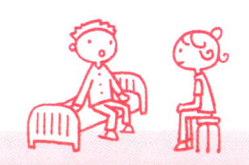

観察のしかた

インタビューの環境と留意事項

1. 場所の選択と位置関係

患者さんへのインタビューは，他の患者さんから離れた，プライバシーが確保できる部屋で行う．資料なども広げやすく，情報提供のしやすい場所が望ましい．

座る際の位置関係は（通常，初対面の人と話をするときなどに，過度の緊張を避けるために考慮されるのと同様に），羞恥心への配慮が必要な内容であるため，正面で相対するよりも斜めのほうがお互いに話しやすい（図1）．目線を同じ高さにし，時折，表情を観察する．表情の変化を認めたら，話を先へ進めるのを止めて，疑問点などを確認する．

2. 話しやすくする配慮

性についての話題は，生殖器の疾病や障害がある場合には話題にしやすいが，日常の悩みや心配事は何かきっかけがないかぎり自分から話し出せるものではない．そこでインタビューの方法として，日常生活の行動面や日課などを含め，時間帯を追って就寝までの1日の流れのなかで話を聞いていく方法もある．あるいは，友人や恋人などの交友関係から聞き始めて，悩みを話しやすくするなどの配慮が必要である．

この領域についてインタビューをしようとしたときに，話す必要を感じていない様子であれば，無理に聞き出そうとしないほうがよい．また，心的外傷につながる危険性を感じる場合には，他の職種との連携が必要である．

この話題については同性の看護師のほうが話しやすいことが多いと考えられるが，そうでない場合もある．また，患者さんが自らすすんでこの領域の話をする場合には，何か大きな悩みや問題を抱えている可能性がある．その場合には，複数の医療スタッフによる早目の対応が必要である．

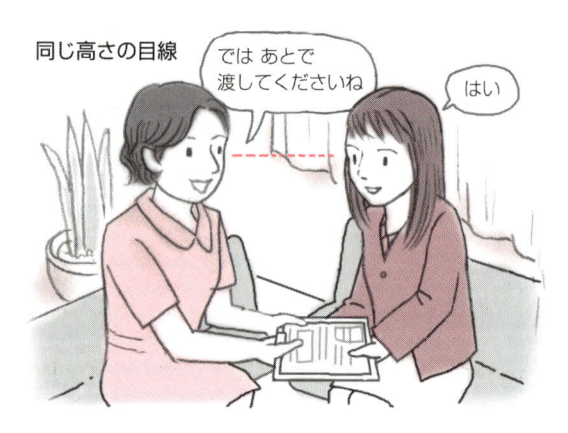

図1　インタビューのしかた

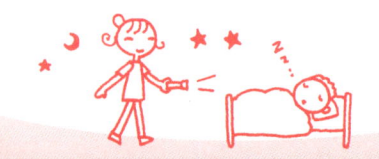

I 性・生殖

生殖機能

1. 生殖器・生殖機能について,「おかしいな」と感じているのはどのようなことですか. それはいつ頃からですか
2. 生殖器に関して,「〜のときはいつも気になる」というときがありますか. どのような状態で, 程度はどれくらいですか
3. だいたいの年齢を聞かせてください
4. 月経は規則的ですか
5. 以前に, 尿道, 肛門, 腸の手術や, 婦人科系の手術や検査を受けたことはありますか. それはいつ頃, どのようなものでしたか
6. 妊娠・出産の経験はありますか

Check Point!
- ☑ 生殖器の異常の自覚はあるか（時期, タイミング, 部位, 程度）
- ☑ 年齢はどのくらいか
- ☑ 性周期はどうか（月経の有無と規則性）
- ☑ 性ホルモンの分泌量はどうか
- ☑ 腹部の手術や検査・処置の経験はあるか
- ☑ 妊娠・出産の経験はあるか

1. 生殖器の異常

生殖器の異常は, いつ頃気づき, どのような場合（安静時, 排尿時, 排便時, 性的活動時, 性的活動後など）, どのような状態になるのかをたずねる. ❶❷では, 心配な内容, 本人の気になっている程度を十分に聞き, 表情も観察する. その際, 病室ではカーテンを閉じていても話の内容が同室者に聞こえてしまい, プライバシーが守られないことがあるので, 処置室などで話を聞くようにする.

生殖器の異常が外陰部にあり, 肉眼で確認できるものであれば確認する（図2, 3）. 触診が必要な場合は, 羞恥心や性別を考慮し, 必要に応じて同性の看護師の協力を得る.

痛みや炎症（発赤, 腫脹, 熱感, 疼痛）がある場合には, 全身への影響を調べるため, バイタルサインを測定する.

触診時は, 手を温め, 指腹を使用して行う. 痛みがある場合は, 広範囲か局所的か, 圧痛があるかを確認する. 離れた部位から痛みのある部位に向けて触診し, 痛む範囲や触れたもの（腫瘤など）の大きさ（縦・横・深さ）を調べる.

2. 年齢

年齢は生殖器の外観および生殖機能に大きく影響するため, ❸で確認する. 思春期には, 第2次性徴により生殖器の外見的な変化が大きく, 機能的にも成熟に向かう. 一方, 成熟期が終わりに近づくと, 徐々に生殖機能は衰えていく.

性ホルモンの量も年齢とともに変化する. エストロゲンの分泌は20〜30歳代をピークに,

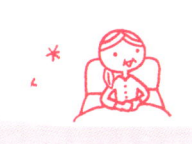

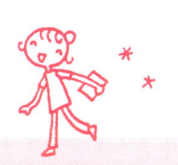

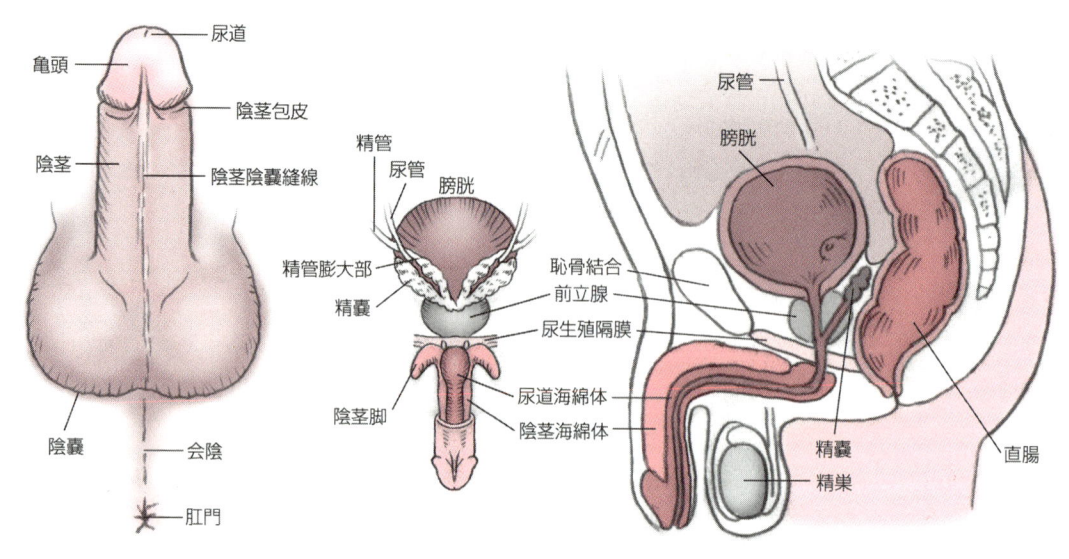

図2 男性生殖器

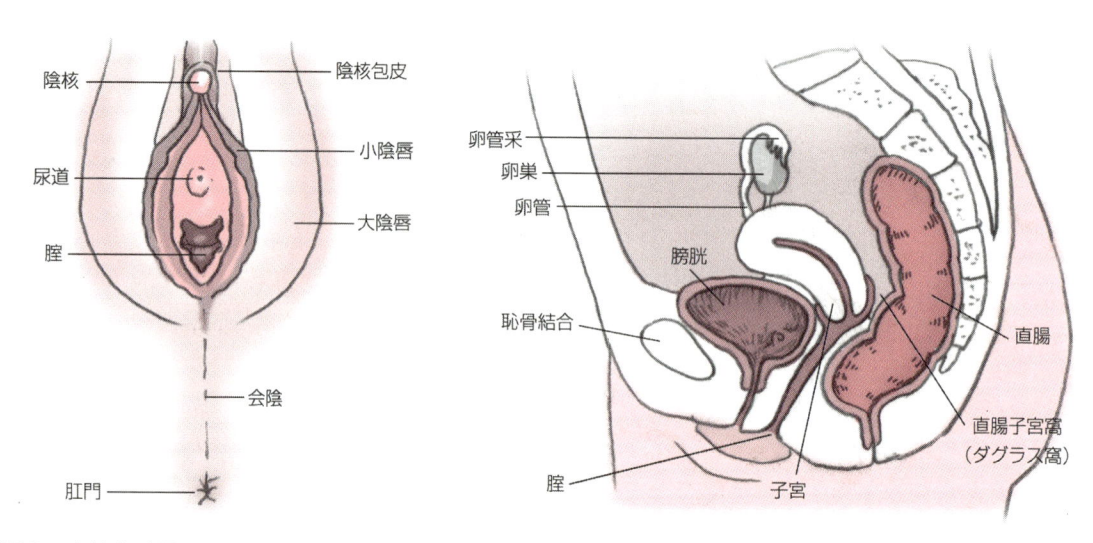

図3 女性生殖器

その後減少していく（図4）．閉経すると，その量はさらに減少する．

3．性周期，性ホルモンの分泌

性ホルモン（表）の分泌パターンや分泌量の変化は，気分・情動に影響することがある．❹について，月経が規則的であることは，卵巣機能が良好で排卵が定期的であることを示し

ている（図5）．ただし，排卵がなくても月経が起こることはある（無排卵性月経）．この場合，通常は低温相，高温相の2相を示す基礎体温が，低温相のみを示すことになる．出産後は授乳女性では女性ホルモンの分泌が抑制され，非授乳女性よりも排卵や月経の再開が遅れる．

性ホルモンの状態を確認するには，血液を採取して分泌量を測定する（医師の指示による）．

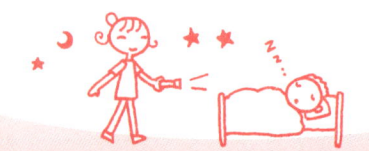

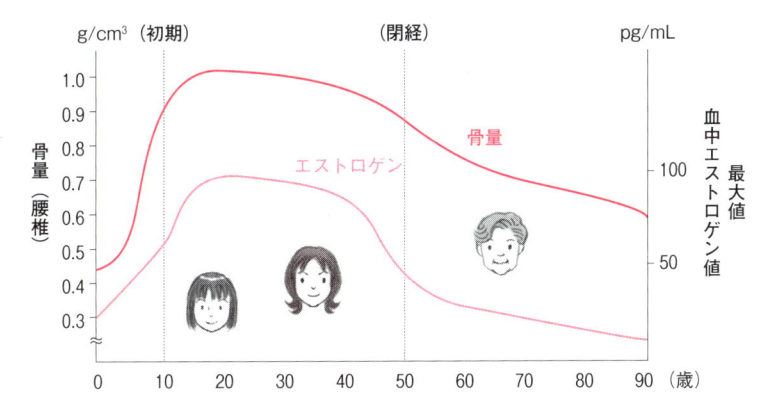

図4　エストロゲン分泌と骨量の推移（西沢らによる）

表　代表的な性ホルモンと働き

性ホルモン	名称	働き
男性ホルモン	アンドロゲン	男性らしい体型
女性ホルモン	エストロゲン（卵胞ホルモン）	女性らしい体型 更年期では減少
	プロゲステロン（黄体ホルモン）	妊娠の成立・維持 基礎体温上昇

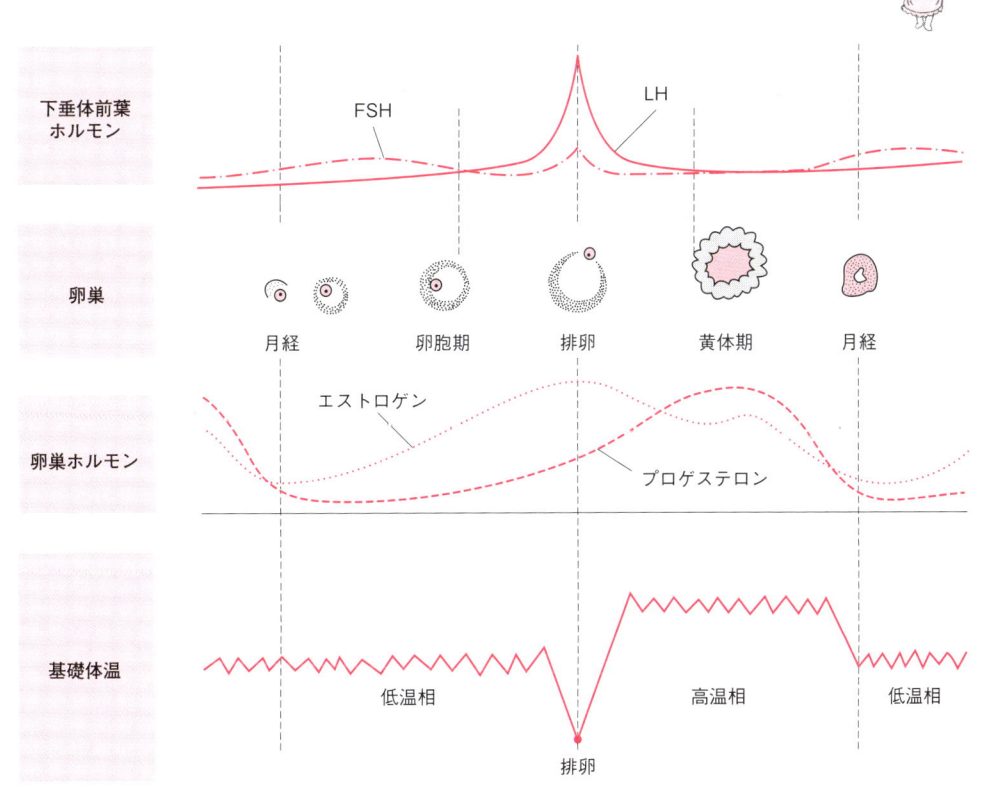

図5　女性の性周期

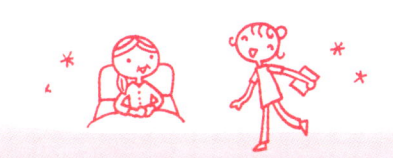

4．周辺器官の手術や妊娠・出産

　腹部の検査，処置，手術で器官に刺激が加わると，その部分や周囲は程度の差はあるものの腫脹（傷害された細胞付近の血液成分の貯留に伴う体積の増加）が起こるため，❺で確認する．生殖器官がその付近に位置していれば当然影響を受け，結果として生殖機能に影響が及ぶことがある．

　❻の妊娠・出産は，その過程で生殖器そのものの形状が変化し，ホルモンバランスも変化する．妊婦は頻尿になりやすいが，出産後も泌尿器系・生殖器系に影響が残ることがある．

　また，男性の泌尿器系と生殖器系の器官は解剖学的に接近し，一部共通しているので，障害が起こると互いの機能に影響を及ぼす．

情緒の変動

❼ 気分はどうですか
❽ イライラしたり，くよくよしたり，明るくなったりするなどの変動に，時期的・周期的な傾向はありますか

Check Point!
☑ 気分はどうか
☑ 情動は安定傾向か，変動傾向か

　性ホルモンの分泌状況は，情緒に影響する．❼❽では，患者さん本人から情動面について自覚していることを聞く．また，他の患者さんや医療者とのやりとりからも情動面を観察する．

　性ホルモンの分泌量がバランスを崩しているようであれば，治療の対象となる．女性は月経を境にして，エストロゲンとプロゲステロンの分泌量が変化する（**図5**）．一般に月経前にはイライラしたりくよくよしたりする傾向があり，月経後には安定して明るくなる傾向があるといわれる．季節や天候に情動が左右されることもある．季節の変わり目に情動の変化を自覚する場合もある．

　閉経の時期には，情動の変化のみならず，心身の不調を感じることや，循環器系や泌尿器系に障害をきたすことがある．

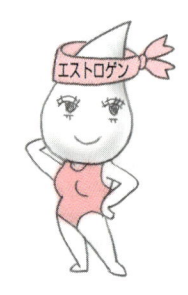

女性ホルモンの分泌量は情動に影響するのよ!!

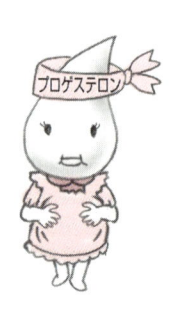

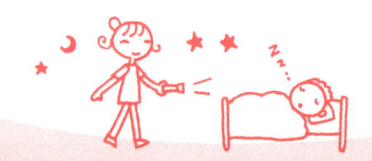

ボディイメージ・性同一性

⑨ 自分の性（男性らしく，あるいは女性らしくあること）に満足していますか
⑩ 自分が思う性別と現実の性別は一致していますか

Check Point!
- ☑ 言動・ふるまいに現れている性別はどうか
- ☑ 性別についてどう感じているか

　女性では，子宮や卵巣を手術で摘出した場合に「女性でなくなってしまった」という喪失感と不安感が表出されることがある．男性も生殖器を摘出した場合には同様の様子が認められる．本人からは気持ちを言い出しにくいので，聞き手が思いを引き出すようにする．話しにくい場合には問診票などに記入してもらう方法も有効である．

　また，言動やふるまいから，その人が自分自身の性別についてどう感じているのかを察す

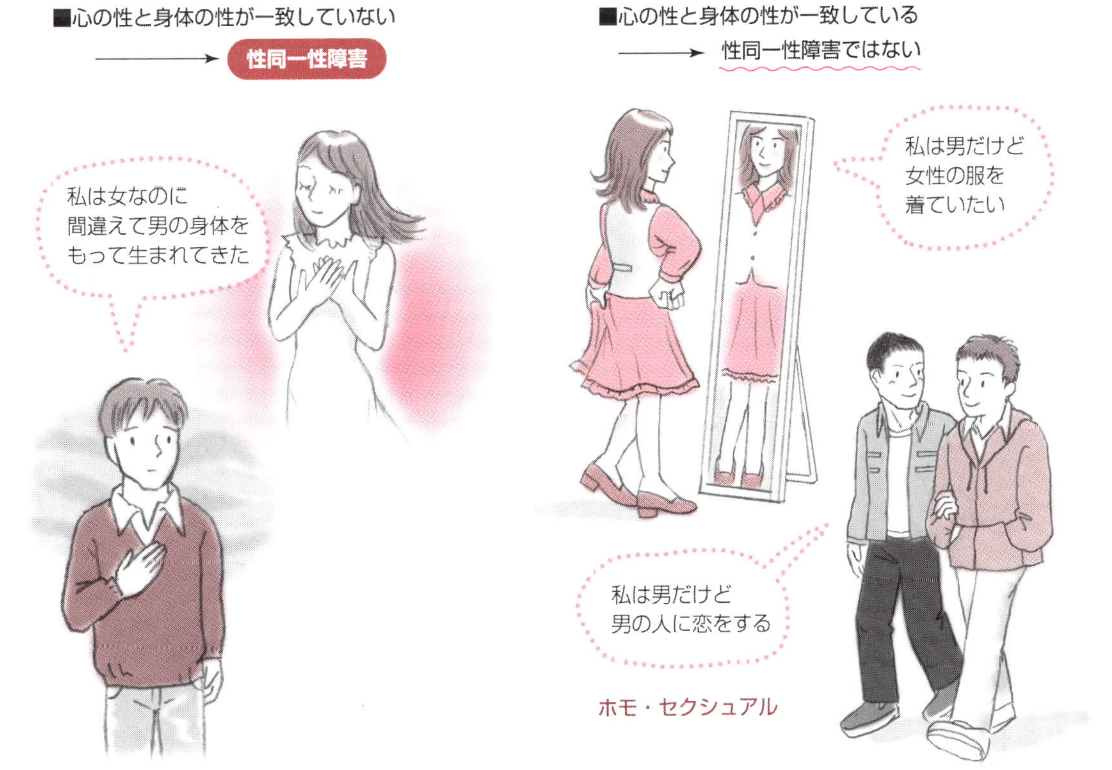

■心の性と身体の性が一致していない → 性同一性障害

私は女なのに間違えて男の身体をもって生まれてきた

■心の性と身体の性が一致している → 性同一性障害ではない

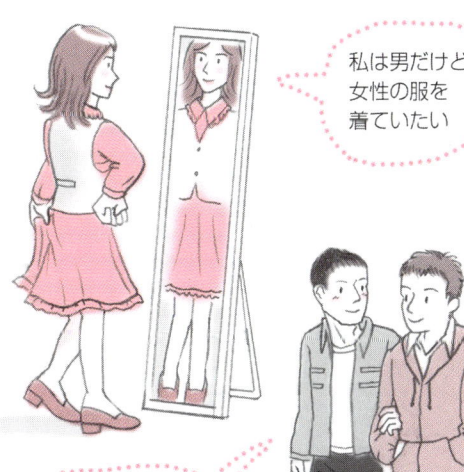

私は男だけど女性の服を着ていたい

私は男だけど男の人に恋をする

ホモ・セクシュアル

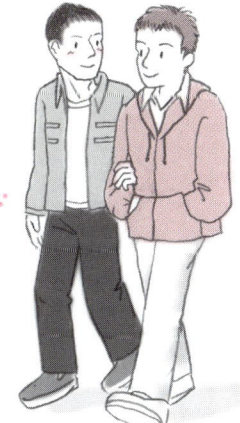

図6　性同一性

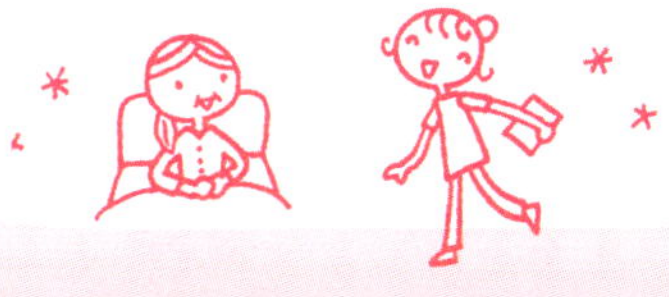

る．それは言葉づかいや服装にも現れる．体型や体格と，本人の感じている性別が異なる印象である場合もある（図6）．

自分が感じている性別（心の性）と現実の生物学的な性別（身体の性）が一致していない場合を性同一性障害とよび，本人のアイデンティティが混乱しているため，身体的，物理的，心理的な対応に苦慮することがある．

思春期は特に，性に関連した悩みが生じやすい．

性役割
⑪ 家庭内での性的な役割について疑問や悩みはありますか
⑫ 妊娠・出産を望みますか

Check Point!
- ☑ 見舞いに来る人はだれか
- ☑ そのときの様子はどうか
- ☑ 性役割について，不安や悩みはないか

婚姻関係やパートナーとの関係について悩みがあるか確認する．

家庭内での性役割，パートナーとの関係における役割についての悩みや不安は，日々の生活においても，ことさらプライベートな事柄であるため，外部からはわかりにくい．周囲がそのことに気づかず対応が遅れると，心身の健康状態に大きく影響することがあるため，必要性を感じた場合はていねいに話を聞くようにする．また，見舞いに来る人，そのときの患者さんの様子などから，不安や悩みの有無を知ることができる．

性行為
⑬ 避妊の方法を知っていますか
⑭ 性感染症の予防をしていますか．恐れや不安はありませんか

Check Point!
- ☑ 性行為についてどのように考えているか
- ☑ 避妊の方法，性感染症予防の知識はあるか

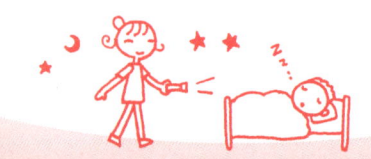

人の生活行動は，その人の育った文化圏あるいは生活している文化圏の影響を少なからず受ける．婚姻，妊娠（避妊，中絶を含む）・出産，性行為に対する考え方も文化の影響を受けるうえ，個人の価値観も関与する．しかし，たいへんプライベートな領域であり，他者に話すのは勇気のいることでもある．

患者さんが外国人である場合は，文化圏や宗教，国策などにも配慮し，習慣などを確認してからインタビューに入るとよい．

本人の自己完結的な悩みや不安なのか，パートナーとの話し合いが必要なのかという判断も重要となる．性行為については，パートナーとの合意のもと妊娠・出産を望むのか，性生活を重要視しているのかは焦点となるところなので，早目に見極める．

性感染症についての知識は，必要性の有無を判断したうえで提供するようにする．

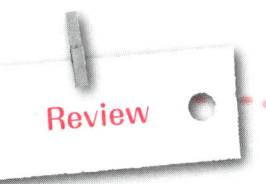

Review

Question 1
代表的な性ホルモン3つをあげて，働きと分泌量の周期的な変化を説明してください．

Question 2
この領域の情報収集で正しいものに○をつけてください．

1) 話しにくい場合を考慮し，問診票を活用する．
2) 面接では，緊張を緩和するのは真正面で向き合う位置関係である．
3) 情報収集内容には，生殖機能の障害，性同一性，性的役割についての不安が含まれる．
4) 性ホルモンの量は，ホルモンを検体として採取して調べる．
5) 排卵の前に増加していたエストロゲンは排卵後に減少し，プロゲステロンは増加する．
6) 性同一性障害や婚姻・性的役割に関する悩みの解決方法については，国内外で様々な方法がとられているので，情報提供できるようにする．

Answer

Q1　アンドロゲン
精子の形成と成熟を促進する．また，第2次性徴の発現を促進する．顔面のひげや脂肪・筋肉の量，体格などを変化させ，男性らしい体型をつくる．

エストロゲン
内外生殖器を発育させる．また，第2次性徴を発現させ，乳腺の成長促進，皮下脂肪の蓄積，皮膚水分量の増加を促進し女性らしい体型をつくる．

プロゲステロン
受精卵の着床を容易にするなど，妊娠の成立・維持に作用する．排卵抑制作用があり，視床下部に作用し基礎体温を上昇させる．排卵後の高温期をつくる．
※分泌量の変化はp.169の図5を参照．

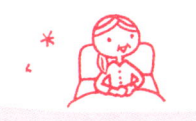

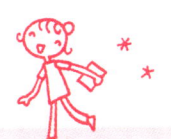

Q2 ○：1), 3), 5), 6)

J コーピング・ストレス

「コーピング・ストレス」では何をみるのか

- 何でも話せる人がいるか．
- 心の休まるときはあるか．
- 最近，生活上の大きな変化があったか．
- 問題にどう対処しているか．
- 自分自身の対処法を適切と思っているか．

　社会のしくみや人間関係が複雑になると，人は会社で，学校で，家庭で，様々な問題に悩む．たとえば，仕事では上司との意見の違いに悩み，学校では成績や友人との関係に悩み，家庭では親子のコミュニケーション不足に悩む．こうした問題がストレッサーとなって，ストレスが生じる．

　これらの悩みに自分なりに対処できれば，ストレスはそれほど大きくならない．しかし，ストレスが増大し，それに耐えられなくなったときは，最悪の結果につながることもある．このような事態を防ぐために，看護師は患者さんのストレスと対処の状況について情報を得る必要がある．

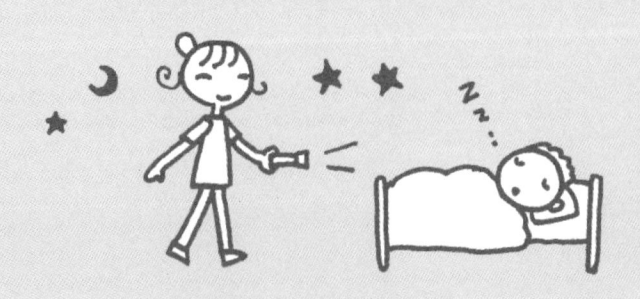

情報収集の内容

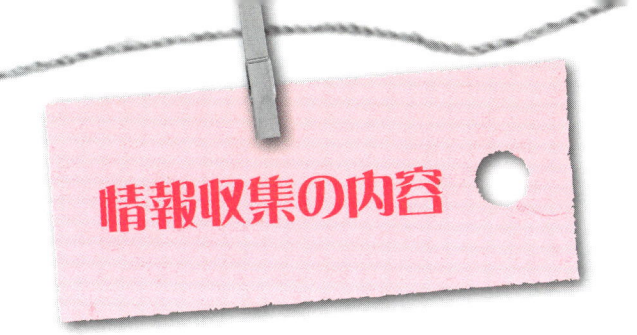

- 🍎 **支援者**
  - ① 何でも話せる人はいますか …… 178
- 🍎 **心の緊張**
  - ② 緊張が続くことがありますか．心の休まるときがありますか …… 178
- 🍎 **生活の変化**
  - ③ ここ1，2年の間に，あなたの生活に大きな変化はありましたか …… 179
- 🍎 **問題への対処**
  - ④ 何か大きな問題が起こった場合，どう対処しますか …… 180
- 🍎 **落ち込んだときの対処**
  - ⑤ 落ち込んだときは，どうしていますか …… 180
- 🍎 **対処法の評価**
  - ⑥ あなたがこれまでとってきた対処方法（行動）は良かったと思いますか …… 181

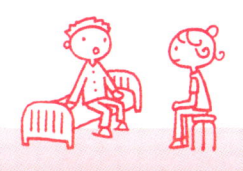

観察のしかた

Ⅰ ストレスの基礎知識

1. 心の健康とは

人は，身体の具合の悪いときは病院に行く．しかし，心の問題で，「最近落ち込んでいるからうつ病ではないか」と思って受診する人は少ない．また，「悩みがあるからカウンセリングを受けに行こう」と考える人もあまりいないだろう．

心の問題は，以前は直接病気に結びつけて考えられていなかったが，近年は心の健康も身体の健康と同様にとらえられ，重要視されている．また，ストレスが生活習慣病につながることもわかってきた．ストレスが原因となっている疾患は，その人のストレスを正しく理解して対処しないと，身体症状だけに対処しても，いつになっても治らない．また，その発生を抑えることもできないのである．

2. ストレス反応のパターン

ストレスには，その人のものの考え方といった個人要因や仕事上の問題などの環境要因が大きく影響しており，生理的に歪んだ状態を引き起こす原因となるものをストレッサーという．一般に，人の心身に影響するすべての出来事はストレッサーになりうるのである．

原因は様々であっても，ストレス反応は「警告反応期」（ストレッサーに対する緊急反応の時期），「抵抗期」（ストレッサーの刺激と抵抗力とが均衡を保っている時期），「疲弊期」（エネルギーが消耗し，抵抗力が失われた時期）というパターンに沿って経過する．そのため，「抵抗期」に様々な方策を考えて実施し，ストレスの解消につなげるとよい．患者さんが落ち込んでいるのか，前向きに努力しようとしているのか，見極めながら接することが大切である．

3. ストレスへの対処

人は，今受けている様々な刺激を，自分の過去の経験や観察したことと比較しながら，ストレッサーとなるか否か判断している．ストレスを感じ，その要因となっている問題に（積極的に）対処しようとするときには，そのストレスに立ち向かっていく計画力と実行力が必要となる．

サポートしてくれる人がそばにいるか，モデルとなる人がそばにいるか，などもストレスへの対処に影響を及ぼす．ストレスに対処する際に必要となるのは，次のような要素である．

・その人を取り巻く環境と自分自身を，正しく判断する能力
・物事に対する反応のしかた（自己主張ができるか，人とのコミュニケーションのとり方はどうか，物事に対して緩和の方法をとれるか）
・自分自身がそのストレスに対処する方法をいくつかもっていて，それを利用できること
・ストレスを受けた状態から回復する力

4. ストレスのサイン

人は，自分自身のとったストレス対処方法があまり効果的でなかったと判断したとき，別の情報を受け入れることや，どうすればよいか考えることをしなくなる．そして，一時的な感情（怒り，恐れ，悲しみ）に集中してしまう傾向がある．

このような感情が起こっていることが見て取れる場合には，それが助けを求めているサインであることを理解しなければならない．ストレスに対処する方法は，その個人のストレスの感じ方によっても大きく異なるため，一方的な見方で押し切ってしまったりせずに，ゆっくり話

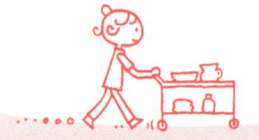

を聞き，そのサインを見逃さないようにする必要がある．

Ⅱ　ストレスと身体疾患

1．ストレスと身体的反応

　ストレスが身体的反応を引き起こすメカニズムは，はっきりしている．自律神経とホルモンが関与し，身体の生理的状態（糖質・たんぱく質・脂質の代謝，体液，電解質，内臓の活動性など）のバランスを変化させることで目の前のストレッサーに対処しようとして，反応を引き起こすのである．

2．ストレスの個人差

　同じストレッサーでも，人によりその受け止め方が違うので，ストレスが発生するか否かには個人差がある．そもそもストレスは，通常の対処方法では解決できない出来事に対する一種の適応反応であり，その反応は，ストレッサーと認識するかどうかの判断や，その人の感情，自律神経やホルモンの状態などの影響を大きく受ける．そのため個人差が生じるのである．

3．身体疾患につながる理由

　社会のなかで生活していると，数多くのストレッサーに直面する．たとえば，人と意見が合わなくて腹が立ったとする（ストレッサーが作用した状態）．このときは自律神経やホルモンの活動が活発になり，血圧や血糖値が上がり，いつでも身体活動を起こすことのできる状態になる．しかし，相手を殴るといった身体活動は常識的に許されない．結果的に我慢することになり，ストレッサーは持続することになる．それが最終的に，高血圧症や糖尿病などの誘因となるのである．

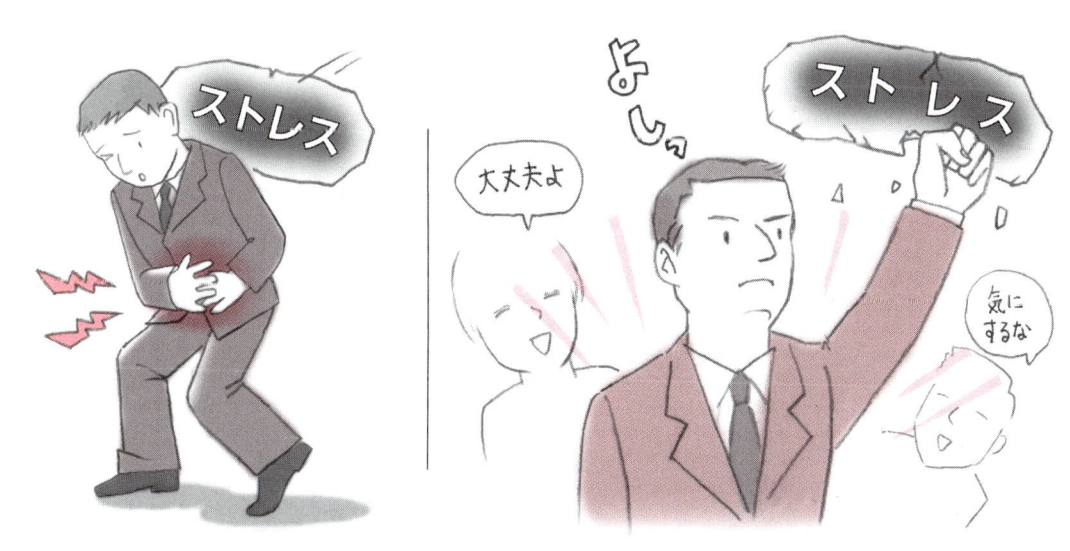

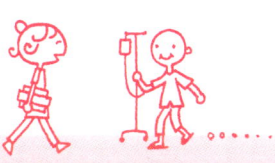

支援者

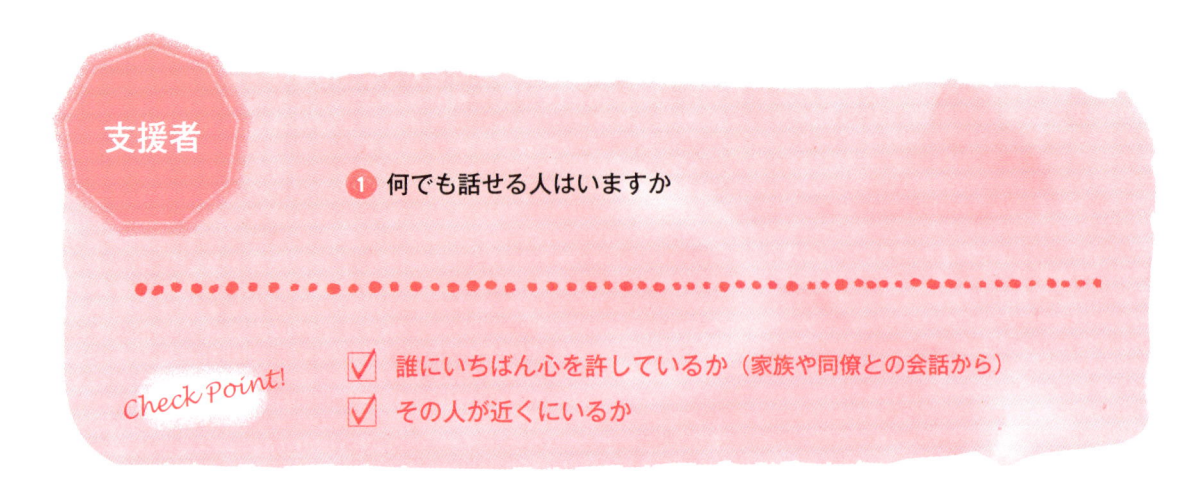

① 何でも話せる人はいますか

Check Point!
- ☑ 誰にいちばん心を許しているか（家族や同僚との会話から）
- ☑ その人が近くにいるか

　ストレッサーはどんな環境にも存在するが，自分の気持ち次第でそれがストレスにつながったりつながらなかったりする．ストレスが高まっているときに何でも話せる人がいることが，いちばん大切なことである．

　入院している患者さんの性格や考え方を把握していても，入院中に，考えていることの内容にまで深く入り込んで話を聞くことは難しい．そこで，会社の人や家族，友人などが面会に来た際に，その雰囲気を観察しながら情報を収集する．そうすれば，心を許している人の存在や問題の所在が見えてくるようになる．

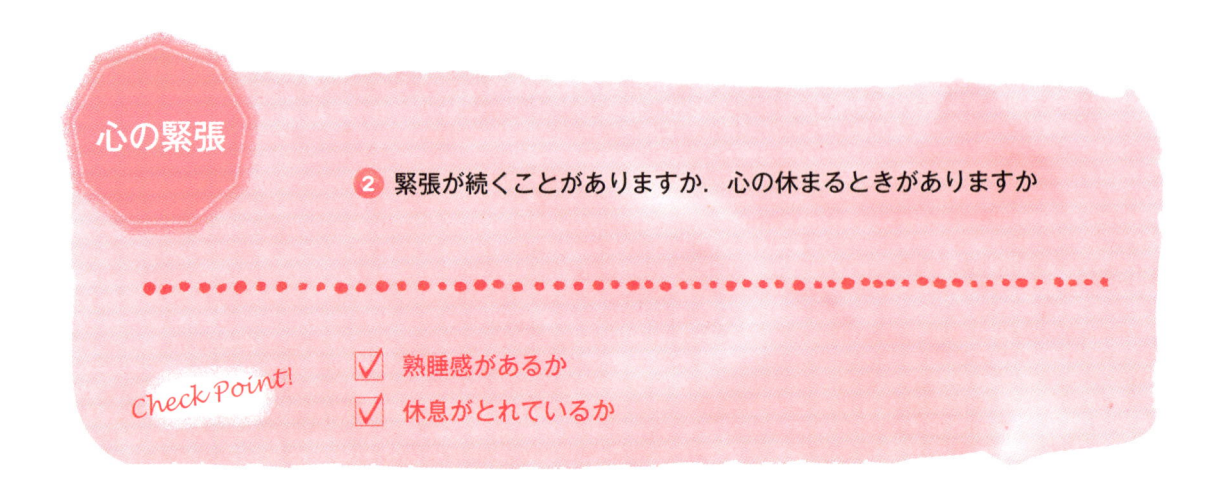

心の緊張

② 緊張が続くことがありますか．心の休まるときがありますか

Check Point!
- ☑ 熟睡感があるか
- ☑ 休息がとれているか

　身体が疲れているときは，睡眠を十分とって身体を休めれば回復する．しかし疲れ過ぎていると，神経が高ぶって眠れなくなることがある．これと同じように，緊張して心の休まることがない場合には，ストレスの原因となることを心の中でとめどなく考えているため，いくら横になっても眠りにつけない．

　学校，会社，家庭，どこにいても神経が休まることがないくらいの緊張状態が続くと，心理的な消耗が大きくなる．そこで，何かに助けを求めたくなり，アルコールにおぼれる，麻薬を使用するなど，今の自分の状態から逃げようとする行動をとることがある．これは，自分が今抱えている問題の解決に向かわず，一時的にでも離れたい，忘れたいという気持ちによる．

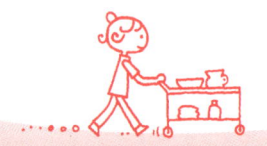

生活の変化

❸ ここ1, 2年の間に, あなたの生活に大きな変化はありましたか

Check Point!

☑ 身近な人の死や離婚, 転職など, その人を取り巻く環境の変化が, この1年の間に起こっているか

　生活上の大きな変化によるストレスは, 心の奥底でわだかまりとなり, 本人に自覚がなくても様々な影響を及ぼす. 眠れなくなった, 食欲がなくなった, 笑顔が消えた, やせてきたなど, 様々な身体症状として現れることも多い. いちばん問題になるのは, 閉じこもって人との交流をもたなくなってしまい, 大きな事故（自殺など）に発展するようなケースである.

　生活における大きな変化を知ることは, その人のストレスの要因を知ることであり, 現在の状態を支え, 健康障害を予防することにつながるので, たいへん重要である.

　ホームズとレイの「社会的再適応評価尺度」は, 日常生活で起こりうる43項目の出来事（ライフイベント）を示し, それぞれの出来事に遭遇した際, 再適応するのに要するエネルギー（ストレスの大きさ）を点数化したものである. 過去1年間に起こった出来事を選び, その合計が300点を超えると, 翌年に何らかの健康障害が生じる危険性が高いとされている. ここで示される出来事は, 患者さんの状態を把握する際に活用できるため, 覚えておくとよい. ここでは, そのいくつかをストレス値の大きい順に示す.

- ・配偶者の死
- ・離婚
- ・夫婦の別居
- ・刑務所などへの勾留
- ・近親者の死
- ・自分のけがや病気

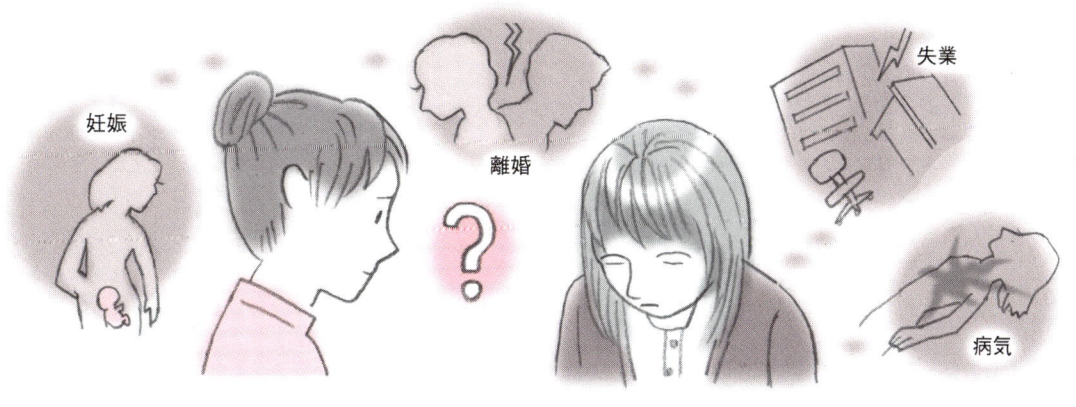

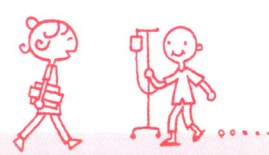

- ・結婚
- ・解雇
- ・夫婦の和解
- ・退職
- ・家族の健康上の変化
- ・妊娠

問題への対処

❹ 何か大きな問題が起こった場合，どう対処しますか

Check Point!
- ☑ 職場の人間関係はどうか，サポート体制はあるか
- ☑ 家族関係は良好か

　大きな問題に直面したとき，どのように対処するかを知ることは，患者さんのストレス対処法に関する有用な情報となる．たとえば仕事で大きな失敗をしたとき，人に加わるストレスは非常に大きなものになり，自殺という最悪の結果を招くこともある．こうした事態を避けるためにも，❹に関する情報収集は重要である．

　職場や家庭における問題は深刻になりやすく，これに関してストレッサーになりうるものを知っておくと情報収集の際に活用できる．ここでは，職場におけるストレス要因をまとめておく．

a．**仕事の内容・職場の環境**：物理的条件（温度，湿度，臭い，化学物質，ほこり，放射線），仕事量・質，残業時間など．

b．**仕事の構造**：常に注意集中が要求され緊張が続く，自分のリズムで仕事ができない，交替勤務や流れ作業など．

c．**組織内での役割**：個人が仕事について適切な情報をもっておらず，仕事の目標，仕事の役割に対する同僚の期待，仕事の見込みと自分の責任が明確でないときなど．

d．**人間関係**：職場の人間関係が良くないときには，信頼感が乏しい，互いに支持しない，それぞれの抱える問題を話し合うことが少ない，などの状況となる．ストレス要因として最も多いと考えられ，健康問題にまで発展するケースがある．

落ち込んだときの対処

❺ 落ち込んだときは，どうしていますか

Check Point!
- ☑ これまでどのように対処してきたか

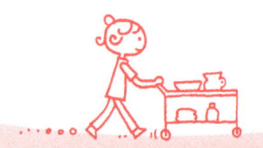

❺では，❹で得た情報の内容を参考にして，患者さんが落ち込んだときに支援できるようにする．その際，落ち込んでいる理由をよく整理する必要がある．入院中は行動が制限されるため，人に話を聞いてもらうと比較的気分が楽になることを伝える．時間をみて，何気なく気分をほぐすような接し方をして，患者さんが気持ちを表出しやすいようにする．その場合，聞き手はできる限りリラックスして聞く姿勢を示し，自分を出すようにするとよい．

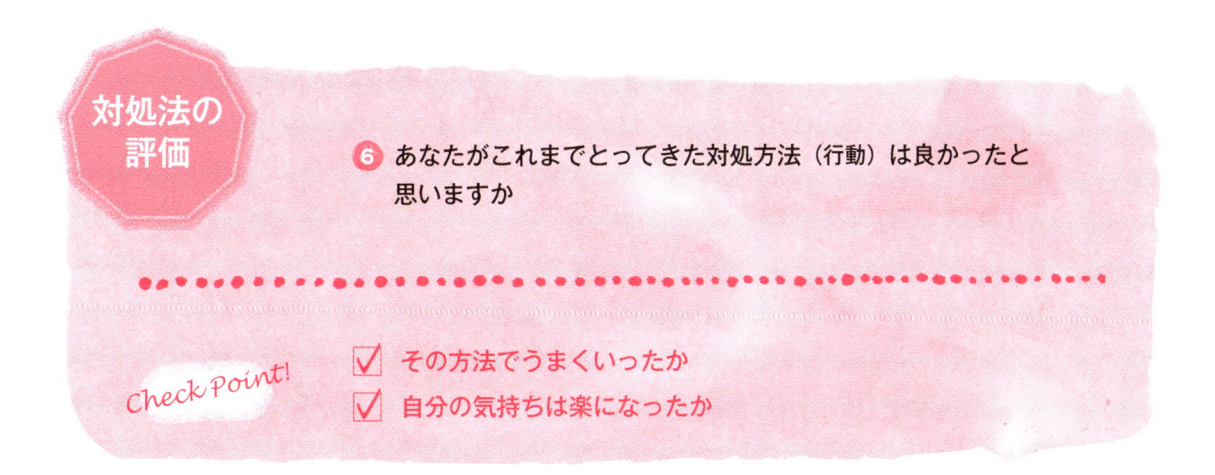

対処法の評価

❻ あなたがこれまでとってきた対処方法（行動）は良かったと思いますか

Check Point!
- ☑ その方法でうまくいったか
- ☑ 自分の気持ちは楽になったか

❻の質問は，まだ問題が進行中であれば，当事者にとっては答えることが難しいと思われる．問題の整理がついている場合には，これからの行動を決定する材料として有効である．

それまでのストレス対処方法を聞く場合，「私だったらそんな行動をしない」「それはまずかった」などと，うっかり相手を責めたり，非難したりすることのないよう十分に注意する．

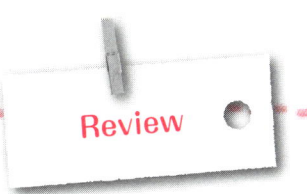

Review

Question
「コーピング・ストレス」の領域では，患者さんの情報をどのように収集すればよいですか？ 具体的な質問項目をあげてください．

Answer
❶ ここ1，2年の間に生活上に大きな変化がありましたか（身近な人の死，離婚，病気やけが，解雇，退職など）．
❷ 生活上で大きな問題が起こったときに，どのように対処しましたか．
❸ その対処方法は有効でしたか．
❹ 誰と話をするといちばん参考になると思いますか．

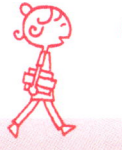

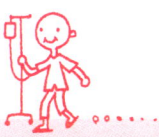

K 価値・信念

「価値・信念」では何をみるのか

- 宗教を重要なものとしているか．
- 信念・信条は何か．
- 判断を下す場合のよりどころは何か．

　日本人には「私は無宗教です」と言う人がよくいる．しかし，宗教をもたない人も，何らかの信念や信条を抱いているものである．本人は自覚していなくても，その人をよく知る周囲の人（親など）が，長年の言動をみていて信念・信条といえるものを感じている場合もあるかもしれない．
　人は成長とともに信念や信条を自覚するようになるが，はっきりと自覚していない場合もある．情報収集は無理に行わず，本人が自発的に話したら聞くようにするのがよいだろう．

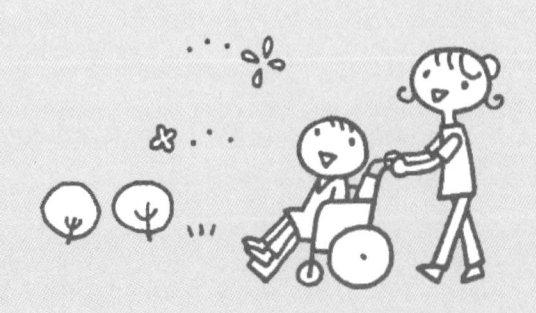

情報収集の内容

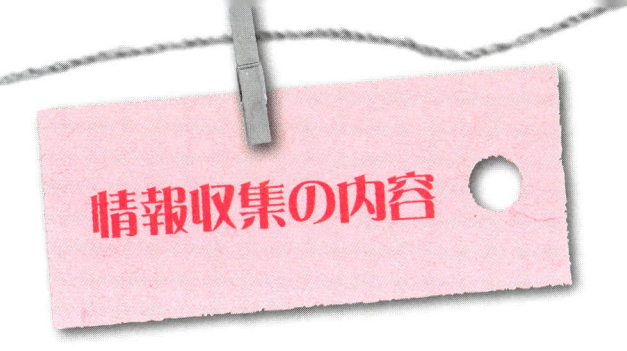

宗教
1. あなたにとって宗教は重要ですか …………………………………………………… **184**

信念・信条
2. あなたの信念・信条は何ですか ……………………………………………………… **184**
3. 自分自身で何かを判断しなければならない場合，どのような方法をとりますか ……… **184**

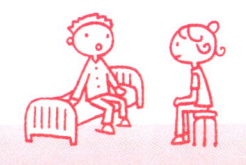

観察のしかた

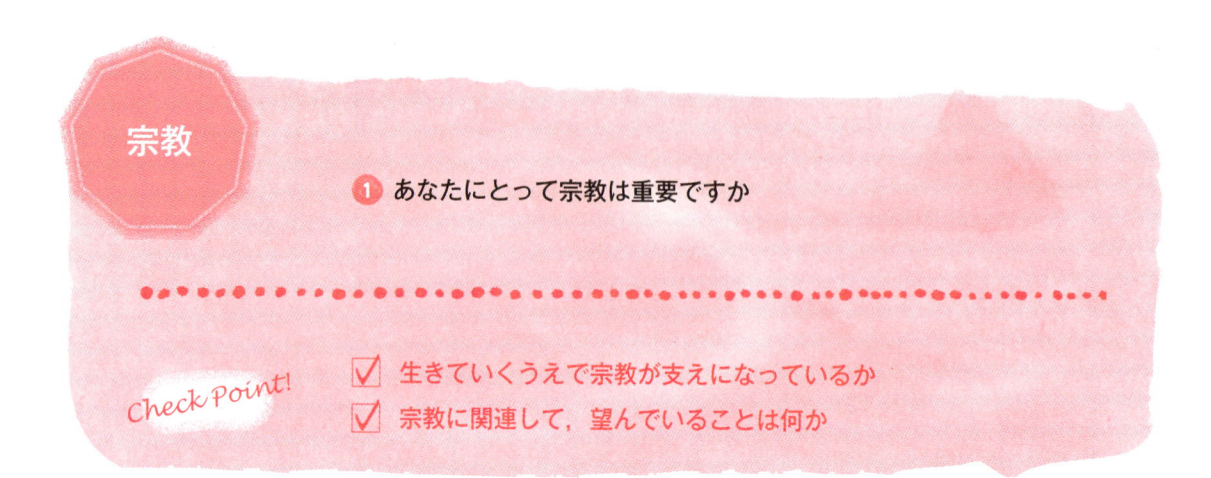

宗教

① あなたにとって宗教は重要ですか

Check Point!
- ☑ 生きていくうえで宗教が支えになっているか
- ☑ 宗教に関連して，望んでいることは何か

　宗教は，人により様々である．宗教を信じる・信じないは個人の自由であり，その自由を決して侵してはならない．宗教に関連する意思決定は，他人が強制したり禁じたりすることのできないものなので，看護においても患者さんの望むようにすることが重要である．

信念・信条

② あなたの信念・信条は何ですか
③ 自分自身で何かを判断しなければならない場合，どのような方法をとりますか

Check Point!
- ☑ 判断のよりどころは何か
- ☑ どのように対処しているか

　信念・信条は人が成長していく過程で，それぞれがおかれた環境のなかで次第に芽生えていくものである．「私の信念は，うそをつかないでまっすぐ生きることです」といった言葉に表れているように，信念・信条については「善・悪」を含んだ言い方が多い．
　信念はその人の信仰する宗教に関連していることも多く，その宗教は生きていく糧となる哲学的要素を含み，生まれ育った環境の影響を受けている場合が多い．宗教上の教えを信念としている人は，生活の節目で祈り，神と語り，自分の生き方を問うているのかもしれない．
　また宗教とは関係ないところでも，患者さんが意思を強く主張することがあるだろう．患者さんの考え方と治療方針が合わない場合，たとえば，肺がんにかかり1日40本吸っていたた

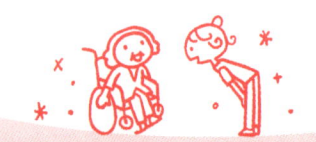

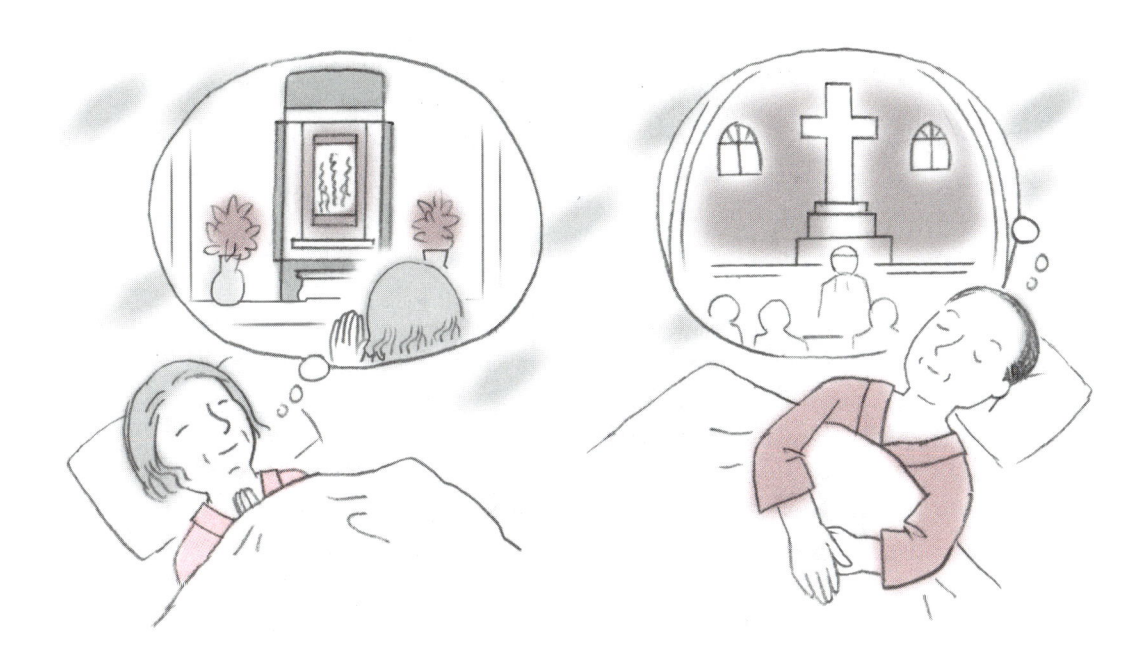

ばこをやめるように指導を受け，やめなければ手術後に大変苦しい思いをするかもしれないと伝えられた患者さんが，「苦しいのは自分だから，自分が我慢すればよい．たばこは吸い続けたい」と主張し，平行線をたどってしまうこともある．

こうした際の判断は大変難しいが，患者さんの意思を尊重しなければいけないかもしれない．

信念・信条は，その人の生き方の哲学というべきものであるから，看護や治療を行ううえで影響がある場合には，ていねいに聞いておく必要がある．ただし，特に必要性を感じなければ，深く情報収集しなくてもよい．

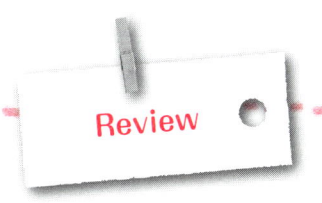

Review

Question
「価値・信念」の領域では，患者さんの情報をどのように収集すればよいですか？ 具体的な質問項目をあげてください．

Answer
❶ 生きていくうえで心の支えになっているものは何かありますか．
❷ 意思決定するときの判断のよりどころは何ですか．

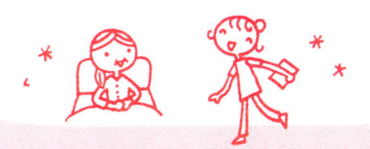

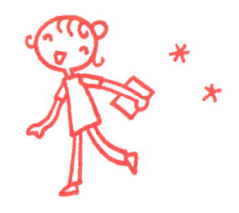

索引

あ

遊び 92
アトウォーター係数 29
アトピー性疾患 24
アナフィラキシー 22
アレルギー 23
アレルギー症状 34
アレルギー反応 33
アレルギー反応の主な症状 22
アレルゲン 33
アンドロゲン 169

い

息苦しさ 66
いきみ（排便） 60
意識障害 129
意識レベル 122
移乗 88, 89
痛み 81, 124
一日の過ごし方 91
一般的外観 25, 80
イライラ感 142
医療に要する費用 158, 160
医療保険制度 161
医療保障 160
飲酒 20
印象の観察 6
インタビューの基本スキル 6
インフォームドコンセント 18

う

うつ熱 48
運動 76
運動器の障害 81, 82, 85
運動性失語 128
運動量 89

え

エイズ 25
HIV 25
HCO_3 67
栄養 26
栄養摂取量 29
栄養の摂取状況 29, 30, 31, 32, 33
ADL 86
ADLチェックシート 87
ADLの観察方法 88
ADL評価基準 87
腋窩検温法 95
SaO_2 67, 110
エストロゲン 167, 169
SpO_2 67, 110
NYHAの心機能分類 102
エネルギー摂取量の算出 29
嚥下器官 40
嚥下機能 40, 41

お

応対の基本 7
落ち込んだときの対処 180
重苦しさ 124
温度感覚 131

か

開鼻声 40
開放式ドレナージ 70
会話と距離 6
顔色 80
抱えている問題 157
化学療法 143
覚醒作用 116
拡張期血圧 105, 107
家事 91

ガス交換 66
家族関係 180
家族構成 148, 149
家族のなかでの役割 148
価値 182
活動 76
活動に対する意欲・意思 93
家庭環境 18
家庭内での責任 149, 150
家庭内の心配事 157
感覚器の働き 81
感覚性失語 129
眼球運動の異常 130
眼球運動の測定 131
関係 146
眼瞼の下垂 130
間食 32
眼振 130
眼振の測定 131
乾性咳嗽 103
関節可動域 82
感染症 24
顔面紅潮 94
顔面神経麻痺 42

き

既往歴 19
記憶 134
記憶障害 129
気管支呼吸音 104
気管支肺胞呼吸音 104
聞き取りにくい話し方 154
義肢 81
器質性便秘 61
義歯の状態 43
基礎体温 48
喫煙 20
機能性便秘 61
気持ちの表現方法 156

嗅覚　133
休息　112, 117, 178
胸痛　98
胸痛の原因　98
頬粘膜　43
胸部X線検査　103, 110
恐怖感　142
胸膜摩擦音　104
筋（筋群）の協調運動　82

く

クスマウル呼吸　101
グラスゴー・コーマ・スケール　122
クリティカルシンキング　4
車いす　81, 88

け

敬語の基礎知識　6
経済的な援助の必要性　160
経皮的酸素飽和度　67
痙攣　85
血圧　105, 108
血圧測定の方法　106
血圧値　105
血圧値の分類（成人）　106
血圧の基準値　106
血圧の薬　108
血圧の測定部位　107
血液検査データ　24, 38, 110
血算データ　68, 110
血算データの基準値　68
血清アルブミン　38
血糖値　38
下痢　59
健康管理　10, 15
健康管理の方法　20
健康認識　10, 15
倦怠感　142
見当識障害　123

こ

降圧目標　106
更衣　90

構音器官　40
構音障害　128, 154
口腔検温法　95
口腔粘膜の状態　43
口腔の状態　42, 43
高血圧　108
口唇の開閉　41
公的扶助　160
公費医療制度　161
声の変化　40
ゴードンの機能的健康パターン　9
コーピング　174
呼吸　66, 100
呼吸音　104
呼吸音の種類と特徴　104
呼吸音の聴診　105
呼吸困難　101, 109
呼吸困難の重症度　66
呼吸状態　100
呼吸に伴う症状　102
呼吸の回数　100
呼吸の型　101
呼吸の観察方法　101
呼吸の深さ　100
呼吸のリズム　100
国籍　154
心の緊張　178
心の健康　176
心を許している人　178
コミュニケーションの技術　6
コミュニケーションの手段　155
コミュニケーションの障害　153
雇用の状況　160
娯楽　92
孤立する原因　152, 153
コロトコフ音　107
コンタクトレンズ　130

さ

3-3-9度方式　122
酸素解離曲線　67
3大アレルゲン　34
残尿感　54
残便感　63

し

支援者　158, 178
視覚　130
視覚障害　81
自覚症状　13
耳孔検温法　95
嗜好品　20, 33
嗜好品に関する観察のポイント　21
自己概念　136
自己知覚　136
仕事　91
仕事上の問題　157
仕事内容　150
仕事に対する思い　151
視診　7
姿勢の保持　86
自宅の周囲　151
舌の動き　41
舌の状態　43
失語症　128, 154
湿性咳嗽　103
湿性嗄声　40
疾病の予防　15
しびれ　126
社会資源　158, 159
社会的孤立　152
社会的再適応評価尺度　179
社会との関係　150, 151, 152
社会保険　160
斜視　130
しゃっくり　85
ジャパン・コーマ・スケール　122
宗教　184
収縮期血圧　105, 107
収縮期血圧の左右差　105
就寝時の環境　116
集中力　142
縮瞳　131
熟睡感　178
手術後の身体の状態　143
主訴　13
出産の経験　167, 170
趣味　92
手話　156

情緒の状態　142
情緒の変動　170
情緒不安定　142
情報収集の方法　5
情報収集の目的　4
職業　150
食事環境　32
食事摂取基準　29
食事動作　90
食事内容の確認　31
食事療法　30
触診　7
触診法（血圧）　106, 107
食生活　31
褥瘡　45
職場の人間関係　180
食物アレルギー　33
女性生殖器　168
女性ホルモン　169
触覚　131
所得保障　160
徐脈　97
視力障害　130
視力の把握　130
信条　185
振戦　86
心臓に関係する既往歴　99
心臓に関係する薬　99
身体的苦痛　115
身体の一部喪失　143
身体の外観　80
身体の外観の変化　143
身体の機能喪失　143
身体の機能の変化　143
身体のサイン　156
身長　34
身長測定　34
心電図　99, 110
信念　182, 185
心配事　157
心拍　96, 98, 99
心不全の徴候　109

す

水分出納バランス　39, 52, 53
水分摂取方法　39
水分摂取量　39
水分の摂取状況　39
睡眠　112, 114, 115
睡眠障害　115
睡眠に影響する薬剤　116
睡眠の満足感　15
睡眠を妨げる要因　115
ストレス　174
ストレスと身体疾患　177
ストレスと身体的反応　177
ストレスの基礎知識　176
ストレスの個人差　177
ストレスのサイン　176
ストレス反応のパターン　176
ストレスへの対処　176
ストレッサー　176
スプーン状の爪　46

せ

性　164
性格の特徴　138
生活の変化　179
生活保護制度　161
性感染症の予防　173
性行為　173
性周期　168, 169
生殖　164
生殖器の異常　167
生殖機能　167
精神疾患　129
性同一性　171
性ホルモン　167, 169
性ホルモンの分泌　168
性役割　172
整容　90
生理的燃焼価　29
咳の分類　102
咳をきたす主な疾患　103
舌苔　43
全失語　129
喘息様呼吸音　104
選定医療　161
蠕動運動　63

そ

装具　81
総コレステロール　38
創傷　45

た

体位変換　87
体温　47, 94
体温測定　95
体温の基礎知識　94
体温の変動　48
体格　36
対光反射の測定　131
代謝　26
代謝水　39
体重　34, 35
体重測定　34
体重の変化　35, 36
対処行動　181
対処法の評価　181
体動制限　116
唾液　43
唾液飲み込みテスト　41
打診　7, 8
脱水　40, 44
脱毛　143
炭酸水素イオン　67
男性生殖器　168
男性ホルモン　169
断続性ラ音　104
痰の性状　102

ち

チアノーゼ　66
地域の環境　151
地域の風習　151
チェーン・ストークス呼吸　101
知覚　118, 131, 132
知覚検査　126, 132
チック　85
知的障害　129
聴覚　127

聴覚障害　81
聴診　8
聴診器　8
聴診法（血圧）　106，107
腸蠕動音　62
聴力障害　127
直腸検温法　95
治療食　30

つ

杖　81，88
爪の状態　46

て

低体温　48
低たんぱく血症　38

と

動悸　98
瞳孔の異常　130
動作　156
疼痛　124
糖尿病　38
頭髪の状態　46
動脈血ガス分析　110
動脈血ガス分析の基準値　67
動脈血酸素分圧　67，110
動脈血酸素飽和度　67，110
動脈血二酸化炭素分圧　67，110
特異体質　22
徒手筋力テスト　84，85
努力性呼吸　101
ドレーンからの排液　68，70，73
ドレーンからの排液の逆流　74
ドレーンからの排液の性状　72
ドレーンからの排液の停滞　74
ドレーン挿入部　70
ドレーンチューブ接続部の状態　74
ドレーンチューブ類の破損　74
ドレーンチューブ類の閉塞　74
ドレーンの異常　73
ドレーンの固定　73，74
ドレーンの種類　70

ドレナージによる排液量　70
ドレナージの方法による分類　69
ドレナージの目的　72
ドレナージの目的による分類　68

な

悩み　141
軟口蓋の機能　41，42
難聴　125

に

日常生活動作　86，88，92
日課　91
入院までの経過　15
入院目的　13
尿失禁　54
尿失禁の分類　55
尿の性状　53
尿閉　54
尿閉の分類　56
尿量　52
妊娠の経験　167，170
認知　118，134

ね

熱型　47，94
寝つき　115
年齢　167

の

喉の炎症　129

は

肺機能検査　110
排泄　50，90
排泄動作　58
バイタルサイン　94
梅毒　25
排尿　52，53，54，57
排尿回数　52
排尿のメカニズム　56

排便　58，59，60，63
排便回数　58
排便のメカニズム　61
ハヴィガーストによる発達課題　5
発汗　64，65，94
発汗の部位　64
発汗量　64，65
発語　127
発声　128，153
発声の異常　129
発達課題　5
発熱　47
波動の確認　37
鼻アレルギー　24
話し方　25
歯の状態　42
パルスオキシメータ　67

ひ

PaO_2　67，110
$PaCO_2$　67，110
BMI　35
B型肝炎　25
ビオー呼吸　101
皮下脂肪厚　36
皮下脂肪厚測定　36
ビタミン剤　33
避妊の方法　173
皮膚の感覚　131
皮膚の再生　46
皮膚の状態　44
肥満　80，143
ヒュー・ジョーンズの分類　66
評価療養　161
病気の説明と理解　18
標準体重　35
表情　25，80，156
表情の観察　156
病状の理解　18
頻脈　97

ふ

不安　140
不安への対処　140

フィジカルアセスメント 7
フェイス・スケール 125
不感蒸泄 39
腹囲 36
腹囲測定 37
副雑音 104
腹水 37
腹部の触診 62
腹部の打診 63
腹部の聴診 62
腹部の膨満感 62
浮腫 40, 44, 109
不妊 143
ふらつき 125
プロゲステロン 169

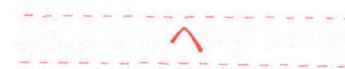

へ

閉鎖式ドレナージ 72
平熱 94
便意 60
偏食 33
便の硬さ 59
便の形成 59
便の色調 60
便の量 58
便秘 59, 63
便秘の分類 61
便秘を改善する薬剤 63

ほ

放射線療法 143
膨満感 62

ポータブルトイレ 57
保険外の診療 162
保険外併用療養費 161
保険診療 161
保険の種類 160
保険の適用 160
歩行 88, 89
保清 90
補装具 81, 88
補聴器 127
ボディイメージ 143, 144, 171

ま

マンシェットの幅 107
マンシェットの巻き方 106

み

味覚 132
耳鳴り 125
脈圧 105
脈拍 96, 98, 99
脈拍数 96
脈拍測定 97
脈拍の基礎知識 96

む

無力感 142

め

メタボリックシンドローム 37

めまい 125

も

文字盤の活用法 155
問題への対処 180

や

薬剤の使用 19
薬物アレルギー 24
役割 146
やせ 80

ゆ

ゆきすぎる言動 86

よ

四群点数法 29

ら

ライフイベント 179

れ

連続性ラ音 104

ろ

ろれつ 25

患者さんの情報収集ガイドブック　　　　　　　　　　　　　　定価（本体2,200円＋税）

1998年7月30日　第1版　第1刷　発行	＜検印省略＞
2010年1月15日　第2版　第1刷　発行	
2025年3月5日　第2版　第21刷　発行	

監　修　古橋　洋子©

発行者　亀井　淳

発行所　株式会社メヂカルフレンド社

〒102-0073　東京都千代田区九段北3丁目2番4号
電話（03）3264-6611　振替00100-0-114708
https://www.medical-friend.jp

Printed in Japan　　落丁・乱丁本はお取り替えいたします　　印刷／大盛印刷(株)　製本／(有)井上製本所
ISBN978-4-8392-1352-7　C3047　　　　　　　　　　　　　　　　　　　　　　　　　　　107060-101

- 本書に掲載する著作物の著作権の一切〔複製権・上映権・翻訳権・譲渡権・公衆送信権（送信可能化権を含む）〕などは，すべて株式会社メヂカルフレンド社に帰属します。
- 本書および掲載する著作物の一部あるいは全部を無断で転載したり，インターネットなどへ掲載したりすることは，株式会社メヂカルフレンド社の上記著作権を侵害することになりますので，行わないようお願いいたします。
- また，本書を無断で複製する行為（コピー，スキャン，デジタルデータ化など）および公衆送信する行為（ホームページの掲載やSNSへの投稿など）も，著作権を侵害する行為となります。
- 学校教育上においても，著作権者である弊社の許可なく著作権法第35条（学校その他の教育機関における複製等）で必要と認められる範囲を超えた複製や公衆送信は，著作権法に違反することになりますので，行わないようお願いいたします。
- 複写される場合はそのつど事前に弊社（編集部直通 TEL03-3264-6615）の許諾を得てください。